Handbook of
the Principle and Practice
of Pediatric Primary Care

U0294963

实用
儿童保健学
手册

Handbook of
the Principle and Practice
of Pediatric Primary Care

主　编　黎海芃

副主编　毛　萌　李　辉
　　　　徐　秀　金星明

人民卫生出版社

图书在版编目（CIP）数据

实用儿童保健学手册/黎海芪主编 . —北京：人民卫生出版社，2018

ISBN 978-7-117-27443-2

Ⅰ.①实… Ⅱ.①黎… Ⅲ.①儿童－保健－手册

Ⅳ.①R179-62

中国版本图书馆 CIP 数据核字（2018）第 223008 号

人卫智网	www.ipmph.com	医学教育、学术、考试、健康，购书智慧智能综合服务平台
人卫官网	www.pmph.com	人卫官方资讯发布平台

实用儿童保健学手册

主　　编：黎海芪
出版发行：人民卫生出版社（中继线 010-59780011）
地　　址：北京市朝阳区潘家园南里 19 号
邮　　编：100021
E - mail：pmph @ pmph.com
购书热线：010-59787592　010-59787584　010-65264830
印　　刷：北京汇林印务有限公司
经　　销：新华书店
开　　本：889×1194　1/32　印张：12　插页：1
字　　数：321 千字
版　　次：2018 年 12 月第 1 版　2024 年 7 月第 1 版第 4 次印刷
标准书号：ISBN 978-7-117-27443-2
定　　价：148.00 元

打击盗版举报电话：010-59787491　E-mail：WQ @ pmph.com
（凡属印装质量问题请与本社市场营销中心联系退换）

编委 （按姓氏笔画排序）

王　华（重庆医科大学附属儿童医院）

王丹华（中国医学科学院北京协和医学院）

王惠珊（中国疾病预防控制中心妇幼保健中心）

毛　萌（四川大学华西第二医院）

石淑华（华中科技大学同济医学院）

向　伟（海南省妇幼保健院　海南省儿童医院）

米　杰（首都儿科研究所）

江　帆（上海交通大学医学院附属儿童医学中心）

李　斐（上海交通大学医学院附属新华医院）

李　辉（首都儿科研究所）

李廷玉（重庆医科大学附属儿童医院）

李晓南（南京医科大学附属南京儿童医院）

邹小兵（中山大学附属第三医院）

汪之顼（南京医科大学公共卫生学院）

宋红梅（中国医学科学院北京协和医学院）

陈　洁（浙江大学医学院附属儿童医院）

金星明（上海交通大学医学院附属儿童医学中心）

赵正言（浙江大学医学院附属儿童医院）

胡　燕（重庆医科大学附属儿童医院）

姜玉武（北京大学第一医院）

顾学范（上海交通大学医学院附属新华医院）

徐　秀（上海复旦大学医学院）

盛晓阳（上海交通大学医学院附属新华医院）

麻宏伟（中国医科大学附属盛京医院）

童梅玲（南京医科大学附属南京妇幼保健院）

静　进（中山大学公共卫生学院）

熊　丰（重庆医科大学附属儿童医院）

黎海芪（重庆医科大学附属儿童医院）

颜崇淮（上海交通大学医学院附属新华医院）

秘书　胡　燕

前 言

《实用儿童保健学》(人民卫生出版社,第1版)自2016年10月出版以来,受到广大儿科、儿童保健科医师的认可。但因书厚重,携带不方便,人民卫生出版社建议以《实用儿童保健学》为蓝本编写《实用儿童保健学手册》(简称《手册》),以便临床医师查询。2017年11月启动编写《手册》,历时6月余完成初稿。但《手册》不完全是《实用儿童保健学》的缩减,《手册》的宗旨是更"实用"地为临床服务,更为简明扼要、一目了然,并增加表格表达临床关键内容。部分内容重新组合,如将耳、鼻外观测量并入体格测量部分;将有关疾病筛查内容写入新章节"第十三章疾病筛查策略与内容"。补充新内容,如斜头判断与处理、先天性梅毒长骨X线与坏血病、维生素D缺乏佝偻病的长骨X线比较,以及补充食物过敏原分类等。《手册》共22章,约32万字,逾300个表格,250余幅图。希望《手册》在临床起到"引线"作用,即读者临床查阅《手册》后能再回读《实用儿童保健学》,以更加深入理解。

第一次缩写《手册》,无参考与借鉴的经验,为了进一步提高本书的质量,以供再版时修改,诚恳地希望各位读者、专家提出宝贵意见。欢迎发送邮件至邮箱 renweifuer@pmph.com,或扫描封底二维码,关注"人卫儿科",对我们的工作予以批评指正,以期再版修订时进一步完善,更好地为大家服务。

2018年9月

目 录

儿童保健基本内容与方法

第一节 三级儿童保健工作内容

儿童保健服务宜按三级处理。一级儿童保健机构为基层儿童保健机构,包括村卫生室和社区卫生服务站等;二级(二甲)儿童保健机构为中层儿童保健机构,包括乡、镇卫生院,社区卫生服务中心等;三级(三甲)儿童保健机构为高层儿童保健机构,即省、市、县妇幼保健机构,专科或医学院、研究所。三级儿童保健承担不同的职责与任务,应各行其职。

一、一级儿童保健机构工作内容

儿童保健基础工作均在一级儿童保健机构进行,故是儿童保健的重点。

(一)基础儿童保健服务

在上级儿童保健机构指导下承担基础的儿童保健服务工作,包括:收集和上报儿童保健服务与健康状况数据,儿童疾病管理(体格发育异常、营养性疾病、发育 – 行为异常)。

(二)常规工作内容

(详见国家卫生健康委员会《儿童营养性疾病管理技术规范》《儿童健康检查服务技术规范》《儿童喂养与营养指导技术规范》。)

1. 新生儿家庭访视；

2. 定期健康检查　通过健康检查,对儿童生长、发育进行定期监测和评价；

3. 生长监测；

4. 心理发育 – 行为监测；

5. 预见性指导；

6. 预防接种。

（三）高危儿保健

1. 高危新生儿；

2. 听力障碍高危儿。

（四）转诊

1. 体格发育异常　如前囟张力过高,颈部活动受限或颈部包块；眼外观异常、视力筛查异常；耳、鼻有异常分泌物,听力复查未通过者；龋齿；心脏杂音；四肢长度不对称、活动度或肌张力异常,疑发育性髋关节发育不良者等。

2. 体格发育异常　体重、身长、头围 <P3rd,或 >P97th,体重或身长向上或向下跨 2 条主百分位线；连续 2 次体重增长不满意者,或营养改善 3~6 个月后身长（身高）仍增长不足者。

3. 营养性疾病治疗效果欠佳者　贫血儿童经铁剂正规治疗 1 个月后无改善或进行性加重者,或重度贫血；"活动期佝偻病"经维生素 D 治疗 1 个月后症状、体征、实验室检查无改善；肥胖儿童怀疑有病理性因素、存在合并症或经过干预肥胖程度持续增加的肥胖儿童等。

4. 发育 – 行为问题　持续偏离者。

二、二级儿童保健机构工作内容

（一）掌握辖区内儿童健康基本情况

完成辖区内各项儿童保健服务与健康状况数据的收集、上报和反馈。

（二）指导和质量控制

指导和质量控制一级儿童保健机构工作。

（三）筛查与初步干预

尽可能对一级儿童保健机构转诊的体格发育异常、营养性疾病治疗效果欠佳者明确诊断，调整治疗方案；对发育 – 行为可疑异常的儿童开展心理发育 – 行为筛查、初步检查与初步干预。

（四）转诊

1. 生长障碍与疑难疾病；

2. 喂养困难；

3. 疑诊发育 – 行为异常者。

三、三级儿童保健机构工作内容

（一）技术指导、业务培训和工作评估

承担一级、二级儿童保健机构的技术指导、业务培训和工作评估，协助开展儿童保健服务。

（二）体格生长、营养问题评估、诊断、治疗

尽可能明确诊断下级儿童保健机构转诊的疑难疾病，调整治疗方案后返回下级儿童保健机构管理。

（三）发育 – 行为问题评估、诊断、治疗

经下级儿童保健机构初步诊断有发育 – 行为问题儿童采用诊断性技术进行确诊、综合治疗及干预服务，或明确诊断、制订干预方案后返回下级儿童保健机构进行干预和管理。

（四）教学与科研

结合儿童保健临床问题，开展教学与相关研究，提高基层儿童保健服务水平。

（五）转诊

1. 生长障碍与疑难疾病；

2. 喂养困难（难于以原发营养不良解释者）。

（王惠珊）

第二节　儿童保健评价指标

一、生物学指标

是评价儿童保健和儿童健康状况的最重要指标。

1. **生命指标** 反映儿童生存状况。

● 围产儿死亡率 = 胎龄 28~40 周胎儿死胎数 + 出生后 7 日内新生儿死亡数总数 / 同年同地区胎龄 28~40 周胎儿死胎数 + 生后 7 日内活产新生儿总数 × 1000‰

● 婴儿死亡率（IMR）= 婴儿死亡数 / 同年同地区活产婴儿总数 × 1000‰

● 新生儿死亡率（NMR）=28 日内新生儿死亡数 / 同年同地区 28 日内活产新生儿 × 1000‰

● <5 岁儿童死亡率（U5MR）=5 岁内儿童的死亡人数 / 同年同地区活产新生儿总数 × 1000‰

● 死亡率 / 死因专率 = 某一时期人群中某一疾病死亡人数 / 同期平均人群患同一疾病的总数（1/10 万）

● 伤残调整生命年（DALY）：作为疾病负担的衡量指标。DALY 减少是指生命年的丧失或有能力的生命年减少。通过计算 DALY 可以估计疾病的相对重要性、疾病对社会的整体负担，以及评估干预措施的成本 – 效益和考虑合理分配健康资源。疾病负担以 DALY 为单位进行测量，其含义是疾病从其发生到死亡所损失的全部健康生命年，包括早逝生命损失年 YLLs（years of life lost with premature death）和残疾生命损失年 YLDs（years of lived with disability），两者在不同程度上反映了人的健康生命。

2. **疾病指标** 最常用的指标是发病率和患病率。

● 某病的发病率 = 某新发生病例数 / 同期平均总人数 ×1000‰

如：新生儿破伤风发病率（‰）= 新生儿破伤风病例数 / 同年活产新生儿数 × 1000‰

● 时点患病率 = 某一时点一定人群中现患某病新旧病例数 / 该时点人口数（被观察人数）

● 期间患病率 = 某观察期间一定人群中现患某病的新旧病例数 / 同期的平均人口数（被观察人数）× 100%

如：儿童贫血患病率 = 儿童贫血患病人数 / 同期同地区儿童血红蛋白检查人数 × 100%

儿童超重（肥胖）率 = 儿童超重（肥胖）人数 / 同期同地区

儿童体格检查人数 × 100%

3. **生长发育和营养状况指标** 采用体格发育指标评价儿童生长与营养状况,神经心理行为指标评价儿童发育水平。

- 儿童低体重率 = 儿童低体重人数 / 同期同地区儿童体重检查人数 × 100%

- 儿童生长迟缓率 = 儿童生长迟缓人数 / 同期同地区儿童身长(身高)检查人数 × 100%

- 儿童消瘦率 =(儿童消瘦人数 / 同期同地区儿童体格检查人数)× 100%

二、工作指标

是反映儿童保健机构服务能力的指标。

- <3 岁(<36 月龄)儿童系统管理率 =3 岁以下儿童系统管理合格人数 / 同年同地区 3 岁以下儿童数 × 100%

- <7 岁(<84 月龄)儿童保健管理率 =7 岁以下儿童接受 ≥1 次体格检查人 / 同年同地区 7 岁以下儿童总数 × 100%

- <5 月龄(<150 日龄)婴儿人乳喂养率 =<150 日龄纯人乳喂养婴儿数 / 同年同地区 <150 日龄婴儿总数 × 100%

- 新生儿(0~28 日龄)访视率 = 该年接受 ≥1 次访视的新生儿人数 / 同期同地区活产新生儿数 × 100%

- 新生儿(0~28 日龄)纯人乳喂养率 = 纯人乳喂养新生儿数 / 同期同地区 <28 日龄访视有喂养记录的新生儿数 × 100%

- 某疫苗接种率 = 按疫苗免疫程序实际接种人数 / 应该接种人数 × 100%

(黎海芪)

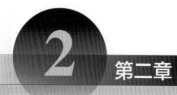

2 第二章

体格生长

第一节　体格生长特点

一、常用指标

表 2-1　体格生长常用指标

体格生长指标	定　义
体重	身体各组织、器官系统、体液的综合重量,骨骼、内脏、体脂、体液为体重的主要成分
身材 ● 身长(高) ● 顶臀长(坐高)	 ● 头、脊柱、下肢的总长度:仰卧位测量为身长,<3 岁的儿童测身长;立位测量为身高,>3 岁儿童测身高;同一儿童身长测量值 > 身高测量值,相差 0.7~1cm ● 与上部量的意义相同,主要反映脊柱的生长。婴幼儿测顶臀长,年长儿测坐高
指距	双上肢与躯干纵轴垂直伸展时中指间的距离,反映上肢的生长。正常儿童指距 < 身长(高)1~2cm
头围	头的最大围径为头围
胸围	平乳头下缘经双肩胛骨角下绕胸部一周的长度,反映胸廓、胸背部肌肉、皮下脂肪和肺的生长;与上肢运动、肌肉发育有关
上臂围	绕上臂中点一周的围径为上臂围,反映上臂肌肉、骨骼、皮下脂肪的发育情况

二、婴儿期体格生长特点

1. 新生儿　出生体重与胎龄、性别及母亲妊娠期营养状况有关。一般,早产儿体重较足月儿轻,男童出生体重略重于女童。宫内发育影响新生儿出生体重,出生后的体重增长则与营养、疾病等因素密切相关。生后 2~3 周体重下降达出生体重的 10%~15% 为生理性体重下降。

2. 1~4 月龄　各国资料均显示生后 3~4 月龄的婴儿体重约等于出生体重的 2 倍;3~4 月龄婴儿身长较出生时增长约 12~13cm;头围较出生时增长 6~7cm 左右(表 2-2)。

3. 4~12 月龄　3~4 月龄后婴儿的体重、身长及头围增长减慢,12 月龄时体重约为出生体重的 3 倍、身长与头围约为出生时的 1.5 倍。胸围的增长较头围增长稍快,1 岁时胸围约等于头围,即出现头、胸围生长曲线交叉(见表 2-2)。

三、幼儿期及学龄前期儿童体格生长特点

幼儿期生长速度逐渐减慢,2 岁时体重约为出生体重的 4 倍(12~13kg);身长平均增长约 13cm。婴儿期后至青春期前胸围(约为头围 + 年龄 - 1cm)。婴儿期 1~5 岁时增长速度减慢(见表 2-2)。

学龄前期体格生长较幼儿期慢,趋于平稳(见表 2-2)。

四、学龄期及青春期儿童体格生长特点

6~7 岁时体格生长较学龄前略增快,也是第一个恒磨牙萌出的年龄,即少年期。学龄期体重增长约 2kg/y,身高增长约 5~7cm/y。

儿童青春期身高生长加速,生殖系统开始发育,出现第二性征。女童(约 9~11 岁)以乳房发育、男童(11~13 岁)以睾丸增大为标志。第二性征出现 1~2 年后身高突增(PHV),为第二生长高峰。男童青春期身高增长约 28cm,女童约 25cm(见表 2-2)。女童约于 18 岁、男童约于 20 岁时身高停止增长。

若儿科临床暂时缺乏儿童体重、身长数据时,可按公式粗略估计(表 2-3)。

表 2-2 儿童期体格生长的一般规律

生长指标	婴儿期			幼儿期		学龄前期	学龄期	青春期	
	出生	3~4月龄	12月龄	2岁	2~3岁			男	女
体重(kg)	3.2~3.3	*2倍出生体重	3倍出生体重	4倍出生体重	2~3kg/y	2.0kg/y	2.0kg/y	4~5kg/y	
身长(高)(cm)	49~50	62~63	75~76	87~89	7~8cm/y	6~8cm/y	5~7cm/y	增长28cm	增长25cm
头围(cm)	33~34	40~41	46~47	48~49			3~18岁：共增长约5cm		

*早产儿、低出生体重儿、巨大儿不遵循此规律

表 2-3 儿童体重、身长(高)估算公式

	体重(kg)	身长(高)(cm)
出生	3.25	50
3~12月龄	[年龄(月)+9]/2	
1岁		75
2~6岁	年龄(岁)×2+8	
1~6岁		年龄(岁)×7+75
7~12岁	[年龄(岁)×7-5]/2	
7~10岁		年龄(岁)×6+80

(胡 燕)

五、早产儿体格生长特点

1. 理想生长 生后生长可达到同胎龄胎儿的宫内生长速率[15g~20g/(kg·d)]。

2. 宫外生长迟缓 出院时或相当胎龄40周时体重、身长或头围(三者不一定同时具备)低于同胎龄的 $P10^{th}$ 为宫外生长迟缓(EUGR)。

3. 追赶性生长 无疾病的早产儿可出现加速生长,达到与相应胎龄正常生长轨道,即出现追赶性生长,包括体重、身长和头围。达到矫正胎龄后 $P20^{th}~P25^{th}$ 或 $P10^{th}$ 为适宜追赶性生长; $>P50^{th}$ 为不适宜或过度追赶性生长。

六、小于胎龄儿生长特点

1. 定义 因病因不同,定义不统一。出生体重、身长 $<P10^{th}/GA$($<2SD$,或 $<P3^{rd}/GA$),因此小于胎龄儿(SGA)的判断需依据确切的胎龄和准确的体格测量资料。SGA 和 IUGR 不是同义词,更不是 LBW、VLBW 和 ELBW 的同义词。

2. 病因 40% 为体质性小胎儿(constitutional smallness),不是病理性,可能与家长有关;20% 为母亲暴露有害物质(烟、酒、药物滥用)或遗传代谢性异常(如染色体异常疾病);40% 为子宫或胎盘功能因素。

3. 分度 出生体重为参数的 $P3^{rd}~P10^{th}$ 为中度 SGA,出生体重 $<P3^{rd}$(或 $-2SD$)为重度 SGA。

4. 分型 采用体重与身长相关关系的 Ponderal Index 结果判断胎儿生长发育的匀称性,[PI= 体重(g)/ 身长(cm)$^3 \times 100$]。PI 正常为 2.5~3,PI<2.0 为非匀称性 SGA。

七、巨大儿体格生长特点

1. 定义 又称大于胎龄儿(LGA),即出生体重 > 该胎龄平均体重的 $P90^{th}$。临床上将出生体重 $>4000g$ 的新生儿称为巨大儿。

2. 生长特点及预后 部分巨大儿婴儿后期生长减速,以体重的增长减缓为主。巨大儿出生后的体格生长轨迹是遗传、宫内环境、喂养方式和生活习惯等诸多因素相互作用的结果。

(王丹华)

八、身体比例

1. 头与身长（高）的比例 小婴儿头围增长常与儿童身长成比例，如 1 岁时头围约为 1/2 身长 +10cm。6 月龄内的婴儿头围与顶臀长大致相等（表 2-4）。

表 2-4 婴儿顶臀长与头围测量值[*]

	出生		3 月龄		6 月龄	
	男	女	男	女	男	女
顶臀长（cm）	33.5	33.2	41.7	40.7	44.8	43.9
头围（cm）	34.5	34	41.2	40.2	44.2	43.1

注：[*]源于 2005 年 9 市城区儿童体格调查资料

2. 体型匀称 反映体型（形态）发育状态，常以两个体格指标间关系表示体型匀称，如身长（高）别体重［W/L（H）］、年龄别体质指数（BMI/Age）等。临床上，<2 岁的儿童采用 W/L，2~18 岁儿童用 BMI/ 年龄。

3. 身材匀称 以身体上部（顶臀长、坐高）与身长（高）的比值表示身材匀称程度，反映下肢的生长情况（表 2-5）。身体上部（顶臀长、坐高）/ 身长（高）比值≤人群参考值为身材发育匀称。

表 2-5 儿童坐高与身高比例[*]

	出生		3 月龄		6 月龄		12 月龄	
	男	女	男	女	男	女	男	女
坐高（cm）	33.5	33.2	41.7	40.7	44.8	43.9	48.8	47.8
身高（cm）	50.4	49.7	63.3	62.0	69.8	68.1	78.3	76.8
坐高 / 身高（%）	66.5	66.8	65.9	65.6	64.2	64.5	62.3	62.2

	2 岁		4 岁		6 岁	
	男	女	男	女	男	女
坐高（cm）	54.7	54.0	60.7	59.9	66.6	65.8
身高（cm）	91.2	88.9	106.0	104.9	120.0	118.9
坐高 / 身高（%）	60.0	60.7	57.3	57.1	55.5	55.3

注：[*]源于 2005 年 9 市城区儿童体格发育调查资料

4. 指距　正常儿童指距（span）略小于身高。少数长骨发育异常的疾病，指距大于身长（高）1~2cm 有诊断参考价值。

（胡　燕）

第二节　其他系统发育

一、舌系带、腭弓发育评估

1. 系带功能评估　临床缺乏确切的分类方法。国际上多采用舌系带 Hazelbaker 评分（ATLFF）间接评估舌系带功能，包括 5 项舌外观评估（舌抬高时舌尖外观、舌系带附着舌的部位、系带弹性、下牙槽嵴的舌系带附件、舌抬高时舌系带长度）和 7 项舌功能评估（舌偏侧、舌蠕动、舌抬高、转折、伸舌、呈杯状、舌前部伸展）。如觅食反射评估舌前部的延伸功能、挤压反射评估伸舌功能、横舌反射评估舌的运动功能。

2. 腭弓发育评估　婴儿腭的发育存在个体差异（图 2-1）。腭弓发育与牙弓有关，狭窄的牙弓有高腭穹隆。高腭弓将随年龄的增长得到改善。发生高腭弓的原因是正常变异，或是某些疾病的伴随体征。目前新生儿上腭的正常形态无统一标准。

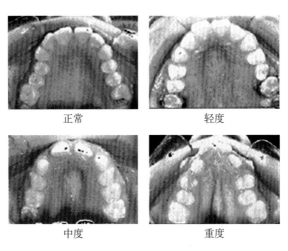

正常　　　　　　　　　　　　轻度

中度　　　　　　　　　　　　重度

图 2-1　临床腭弓判断标准

二、牙齿发育

1. 乳牙发育 经历乳牙胚形成、矿化、萌出与脱落 4 个阶段。多数婴儿 4~10 月龄时乳牙萌出。乳牙萌出时间、萌出顺序和出齐时间个体差异很大（图 2-2）。若 13 月龄后仍未萌牙称为萌牙延迟。萌牙延迟的主要原因可能是特发性的，也可能与遗传、疾病及食物性状有关。3 岁内 20 枚乳牙完全萌出。

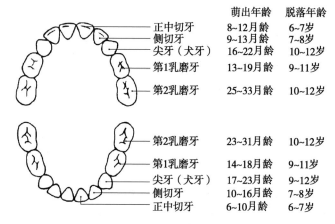

	萌出年龄	脱落年龄
正中切牙	8~12月龄	6~7岁
侧切牙	9~13月龄	7~8岁
尖牙（犬牙）	16~22月龄	10~12岁
第1乳磨牙	13~19月龄	9~11岁
第2乳磨牙	25~33月龄	10~12岁
第2乳磨牙	23~31月龄	10~12岁
第1乳磨牙	14~18月龄	9~11岁
尖牙（犬牙）	17~23月龄	9~12岁
侧切牙	10~16月龄	7~8岁
正中切牙	6~10月龄	6~7岁

图 2-2　乳牙发育时间

萌牙为生理现象，但可伴有低热、流涎、烦躁及睡眠不安等症状。健康的牙齿生长与蛋白质、钙、磷、氟和维生素 C、D 等营养素和甲状腺素有关。咀嚼运动有利于牙齿的生长。牙齿发育异常时应考虑外胚层发育不良、甲状腺功能减退症等。

2. 恒牙发育 6 岁左右在第 2 乳磨牙之后萌出第 1 恒磨牙；7~8 岁时乳牙一般开始脱落而代之以恒牙，换牙顺序与乳牙萌出顺序相同；12 岁左右第 2 恒磨牙萌出；17~18 岁以后萌出第 3 恒磨牙（智齿），一般于 20~30 岁时 32 枚恒牙出齐，也有终生不萌出第 3 恒磨牙齿者（图 2-3）。

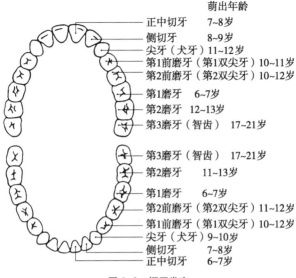

	萌出年龄
正中切牙	7~8岁
侧切牙	8~9岁
尖牙（犬牙）	11~12岁
第1前磨牙（第1双尖牙）	10~11岁
第2前磨牙（第2双尖牙）	10~12岁
第1磨牙	6~7岁
第2磨牙	12~13岁
第3磨牙（智齿）	17~21岁
第3磨牙（智齿）	17~21岁
第2磨牙	11~13岁
第1磨牙	6~7岁
第2前磨牙（第2双尖牙）	11~12岁
第1磨牙（第1双尖牙）	10~12岁
尖牙（犬牙）	9~10岁
侧切牙	7~8岁
正中切牙	6~7岁

图 2-3　恒牙发育

（黎海芪）

三、视力发育

出生时视觉系统并不成熟,视力大约为 0.05。儿童视觉发育过程表现具有年龄特征的视觉行为表现,如里程碑指示儿童视觉发育达到应有年龄的水平(表 2-6)。

表 2-6　儿童视觉发育里程碑

年龄	视觉发育里程碑
新生儿	对光有反应,强光刺激下会闭眼
1~1.5 月龄	能注视大的物体,出现同向性固视反射及再固视反射;对左右摆动的物体,产生追随运动
2~3 月龄	出现瞬目反射,有固视能力,目光能追随物体 180° 范围
4~6 月龄	出现手-眼协调动作
7~9 月龄	能稳定固视,能同时玩两个以上物体
12 月龄	能用手指端准确取起细小的物体,如黄豆、花生米
18 月龄	会翻、看图书,会搭积木,会识别简单的形状
24 月龄	能模仿画线条
36 月龄	能认识更复杂的形状,如菱形、椭圆形等,能识别颜色,能区分色彩的不同饱和度等

四、听觉发育

出生时婴幼儿的听觉器官就已基本发育成熟,但与大脑皮层的纤维联系少,需较长时间发育达到成年人的听觉能力(表2-7)。适宜的环境刺激使儿童的听觉能力随年龄增长而提高,能逐渐辨别声源和区分语音,表现出各种具有年龄特征的听觉行为。

表2-7 儿童听觉发育里程碑

年龄	听觉发育里程碑
新生儿	听到响声出现惊跳反射(Moro 反射)、眼睑反射或觉醒反射
1 月龄	睡觉时突然响声会觉醒或哭泣;成人声音可停止其哭泣或活动
2 月龄	对成人声音会高兴地发出"啊"或"哦"声
3~4 月龄	脸转向声源,对不同语气有反应,如不安,或喜悦,或厌恶
5~6 月龄	对其他声音好奇,可定位声源,可与声音互动
7~8 月龄	倾听自己发出的声音和别人发出的声音,能把声音和内容建立联系,模仿发音
9 月龄	对低音敏感,对不同语气有反应,会表演简单婴儿游戏;可爬向邻近有声音的房间或呼叫者
10~11 月龄	模仿说"妈妈""奶奶"等
12 月龄	听懂几个简单指令,做出表示;表达单词
15 月龄	听从简单指令,指认五官
18 月龄	用单词或短语表达自己的需要
2 岁	理解指令更好,会说一些简单句
3 岁	语言发育飞速,词汇丰富起来,能够学会一些复合句;能够唱儿歌,叙述简单事情
4~5 岁	能辨别语音的微小差别
6 岁	熟练辨别本民族语言所包括的各种语音

五、嗅觉发育

新生儿嗅觉发育比较成熟,能嗅到母亲乳汁的气味找到乳房。7~8 月龄婴儿的嗅觉比较灵敏,能分辨出芳香的气味;2 岁左右能很好地辨别各种气味。

(童梅玲)

六、骨缝、囟门发育

1. 前囟发育 出生时前囟大小平均约 1.5~2cm（1~4cm）。2~3 月龄婴儿随颅骨重叠逐渐消失,前囟较出生时大,之后逐渐骨化缩小至闭合。正常儿童前囟大小无性别差异,前囟发育与身长、体重及头围发育水平无明显相关性。研究亦证实前囟的闭合与乳牙的发育无关。单一的前囟大小没有任何临床意义,需结合头围、行为发育等其他系统的临床表现。

正常儿童 4~26 月龄时前囟闭合,平均闭合年龄为 13.8 月龄;约 1% 的婴儿 3 月龄时前囟已闭合,38% 的婴儿 12 月龄闭合,24 月龄时 96% 的儿童前囟均闭合（图 2-4）。3 岁后闭合为前囟闭合延迟。单一的前囟闭合年龄没有临床意义。

早产儿与足月儿的前囟大小、关闭年龄规律相似。

2. 骨缝、后囟和其他囟门发育 人类骨缝闭合或骨化较晚。新生儿出生时可及骨缝,常在生后 2 年内额缝骨性闭合。其余骨缝与身高发育同步,多在 20 岁左右骨性闭合。

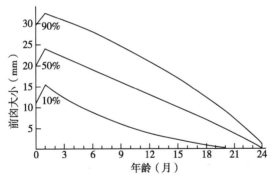

图 2-4 前囟大小与闭合年龄

后囟由两块顶骨和枕骨形成的三角形的间隙,横径约 2.5cm,前、后囟相距约 4cm。一般 2~3 月龄前后囟闭合。蝶囟 6 月龄闭合,乳突囟 6~18 月龄闭合。

（黎海芪）

七、毛发发育

1. 毛发分类 据结构和生长特性毛发分类（表 2-8）。

表2-8　毛发分类

毛发分类	特　征
胎毛	细而软,无髓质和色素,覆盖胎儿与新生儿全身皮肤
毳毛	较胎毛短,多数不超出毛孔,细软而无髓质,偶见色素
终毛	长而粗,有髓质和色素,如头发、眉毛、睫毛等

2. 头发生长与调节　头发生长与毛囊生长周期有关,头皮约10万个毛囊,有一定的生长周期性规律(表2-9)。

表2-9　头发毛囊生长周期

头发毛囊生长周期	特　征	时　间
生长期	85%毛囊处于生长期	约3年
退行期	1%~2%	2~3周
休止期	10%~15% ● 新生儿体内雌激素水平立即下降使毛发很快进入休止期,致胎毛脱落 ● 毛囊出现萎缩和吸收,发根部呈较粗的棍棒状以致毛发脱落	约3个月

毛发生长受多种内分泌激素的调节,如甲状腺激素、性激素及皮质类固醇激素等。毛囊破坏或各种疾病造成的内分泌代谢紊乱均可导致毛发生长的异常。

3. 毛发发育　身体各部分毛囊发育有程序性,胎儿头部毛发经历连续2轮的生长(表2-10)。

表2-10　毛囊发育程序性

身体毛囊	发育顺序	脱　落
头部	● 胎龄18周:胎儿第一轮毛发(胎毛)从前额、顶叶区域向后枕部生长 ● 出生前:第二轮毛发从枕部(终毛)生长 ● 3~4月龄:第三轮毛发生长 ● 此后生长、脱落交替循环	● 胎龄26~28周时头皮毛囊进入退行期,依生长顺序进入休止期;除枕部外,胎龄32~36周休止期胎毛按毛囊形成相同的顺序停止生长并逐渐脱落 ● 2~3月龄2轮枕部胎毛同步进入休止期,即脱落(形成枕秃) ● 3~4月龄第二轮毛发逐渐脱落由第三轮替换

身体毛囊	发育顺序	脱落
全身	● 从头至足	● 胎儿32~36周胎毛停止生长,始脱落被毳毛替代 ● 青春期后腋窝、耻骨、胸部及口唇周围的毳毛受性激素的影响而转变为终毛

(王 华)

八、脊柱、长骨、下肢发育

1. 脊柱生理性弯曲 胎儿脊柱已经形成最初的4个弯曲结构。出生时已具有扁平弓的胸曲和腰曲,以及骶骨凹和腰部与骶部之间的曲折。随儿童坐、抬头和站立等大运动发育形成脊柱弯曲(图2-5),儿童不正确的站、立、行、走姿势和骨骼疾病均可影响脊柱的正常形态。

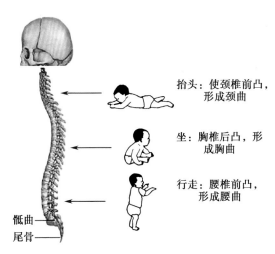

抬头:使颈椎前凸,形成颈曲

坐:胸椎后凸,形成胸曲

行走:腰椎前凸,形成腰曲

骶曲
尾骨

图2-5 脊柱生理性弯曲

2. 长骨生长 长骨的生长是一较长的过程,约20年(表2-11)。

第二章 体格生长

表 2-11　长骨生长发育

长骨生长类型	解剖部位	长骨生长
膜内成骨	顶骨、额骨、部分锁骨、长骨骨膜	长骨骨膜下成骨:增粗
软骨内成骨	四肢长骨、躯干骨及颅底骨	干骺端的软骨骨化:增长

3. 骨龄发育　长骨干骺端次级骨化中心随年龄增长按一定顺序和解剖部位有规律出现,反映长骨的生长发育成熟程度。采用左腕部 X 线摄片获得不同年龄儿童次级骨化中心出现的年龄、数目、形态变化及融合时间资料,将统计学分析的结果制定骨龄标准图谱(图 2-6)。

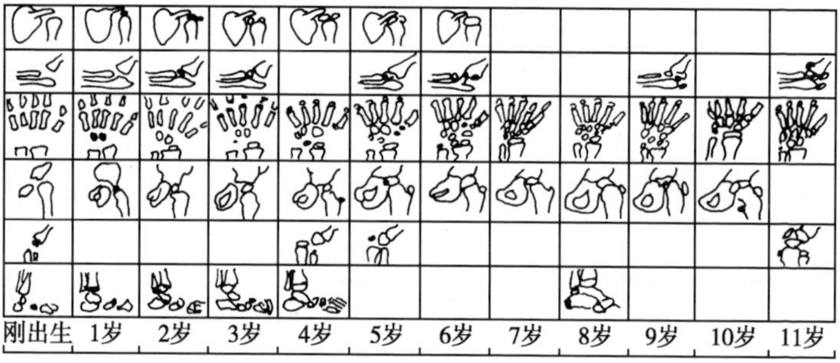

图 2-6　次级骨化中心出现顺序

出生时腕部尚无骨化中心,仅股骨远端和胫骨近端出现次级骨化中心。若临床上考虑婴、幼儿有骨发育延迟时应加摄膝部 X 线片。

正常骨化中心出现的年龄有较大个体差异,骨龄没有性别差异,但有一定的正常值范围,即生理年龄 ±2SD。如 1 岁 ±2 个月,2 岁 ±4 个月,3 岁 ±6 个月,7 岁 ±10 个月,7 岁后 ±12~15 个月。

4. 下肢生理性弯曲　胚胎期至学龄儿童下肢生长有一持续生理性旋转现象(图 2-7)。故儿童生长期出现的膝内翻或膝外翻均为生理性下肢力线性排列变化,一般不需处理,但临床仍要排除疾病状况的下肢畸形。

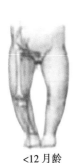 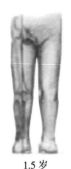 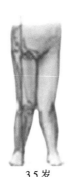 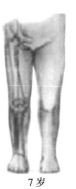

| <12 月龄 | 1.5 岁 | 3.5 岁 | 7 岁 |

图 2-7　生长期儿童下肢线性排列的生理演变过程

（胡　燕）

九、肌张力发育

正常肌张力是肌肉在静止或活动时的紧张度,是维持身体各种姿势及正常运动的基础,分为被动肌张力与主动肌张力。临床常以与月龄相关的关节伸展角度判断婴儿肌张力（表 2-12）。

表 2-12　正常婴儿主要的关节活动度

关节活动度	1~3 月龄	4~6 月龄	7~9 月龄	10~12 月龄	备注
内收肌角（股角）	40°~80°	70°~110°	100°~140°	130°~150°	>3 月龄 >70°
手掌屈角	0°~30°	45°~60°	70°~90°	70°~90°	
足背屈角	0°~30°	45°~60°	70°~90°	70°~90°	
腘窝角	80°~100°	90°~100°	110°~160°	150°~170°	>3 月龄 >90°
足跟耳角	80°~100°	90°~130°	120°~150°	140°~170°	

十、生殖系统与性发育

1. 生殖系统发育（表 2-13）

表 2-13　生殖系统发育

发育期	生殖系统发育
胚胎期	SRY 决定遗传性别、性腺性别分化:男性胎儿 8~12 周龄形成附睾、输精管、精囊、前列腺芽胚;女性原始性腺则分化为卵巢、输卵管及子宫

发育期	生殖系统发育
儿童期	下丘脑–垂体促性腺激素–性腺轴幼稚状态为功能静止期
青春期	下丘脑–垂体促性腺激素–性腺轴活动,生殖系统迅速发育

2. 青春期性发育　Tanner青春期分为5期(表2-14、2-15)。

表2-14　女童Tanner性发育分期

Tanner 分期	身高生长 速度	乳　房	阴　毛
Ⅰ	5~6cm/y	幼儿型	
Ⅱ	生长加速:7~8cm/y	(8.9~12.9 岁)	(9.0~13.4 岁)
Ⅲ	生长第2高峰: 8cm/y(约12.5 岁)	(9.9~13.9 岁)	(9.6~14.1 岁)
Ⅳ	7cm/y	(10.5~15.3 岁)	(10.4~14.8 岁)
Ⅴ	16岁后身高 不再增长	成人型	成人型

表 2-15 男童 Tanner 性发育分期

Tanner 分期	身高生长速度	睾丸	阴茎	阴毛
I	5~6cm/y	<4ml 或 <2.5cm	（3~4cm）	
II	5~6cm/y	4~8ml 或 2.5~3.2cm （9.5~13.5 岁）	（5cm） （10.5~14.5 岁）	（9.9~14.0 岁）
III	7~8cm/y	10~15ml 或 3.6cm （11.5~16.5 岁）	（6cm） （10.1~14.6 岁）	（11.2~15.0 岁）
Tanner IV	10cm/y （13~14 岁）	15~20ml 或 4.1~4.5cm	（11.2~15.3 岁）	（12.0~16 岁）
Tanner V	17岁后身高不再增加	25ml 或 >4.5cm	（8cm） （16~17 岁）	成人型

3. 婴儿微小青春期 婴儿早期解除胎盘激素的抑制作用后下丘脑－垂体－性腺轴（HPG）被激活出现一过性第二性征发育现象，为婴儿微小青春期。3 月龄婴儿体内性腺激素水平增加，6 月龄后下降；女婴体内的垂体分泌卵泡刺激素（FSH）可持续至 3~4 岁。胎盘雌激素刺激胎儿的靶器官——乳房，故出生时男女婴乳房都可增大。但女婴的乳房大于男婴，提示女婴有内源性雌激素作用。2 岁后雌激素水平下降，HPG 静态至青春期。少数儿童 2 岁后乳房持续增大，需随访除外性早熟。

（李晓南　麻宏伟）

附：

人体测量（一）

（为保证测量值的准确，宜重复测量 2~3 次，取平均值）

1. 体重测量

（1）秤的选择与精确度：与儿童年龄有关（图 2-8，表 2-16）。儿童体重测量宜采用杠杆秤（砝码、游锤、杠杆）或中式木杆式钩秤（秤杆、秤砣）。新生儿及婴儿早期也可采用电子秤。

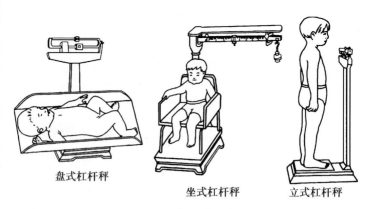

盘式杠杆秤

坐式杠杆秤

立式杠杆秤

图 2-8　体重测量工具

表 2-16 体重测量工具的选择

年龄（岁）	测量工具	最大称重范围（kg）	精确度（kg）
<1	盘式杠杆秤	10~15	0.01
1~3	坐式杠杆秤	20~30	0.05
3~7	立式杠杆秤	50	0.1
>7	立式杠杆秤	100	0.1

（2）校正秤与砝码选择：测量前应校正秤至"零"点，放置与所测儿童年龄的体重接近的砝码值；称量时调整游锤至杠杆正中水平，将砝码及游锤所示读数相加，以 kg 为单位。

（3）影响因素：衣物、进食、大小便影响测量结果，故宜排空大小便、裸体（小婴儿）或穿内衣（或减去衣服重量）测量；同时避免儿童摇动或身体接触其他物体，可获得较准确数据。测量者应记录儿童测量时的表现。

2. 身长（高）测量

（1）测量工具与精确度：身长用标准的量床（头板、底板、足板、量床两侧刻度），身高采用身高计（测量板、平台、立柱刻度）或固定于墙壁上的立尺或软尺。精确到 0.1cm（图 2-9）。

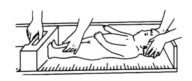

图 2-9 身长的测量方法

（2）测量方法：需 2 位测量者，婴幼儿仰卧于量床底板中线，助手将儿童头扶正，头板紧密接触头顶；主测量者位于儿童右侧，左手固定婴儿双膝使下肢伸直，右手移动足板使其贴紧双足底部；如婴儿双下肢不等长，则分别测量。量床两侧刻度的读数一致时读刻度。儿童身高测量时取立正姿势站于平台，头、两肩胛、臀部和足跟同时接触立柱，平视前方，挺胸收腹，两臂自

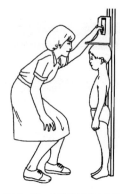

图 2-10　身高的测量方法

然下垂,足跟靠拢,脚尖分开约60°;测量者手扶测量板向下滑动,使测量板与头部顶点接触。测量者目光与读数同一水平面时读测量板与立柱刻度交叉数值(图 2-10)。

(3)影响因素:测量时间、衣物影响测量,如上下午测量有差别,宜清晨进行。儿童应穿背心和短裤,穿鞋袜、戴帽可致读数偏大。测量板与头部顶点或足底与足板接触有空隙,使身长读数过大;儿童站立时头、两肩胛、臀部和足跟 5 点不在同一平面,或与立柱有间隙,可致读数偏小;测量者目光与读数未在同一水平面,可致读数偏大或偏小。

3. 顶臀长（坐高）测量

(1)测量工具与精度:同身长测量。

(2)测量方法:婴幼儿仰卧于量床底板中线,助手将儿童头扶正,头顶接触头板;主测量者位于儿童右侧,左手握住儿童小腿,骶部紧贴底板,使膝关节弯曲,小腿与大腿成直角,大腿与底板垂直;移动足板贴紧臀部,量床两侧的读数一致时读刻度(图 2-11)。

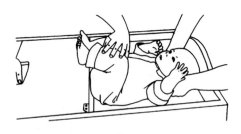

图 2-11　顶臀长的测量方法

(3)影响因素:衣物、测量方法影响结果,故儿童应穿背心和短裤,穿鞋袜、戴帽、尿不湿可致读数偏大;测量板与头部顶点或足板与骶部接触有空隙,使身长读数过大。

4. 坐高测量

（1）测量工具与精确度：同身高测量。

（2）测量方法：儿童先身体前倾，骶部紧贴立柱或墙壁，然后端坐挺身于坐高计的坐板或板凳，躯干与大腿、大腿与小腿需成直角，使双足平放地面；测量者下移测量板与头部顶点接触（图 2-12）。

（3）影响因素：测量方法影响结果，如坐板或板凳高度不适，使大腿与小腿成钝角或锐角，致儿童双下肢足尖着地或足跟着地；儿童坐姿不当，骶部未紧贴立柱或墙壁，致躯干与大腿成锐角，继而影响大腿与小腿形成直角。

5. 头围测量

（1）测量工具与精确度：采用无伸缩性的软尺测量，精确到 0.1cm。

（2）测量方法：儿童取坐位，测量者位于儿童右侧或前方，左手拇指固定软尺零点于儿童头部右侧眉弓上缘处，软尺紧贴头部皮肤（头发），经右侧耳上、枕骨粗隆及左侧眉弓上缘回至零点，读与零点交叉的刻度，获得最大头周径（图 2-13）。

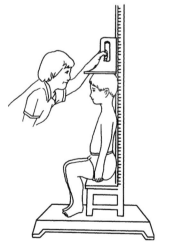

图 2-12　坐高的测量方法

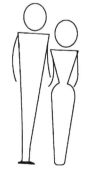

图 2-13　头围的测量方法

（3）影响因素：工具与测量方法影响结果，如伸缩性测量软尺，或测量时软尺未紧贴头部皮肤（如未解女童发辫），使读数偏大；未沿头部解剖标志（右眉弓上缘、枕骨粗隆及左侧眉弓上缘）的读数偏小。

6. 胸围测量

（1）测量工具与精确度：采用无伸缩性的软尺测量，精确到0.1cm。

（2）测量方法：儿童宜卧位或立位测量。儿童两手宜自然放身体两侧或下垂，面部向上或向前。测量者位于儿童右侧或前方，左手拇指固定软尺零点于儿童右侧乳头下缘（乳房发育的女童以右胸骨中线与第四肋交叉处为固定点），右手持软尺贴儿童胸壁，经右侧腋下、肩胛下角下缘、左侧腋下、左侧乳头回至零点，读与零点交叉的刻度，取平静呼、吸气的中间读数。

（3）影响因素：工具与测量方法影响结果，如伸缩性测量软尺，或坐位测量可致读数偏大。未沿胸部体表解剖标志（右侧乳头下缘、双肩胛下角下缘、左侧乳头下缘）的读数偏小。仅取深呼或吸气读数，致读数偏小或偏大。

7. 腰围测量

（1）测量工具与精确度：采用无伸缩性的软尺测量，精确到0.1cm。

（2）测量方法：儿童直立、双足分开30cm、双臂环抱于胸前，皮尺下缘通过双侧腋中线肋骨下缘和髂嵴连线中点的水平位置（用100g的力量），于正常呼气末读数。

（3）影响因素：工具与测量方法影响结果，如伸缩性测量软尺，或坐位测量可致读数偏大。未沿腹部体表解剖标志（两侧腋中线肋骨下缘和髂嵴连线中点）的读数偏大或偏小。仅取深呼或吸气读数，致读数偏小或偏大。吸气末读数则读数偏大。

8. 指距测量

（1）测量工具与精确度：采用无伸缩性的软尺测量，精确到

0.1cm。

（2）测量方法：儿童靠墙站立，双上臂伸向两侧，与地面平行，手掌向前，与脊柱成90°角，测量双上臂平伸后双手指尖距离（图2-14）。

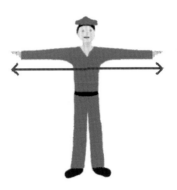

图2-14　指距的测量方法

（3）影响因素：工具与测量方法影响结果，如伸缩性测量软尺可使读数偏大；上臂弯曲或双上臂长轴与地面不平行使读数偏小。

9. 上臂围测量

（1）测量工具与精确度：采用无伸缩性的软尺测量，精确到0.1cm。

（2）测量方法：测量者位于立位或坐位儿童的左侧，儿童双手自然抬平或下垂，固定软尺零点于左侧肩峰至尺骨鹰嘴连线的中点，贴皮肤绕臂一周，读与零点交叉的刻度（图2-15）。

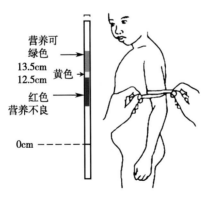

营养可
绿色
13.5cm 黄色
12.5cm
红色
营养不良

0cm

图2-15　上臂围测量方法

（3）影响因素：工具与测量方法影响结果，如伸缩性的软尺，或儿童上臂用力可使读数偏大；软尺绕臂过紧可使读数偏小。

10. 皮下脂肪测量

（1）测量工具与精确度：采用皮褶卡钳测量。精确到0.1cm。

（2）测量方法：测量者右手持皮褶卡钳，左手拇、示指轻捏测量部位的皮肤和皮下脂肪，两指的距离为1~2cm，然后用皮褶卡钳测量皮褶厚度（图2-16）。测量部位为上臂中部（肱三头肌部）、肩胛下角（皮褶与脊柱成45°角）、腋中线、髂上等处测量（图2-17）。记录3次测量的平均值。

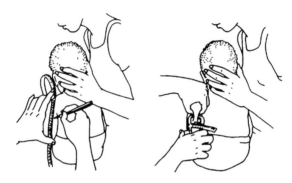

图2-16　上臂中部皮褶厚度测量

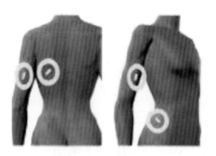

图2-17　常用测量部位

（3）影响因素：测量部位选择、测量方法影响结果，如皮褶卡钳压力过大。一般不测腋部皮下脂肪，因个体差异较大。

人体测量（二）

1. 眼外观测量　人体测量可获得内眦间距（ICD）、外眦间距（OCD）、瞳孔间距（IPD），睑裂长度（PFL）=（外眦间距－内眦间距）/2（图 2-18）等。

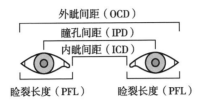

图 2-18　眼外部测量标志

2. 耳外观测量

（1）耳长与宽度测量：以耳廓最上缘至最下缘的直线距离为耳长（EL），耳屏点至耳廓最外缘的水平距离为耳宽（EW）。测量时，助手将研究对象头部转向左侧，完全暴露右耳，测量者用塑料软尺贴于外耳（图 2-19）。

（2）耳位测量：一般双耳螺旋在两眼内眦水平线上（图 2-20）；如低于两眼水平线以下则为耳位低（图 2-21）。

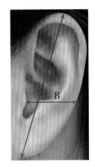

图 2-19　耳长（A）、宽（B）度的测量

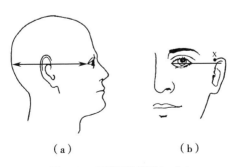

（a）　　　　　　　　（b）

图 2-20　正常耳位测量（a、b）

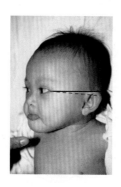

—— 内眦间连线
- - - 耳螺旋低于
内眦间连线

图 2-21　耳位低

3. **鼻外观测量** 采用游标卡尺测量鼻高度（NL）与鼻宽度（NW）。鼻高度为鼻根部与鼻基部的距离，鼻翼间距离为鼻宽（图 2-22）。

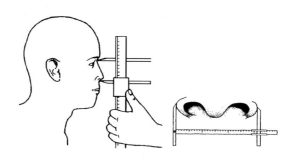

图 2-22　鼻高度、宽度测量

4. **前囟表示方法** 目前各国有 3 种前囟表示方法，即对边中点的连线表示（ab 或 cd）（图 2-23）；菱形两对角线和的平均值表示 $[(A+B)/2(cm)]$ 或菱形两对角线乘积的平均值表示 $[(A×B)/2(cm)^2]$（图 2-24），但结果不易准确，临床少用。前囟两对边中点的连线 ab 与 cd 值的差异无统计学意义，提示可采用任意一对边中线的连线表示前囟大小。因此，可以对边中点的连线 ab 或 cd 或（ab+cd）/2（cm）表示前囟大小。

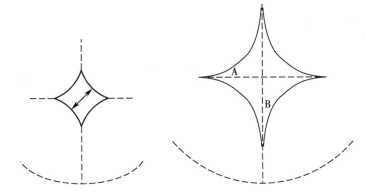

图 2-23　前囟菱形对边中点的连线　　图 2-24　前囟菱形两对角线表示方法

3

第三章

体格发育评价

一、表格

测量数值以表格形式列出,便于查询,但不够直观。

二、生长曲线

将不同年龄的体格测量数值按百分位数法或离差法、标准差记分(Z-scores)的等级绘成直观的曲线图。

1. **描记方法**　将定期测量数据线(与横坐标平行)与年龄线(与纵坐标平行)的交汇点描记在同一生长曲线图,多点的连接为该儿童的生长曲线或轨道(图3-1)。

2. **常用体格生长曲线图**

(1)**胎儿/新生儿生长参照值及生长曲线**:Fenton2013版(图3-2、图3-3)。

(2)**0~18岁儿童青少年体格生长曲线**:有不同性别的体重/年龄、身长/年龄、头围/年龄及体重/身长以及2~18岁儿童青少年的BMI/年龄生长曲线图。

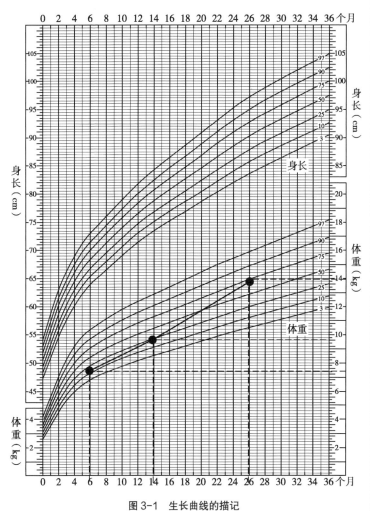

图 3-1　生长曲线的描记

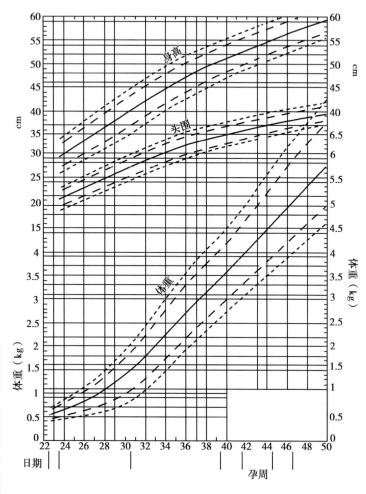

图 3-2 Fenton 早产男婴生长曲线

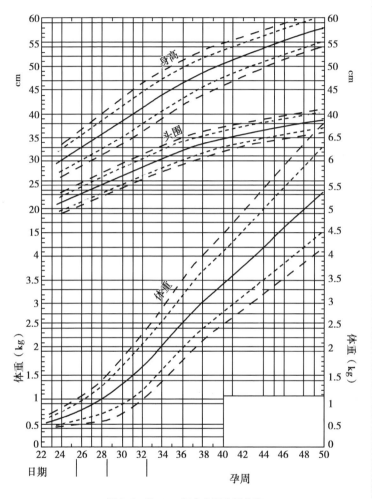

图 3-3 Fenton 早产女婴生长曲线

第二节　统计学表示方法

一、离差法（标准差法）

用标准差（SD）与平均值（$\bar{X}$）表示样本调查值的分布,适用于正态分布资料。$\bar{X}\pm1SD$ 包括样本的 68.3%,$\bar{X}\pm2SD$ 包括样本的 95.4%,$\bar{X}\pm3SD$ 包括样本的 99.7%（图 3-4）。一般以 $\bar{X}\pm2SD$ 为正常范围（表 3-1）。

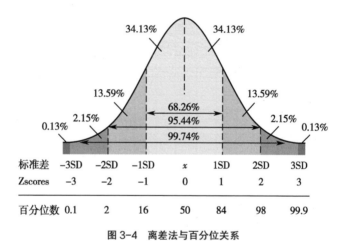

图 3-4　离差法与百分位关系

表 3-1　常用统计学方法的界值点

统计学方法	界值点（Cut-off point）	样本 %
标准差法	$\bar{X}\pm2SD$	95.4%
百分位数法	P3~P97	94%
Z 积分法	±2	95.4%

二、百分位数法

将变量值按从小到大顺序排列为 100 份,每份即代表一个百分位的值。P3rd~P97th 为正常范围,包括 94% 的样本人数,近于均值 ±2 标准差（95.4% 的样本人数）。当变量呈正态分布时，百分位数法与离差法相应数值接近，P3rd、P25th、P50th、P75th、P97th 与离差法的 $-2SD$、$-1SD$、$\bar{X}$、$+1SD$、$+2SD$ 相近（图3-4），又称主百分位线。临床应用时表格或曲线图时补充 P10th、P90th 百分位线为警示线。体质指数（BMI）以 P5th~P95th 为正常范围。

三、标准差计分法

或 Z 积分（Z-score）、标准差离差法。Z 积分以 ±2 为正常范围（见表3-1），$Z = (X - \bar{X})/SD$。

四、中位数

将变量值按大小顺序排列，位居中央的变量即中位数。当变量呈正态分布时，中位数 = $\bar{X}$ = P50th；当变量为偏正态分布时中位数为中间值，如用均值离差法则对个别变量值影响大。

五、中位数百分比

计算中位数百分比时，先确定中位数值，并设定为100%。可计算相当于中位数不同百分比的绝对数值，并将计算数值列表。如参照人群中2岁组儿童的体重中位数为12kg，90% 是10.8kg，60% 是7.2kg。

第三节 体格生长评价

一、基本要求

1. **测量工具与方法** 采用准确的测量工具及规范的测量方法（详见第二章第二节附：人体测量（一））。

2. **参考人群值** 建议选择"2005年中国儿童生长参照标准"或2006年世界卫生组织儿童生长标准。

3. **定期评估** 即监测儿童生长状况。2015年《中国儿童体格生长评价建议》中建议婴儿期9次健康检查（表3-2）。

4. **参数** 是评价儿童个体与群体体格生长状况的必备资料。调查儿童体格生长的过程中，根据参照人群的特征及研究方法制定产生"参照值"（reference）或"标准"（standard）（表3-3）。

表 3-2　儿童定期随访时间

监测内容	年　　　龄				
	<6月龄	6~12月龄	1~3岁	3~6岁	≥6岁
间隔时间	1个月	2个月	3个月	6个月	12个月
体重	√	√	√	√	√
身长	√	√	√	√	√
头围	√	√	√	√	
W/H	√	√			
BMI			√	√	√

表 3-3　生长标准与参照值的比较

	参　照　值	标　准　值
名称	现状标准/现实标准	理想标准
样本来源	随机选择,普通人群	挑选营养良好、生长潜力充分发挥的人群
数据性质	描述参照人群的生长现状	前瞻性展示人体儿童最佳生长目标值
调查方法	横断面调查、横纵向结合	纵向调查
结果	不能完全反映理想的生长模式	可较好反映理想的生长模式

二、结果表示方法

1. **等级评价**　据实际工作内容分级,常用三分法与五分法(表 3-4)。等级评价用于横断面测量值分析,又称单项分级评价,如生长水平、体型匀称的评价。

表 3-4　等级评价界值点

等级	离差法	百分位数法
异常(上)	$> \bar{X} +2SD$	$>P97^{th}$
中上	$\bar{X} +(1SD \sim 2SD)$	$P75^{th} \sim P97^{th}$
中	$\bar{X} \pm 1SD$	$P25^{th} \sim P75^{th}$
中下	$\bar{X} -(1SD \sim 2SD)$	$P3^{rd} \sim P25^{th}$
异常(下)	$< \bar{X} -2SD$	$<P3^{rd}$

2. **测量值计算**　包括儿童生长速度、坐高与身高的比值以及体质指数的评价。

三、评价内容

个体儿童体格生长评价按临床需要应进行生长水平、生长速度以及匀称程度 3 方面评估,或其中 2 个内容,但生长水平是基本评估内容[表 3-5,图 3-5(见书后插图)]。群体儿童体格生长评价仅为生长水平。

表 3-5 儿童体格生长评价

评价内容	定 义	相关指标	结果表示
生长水平	● 将某一年龄时点所获得的某一项体格测量值(反映从受精到某个年龄阶段生长的总和)与标准值(参照值)比较,得到该儿童在同年龄同性别人群中所处的位置,即该儿童生长的现实水平	● 所有单项指标评估:如骨龄、齿龄、年龄别体重(W/age)、年龄别身长(高)L(H)/age、体重别年龄(age/W)、身长(高)别年龄 age/L(H)	● 等级表示
生长速度	● 对某一单项体格生长指标进行定期连续测量所获得的该项指标在某一时间段中的增长值为该项指标的生长速度(如 cm/y),与参数比较	● 体重、身长(高)、头围	● 正常、下降、不足、加速等表示
匀称度 体型匀称	● 表示人体各部分之间的比例和相互关系	● 体重/身高计算体质指数(BMI) PI=体重(g)/身高(cm)^3	● 等级(不)匀称
身材匀称	● 躯干/下肢比值与参数的比值比较	● 计算坐高(顶臀长)/身高(长)比值	● (不)匀称

四、评价结果分析与解释

人体测量值的评价是一种临床筛查方法,不宜作为诊断方法,或简单贴上"营养不良"或"生长异常"的标签,给家庭与儿童带来心理与经济负担。同时个体和群体儿童的评价方法不同

（表3-6）。因此，正确进行生长评价并做出合理解释是儿童保健医师及儿科医师必备的基本功（表3-7）。

表3-6　儿童体格生长评估特点

评估对象	特　　点
个体儿童	● 个体差异：正常儿童有自己的生长"轨道"，包括青春期发育
	● 各生长指标发育均衡：各体格生长指标测量值等级水平相近
	● 出生体重、身长不能完全预测生长"轨道"：约2/3儿童2岁前出现体重或身长回归均值趋势
	● 喂养方式：3~4月龄前人乳喂养与配方喂养婴儿生长略不同
群体儿童	● 反映出一个国家或地区政治、经济和文化教育的综合发展水平，与营养供应、营养学知识、疾病控制情况、医疗卫生保健工作质量有关

表3-7　常用人体测量指标的解读

测量指标	结果描述	过程描述	解释
低身高（<P3rd 或 –2SD）	● 矮小	● 身高低于相应年龄	● 描述性（不一定是病理状态）
	● 生长迟缓	● 生长迟缓状态（与相应年龄比，身高增长不足）	● 提示长期营养不良和健康状况不佳
低身高的体重（<P3rd 或 –2SD）	● 瘦 ● 消瘦	● 体重低于相应身高 ● 消瘦状态（与相应身高比体重增长不足或体重丢失）	● 描述性 ● 提示近期或持续发生严重体重丢失
高身高的体重或高体块指数（>P97th, +2SD）	● 重 ● 超重	● 体重高于相应身高 ● 与对应身高比，体重增加过多；或相对应的体重比身高增长不足	● 描述性 ● 提示超重/肥胖
低年龄的体重	● 轻 低体重	● 体重低于相应年龄 ● 与相应年龄比，体重增长不足或体重丢失	● 描述性 ● 提示生长迟缓和（或）消瘦
高年龄的体重（>P97th, +2SD）	● 重 ● 超重	● 体重高于相应年龄 ● 与相应年龄比，体重增长过多	● 描述性 ● 提示超重可致肥胖

（李　辉　黎海芪）

第四节　新生儿生长评价

一、新生儿分类

出生 ~28 日龄称新生儿期（表 3-8）

表 3-8　新生儿分类

分类	新 生 儿
据胎龄	早产儿（胎龄 <37 周）、足月儿（胎龄 37~42 周）和过期儿（胎龄 ≥42 周）
据出生体重	正常出生体重儿（2500~4000g）、低出生体重儿（<2500g）、超低出生体重儿（<1000g）和极低出生体重儿（<1500g）
据胎龄和出生体重关系	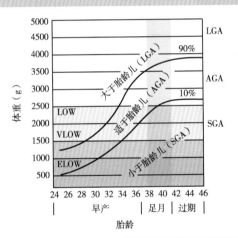

二、出生时评估

1. 胎龄评估　胎龄反映胎儿的成熟度，准确的胎龄估计可帮助临床判断预后。

一般以母亲末次月经时间、超声检查胎儿双顶径和股骨长等信息判断胎龄。据早产儿外表特征和神经系统检查判断胎龄。

Dubowitz 评分法：采用 11 个体表特征评分（表 3-9）和 10 个神经肌肉成熟度评分（表 3-10）相结合进行判断。

表3-9　Dubowitz胎龄评分法——外表特征评分表

外观表现	评分				
	0	1	2	3	4
1. 水肿	手足明显水肿（胫骨压痕）	手足无明显水肿（胫骨压痕）	无水肿		
2. 皮肤	薄，滑腻黏感	薄而光滑	光滑，中等厚度，皮疹或脱屑	略增厚，手足部表皮皱裂，脱屑脱皮	羊皮纸样厚，皱裂深浅不匀
3. 皮肤色泽（安静观察）	暗红	全身粉红色	淡粉红色，深浅不一	灰色，仅在耳、唇、手掌及足跟粉红色	
4. 躯干皮肤透亮度	腹部明显静脉与毛细血管	见静脉及分支	腹部见少许大静脉	腹部隐约见少许大静脉	看不清静脉
5. 背部毳毛		背部覆满长而密的毳毛	毳毛稀疏分布，尤其在腰背部	有少量毳毛间于光壳区	几无毳毛
6. 足底纹	无皮肤皱褶	足底前半部可见浅红色皱褶	前<3/4足底见明显红色折痕	前>3/4足底可见折痕	>足底前3/4明显折痕
7. 乳头发育	乳头不清，无乳晕	乳头清晰，乳晕淡，直径<0.75cm	乳晕清晰，边缘高，直径<0.75cm	乳晕清晰，边缘不高，直径>0.75cm	

外观表现	评　　分				
	0	1	2	3	4
8. 乳房大小	未扪及乳腺组织	扪一侧或两侧乳腺组织,直径<0.5cm	扪及两侧乳腺组织,直径0.5~1cm	扪及两侧乳腺组织,直径>1cm	
9. 耳廓发育	平如翼,无固定形状,边缘轻度或无卷折	部分边缘卷曲	耳完发育较好,上半边缘卷曲		
10. 耳廓硬度	耳翼柔软,弯折不易复位	耳翼柔软,易于弯折,缓慢回位	耳翼边缘软骨发育,柔软易回位	耳廓发育良好,边缘软骨形成,回位快速	
11. 外生殖器 男婴	睾丸未降入阴囊	至少一侧睾丸位于阴囊上部	至少一侧睾丸降入阴囊		
女婴	大阴唇明显分开,小阴唇突出	大阴唇覆盖大部分小阴唇	大阴唇完全覆盖阴唇		

表 3-10 Dubowitz 胎龄评分法——神经系统发育评估评分表

神经体征	评 分					
	0	1	2	3	4	5
1. 体位	软，伸直	软，稍屈	稍有张力	有张力	张力较高	
2. 方格（腕部）	90°	60°	45°	30°	0°	
3. 踝背屈	90°	75°	45°	20°	0°	
4. 上肢退缩反射	180°	90°~180°	<90°			
5. 下肢退缩反射	180°	90°~180°	<90°			
6. 腘窝成角	180°	160°	130°	110°	90°	<90°
7. 足跟至耳	至耳	接近耳	稍近耳	不至耳	远离耳	
8. 围巾征（上肢）	肘至腋前线外	肘至腋前线与中线间	肘至中线	肘不至中线		
9. 头部后退	头软后退	头稍高，低于水平	头稍向前	头向前		
10. 腹部悬吊	头软下垂	头稍高，低于水平	头水平位	头稍抬	抬头	

2. **体型匀称度评估** 可用体重与身长或身长与头围比例反映胎儿宫内生长发育状况（表3-11）。

表3-11 新生儿体型匀称评估

指　标	正　常　值
PI（ponderal index）$$PI = \frac{出生体重（g）}{出生身高（cm）^3} \times 100$$	超重：>3正常：2.5~3临界 2~2.5SGA：（W↓）<2（非匀称）（L↓）>2（非匀称）（W↓L↓）>2（匀称）

三、早产儿生长评估

1. **胎龄矫正** 即矫正至胎龄40周（预产期）的生理年龄。一般早产儿体重、身长、头围有不同的矫正年龄时间，头围矫正至18月龄、体重至24月龄、身长至40月龄。

2. **临床分类** 晚期早产儿（近足月）（胎龄为34~36^{+7}周）、中期早产儿（胎龄为32~34周）以及早期早产儿（胎龄<32周）。

3. **评价方法** 目前尚无"正常"早产儿的生长标准。各国指南早产儿体格生长依不同胎龄的宫内生长速率与矫正胎龄两种情况评价。

（1）**按宫内生长速率评估**：早期（<胎龄40周）早产儿的生长可参照正常胎儿不同胎龄的宫内生长速率评估，即15~20g/（kg·d）（表3-12）。多采用Fenton早产儿生长曲线评价生长，可从22周评估至50周。

表3-12 胎儿宫内的生长速率

胎龄（周）	<28	28~31	32~33	34~36	37~38	39~41
体重增长[g/（kg·d）]	20	17.5	15	13	11	10

（2）**早产儿矫正胎龄后评估**：早产儿出院后（>胎龄40周）需矫正胎龄后采用正常婴幼儿的生长标准评估。

（王丹华）

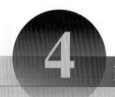

第四章

体能发育评价

一、评估内容

包括心血管－呼吸、肌肉骨骼、体型与运动功能（表4-1）。

表4-1　体能发育评估内容

评估功能	内　　容
心血管－呼吸	直接指示人的生理状况,反映心血管系统与呼吸系统在长时间体力活动中耗氧情况,以及长时间的剧烈运动的能力
肌肉骨骼	包括平衡能力、肌肉骨骼的健康功能状况,需要特殊肌肉或一组肌肉收缩产生力量或阻力,以及长时间维持最大收缩力(耐力),体现肌肉或一组肌肉在整个运动期间运动自如状况
体型	间接反映肌肉、脂肪、骨骼和其他器官功能
运动	运动技能

二、评估经典方法

表4-2　体能发育评估项目

项　　目	评估内容
20m跑	心脏、呼吸功能
握力测试、立定跳远	肌肉、骨骼功能
体质指数(BMI)、腰围、皮褶厚度	身体成分评估

项　目	评估内容
6~12 岁儿童 3 分钟阶梯测试	运动能力与心血管功能
5~12 岁儿童 9 项测试：立定跳远、双足跳 7m、单足跳 7m、单手扔网球、双手推 1kg 健身实心球、攀爬 4 个 2.55m×0.75m 高墙、往返跑 10×5m、20m 跑、6 分钟 Cooper 测试	综合能力

（黎海芪）

5 第五章

体格生长发育异常相关疾病

第一节 头颅外型发育异常

一、头围小

头围小于同年龄、同性别儿童头围正常参照值的均值减两个标准差（<-2SD）或 <P3rd 者（表 5-1）。

表 5-1 儿童头围小的常见原因

头围小的原因	临床表现	图 片
正常遗传变异	● 无其他异常，体格与智力发育均正常，有家族性	
遗传性疾病伴小头畸形： ● 染色体异常	● 特殊面容，常伴有低出生体重、生长迟缓和精神发育迟滞如 Wolf-Hirschhorn 综合征[46,XX(XY),del(4p15-ter)]	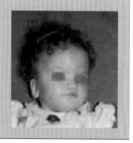

头围小的原因	临床表现	图　片
● 基因异常	● 如 Cornelia De Lange 综合征	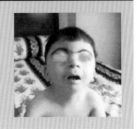
非遗传性小头畸形： ● 与环境因素和感染因素有关,如宫内感染、缺血缺氧性脑病等	● 头小常呈尖颅、前额低平、颅缝窄,前囟小或闭合早,伴不同程度认知发育异常、运动发育落后或姿势异常,社会适应能力差,视听觉障碍,癫痫发作等;头部 CT 或 MRI 检查可有脑组织形态异常,TORCH 病毒抗体检查可阳性	

二、头围大

即头围大于同年龄、同性别儿童头围正常参照值的均值加 2 个标准差（>+2SD）或 ≥ P97th（表 5-2）。

表 5-2　儿童头围大的常见原因

头围大的原因	临　床　表　现
家族性	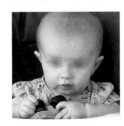

续表

头围大的原因	临床表现

非遗传性疾病:
与颅脑疾病有关

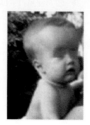

遗传性疾病:

- 软骨发育不全

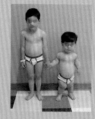

鼻梁塌陷
前额宽大

上肢不过髋
"V"字形手或
三叉戟手

骨 X 线片
颅骨:头颅大,前后径增宽,蝶鞍变浅,颅骨内板增厚

肋骨:短,末端杯状

脊柱:椎体短而平

严重不匀称矮小
智力正常

- 黏多糖病 I 型

1~2 岁后症状逐渐明显

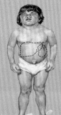

临床表现:
头大、唇厚,颈短、发际低

肝脾大

下肢弯曲
不匀称矮小
智力低下

骨 X 线片
颅骨:蝶鞍浅,前后径增宽,颅骨内板增厚

脊柱:后、侧凸,椎体呈楔形,胸、腰椎椎体前下缘呈鱼唇样前突

肋骨:呈飘带状

病因:酸性黏多糖降解酶缺乏,使代谢产物在体内堆积所致

- Sotos 综合征

生后 2~3 年生长明显加速,伴高额头、眼距宽、额颞部毛发稀疏等特殊面容以及不同程度智力发育障碍

头围大的原因	临 床 表 现
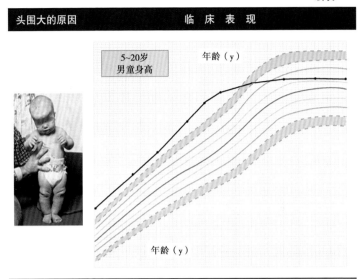	5~20岁男童身高 年龄（y） 年龄（y）

三、斜头

1. 临床表现 包括体位性颅骨畸形和颅缝早闭症,但两者临床表现与预后不同(表 5-3)。

表 5-3 斜头临床表现

斜头	发病机制	临 床 表 现
体位性颅骨畸形	外部压力长期作用在快速发育颅骨的同一位置	可出生即有,或生后几个月颅骨逐渐发展不对称现象,尤枕骨部位不对称 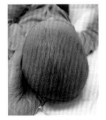 左枕后体位性斜头

续表

斜头	发病机制	临 床 表 现
颅缝早闭症	先天性 1 条或多条颅缝早闭	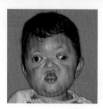

Crouzon 综合征

2. 体位性颅骨畸形诊断与分型 从头的顶部观察有枕骨不对称的儿童同侧耳位前移、颧骨突出,同侧额骨、顶骨可突出(图 5-1)。体位性颅骨畸形多为良性的、可逆的头型异常,6 月龄后可自己改善,不需要手术治疗;严重体位性颅骨畸形可用头盔矫治。颅骨畸形进行性加重或干预效果不显著者宜转诊。

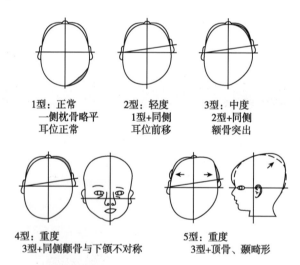

1型:正常
一侧枕骨略平
耳位正常

2型:轻度
1型+同侧
耳位前移

3型:中度
2型+同侧
额骨突出

4型:重度
3型+同侧颧骨与下颌不对称

5型:重度
3型+顶骨、颞畸形

图 5-1 体位性颅骨畸形诊断与分型

第二节　前囟发育异常

一、前囟"小"或"早闭"

尚无明确的前囟"小"或"早闭"定义。1%的3月龄正常婴儿可前囟"小"或"早闭",无临床意义。但需谨慎除外病理情况,如伴头围小、颅缝早闭、发育迟缓。

二、前囟大与闭合延迟

临床流行病学资料显示出生时前囟平均约1.5~2cm（1~4cm）,3岁后前囟闭合为闭合延迟。如婴幼儿神经行为发育正常,单一前囟大或闭合延迟无临床意义,但应排除与前囟大与闭合延迟的有关疾病,如脑积水（表5-4）。

表5-4　伴前囟大和前囟闭合延迟的情况

	前囟大	前囟闭合延迟
正常变异	√	√
常见病		
软骨发育不全	√	√
先天性甲状腺功能减退症	√	√
21-三体综合征	√	√
颅内压增高疾病（脑积水）	√	√
家族性巨头症		√
少见病		
骨骼性疾病:肢端肥胖体综合征		√
低磷酸酯酶症	√	√
阿佩尔综合征	√	√
成骨不全症	√	√
染色体异常:13-三体综合征	√	√
18-三体综合征	√	√
宫内感染:风疹	√	√
梅毒	√	√

第三节　体重生长发育异常相关疾病

一、低体重

为体重低于同年龄、同性别儿童体重正常参照值的均值减两个标准差（<-2SD）或 <P3rd（表5-5）。

表5-5　儿童常见低体重病因

疾病	原因
身材矮小	矮小儿童体重亦偏低，如家族性矮小
营养不良	生长迟缓
慢性疾病	继发营养不良
精神因素	不良的生存环境、长期的神经心理压抑、受虐待等

二、体重过重

为体重大于同年龄、同性别儿童体重正常参照值均值加两个标准差（>2SD）或 >P97th（表5-6）。

表5-6　儿童常见超重原因

分类	原因
高身材	一般体重与身高的发育平行，高身材致体重增加
营养失衡	摄入能量过多，身体过多脂肪致体重发育超过身高发育速度
病理性	水肿、继发内分泌疾病的肥胖（如库欣综合征、丘脑、垂体和性腺等疾病）、遗传性疾病（如 Prader-Willi 综合征、Laurence-moon-Biedlz 综合征和 Alstrom 综合征等）

第四节　身高（长）生长异常

一、矮身材

为儿童身高（长）小于同年龄、同性别儿童身高（长）正常均值减 2 个标准差（<-2SD）或 ≤P3rd。儿童身材矮小原因较复杂，临床特征各异，需综合生长发育、内分泌、遗传代谢性疾病知识仔细鉴别，生长曲线是评估身材矮小的关键（表5-7、图5-2）。

表 5-7　儿童身材矮小常见原因

分类	疾病
正常变异	遗传性矮小、体质性发育延迟
宫内发育不良	小于胎龄儿
慢性疾病	严重营养不良、慢性感染、先天性心脏病、慢性哮喘、肾脏病、严重地中海贫血、幼年型类风湿关节炎、炎症性肠病、乳糜泻
骨骼发育性疾病	骨软骨发育异常（软骨发育低下、软骨发育不全）脊柱骨骺发育不良
内分泌疾病	生长激素缺乏、甲状腺功能减退症、糖尿病、库欣病
染色体、基因病	21-三体综合征、Turner 综合征、Prader-Willi 综合征、William 综合征、Russell-Silver 综合征、Noonan 综合征
遗传代谢病	黏多糖病（MPS）

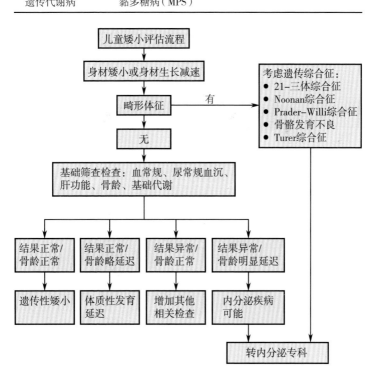

图 5-2　矮小儿童评估流程

二、超高身材

儿童身高（长）大于同年龄、同性别儿童正常均值加 2 个标准差（>+2SD）或 >P97[th] 为超高身材。多数超高身材的儿童为正常生长，少数为病理性（表 5-8）。但儿童出现身材生长加速（>2 个主百分位线）需要与某些严重疾病早期表现鉴别（图 5-3），身体比例有助高身材疾病的鉴别诊断。

表 5-8　儿童身材超高常见原因

分类	原因
家族性	父母高身材
性早熟	青春期前儿童出现第二性征同时伴短期生长加速，多见于女童
染色体异常	如先天性睾丸发育不全症、超雄综合征（47, XYY）
基因异常	马方综合征

漏斗胸

四肢细长，指距>身长　　　蜘蛛样指

蜘蛛样指（趾）综合征

巨人症

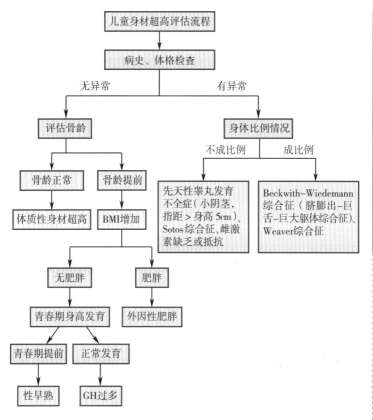

图 5-3　儿童身材超高评估流程

（麻宏伟）

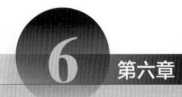

6 第六章

其他系统发育异常相关疾病

第一节　眼耳鼻发育异常相关疾病

一、与眼发育异常相关疾病

（一）常见眼外观形态异常（表 6-1）

表 6-1　常见眼外观异常体征

眼外观异常	临床表现
睑裂倾斜度异常	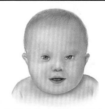 21- 三体综合征儿童的睑裂向外上斜
内眦间距过宽	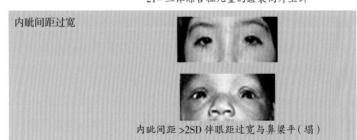 内眦间距 >2SD 伴眼距过宽与鼻梁平（塌）

眼外观异常	临床表现
上睑下垂	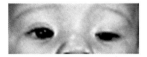

左上眼睑下垂 |
| 倒睫 |

下倒睫伴睑内翻 |
| 虹膜异色 | 为单侧或片状的色素减退,属先天性虹膜基质发育不全 |
| 虹膜缺损 | 先天性无虹膜可孤立出现或并发于部分综合征,如 Wilms 瘤综合征或其他泌尿生殖系统异常

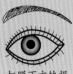

虹膜下方缺损 |
| K-F 环 | 裂隙灯检查可见双眼角膜色素环,是肝豆状核变性病的最重要体征

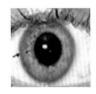 |
| 蓝灰色巩膜 |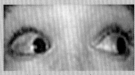

成骨不全症伴蓝巩膜 |

（二）先天性眼发育异常

1. 先天性眼病

（1）晶状体发育异常：包括混浊（白内障）、形态（圆锥形晶状体）、大小（小球形晶状体）、位置（晶状体异位）等。

（2）房角组织异常：致房水排出障碍所致的婴幼儿型青光眼。

（3）胚裂闭合不全：导致的虹膜、睫状体、脉络膜和视网膜缺损。

（4）先天性瞳孔膜萎缩不全：多于胎龄 7 个月发生瞳孔残膜。

（5）眼睑异常：某些综合征，如 Dubowitz 综合征、胎儿酒精谱系障碍可见缺损或小睑裂（图 6-1）；Noonan 综合征和 Freeman-Sheldon 综合征常出现上睑下垂（图 6-2）。

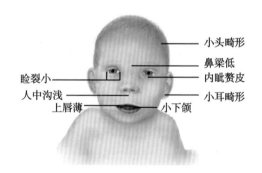

小头畸形
鼻梁低
睑裂小
内眦赘皮
人中沟浅
小耳畸形
上唇薄
小下颌

图 6-1　胎儿酒精谱系障碍

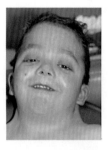

图 6-2　Noonan 综合征

（6）视神经发育不良。

（7）角膜异常：先天性大角膜、先天性小角膜、扁平角膜、球形角膜、巩膜化角膜、先天性角膜混浊、角膜皮样瘤等。

（8）先天性小眼球：常伴有眼前节发育不全、先天性白内障、脉络膜视网膜缺损、视网膜发育不良等。

2. 先天异常

（1）***Pax6* 基因**：多种眼缺陷中发现 Pax6 的杂合突变,如虹膜缺损、Peter 异常：为眼前节缺陷,角膜中央混浊并与虹膜粘连,伴或不伴晶状体附着于角膜的中央或白内障。有报告 Pax6 纯合突变可致无眼和严重脑缺陷。

（2）***RIEG* 基因**：*RIEG* 基因突变致 Rieger 综合征（图 6-3）,常染色体显性遗传。双眼发育缺陷（瞳孔异位、虹膜萎缩及孔洞形成）以及牙齿和面骨的发育不良。

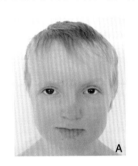
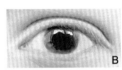
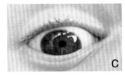

图 6-3　Rieger 综合征
A. 上颌骨发育不全,薄上唇,宽鼻梁；B. 左眼瞳孔异位；
C. 右眼角膜后胚胎环

（3）***COL4A5***、***COL4A3*** 或 ***COL4A4* 基因**：突变导致 Alport 综合征,又称眼 – 耳 – 肾综合征。10%~20% 的患者有眼部病变,儿童眼底病变黄斑区中央凹反射消失可能是唯一临床异常。

（三）眼球震颤

多数婴儿在 6 月龄内发生眼球震颤,又称"婴儿眼球震颤"。婴儿眼球震颤分传入的神经性（感觉障碍）与传出神经性（特发性）。感觉障碍性眼球震颤为视觉损害,特发性婴儿眼球震颤因视动中枢异常影响视觉器官。因此,婴儿眼球震颤反映早期视感觉运动整合异常致生后早期出现双眼对称的非自主性共额摆动。婴儿眼球震颤病因较多,涉及神经发育、遗传代谢、眼发育等,需多学科合作鉴别病因。

（四）眼形态学异常与相关综合征（表6-2）

表6-2 伴眼形态学异常的某些综合征

综合征	临床表现	图片
Waardenburg 综合征	又称耳聋-白发-眼病综合征。儿童额前有特征性的一撮白发，眼部表现为完全或部分虹膜异色（蓝眼珠）、内眦外移（两眼眼距较宽，但瞳孔间距离正常），鼻根宽阔，并眉，常合并听力障碍	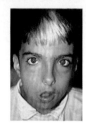
额鼻发育不良综合征	分3型，1型长鼻异常、上睑下垂等；3型的特征包括无眼畸形、小眼球和低位耳，最严重的面部畸形。其他面部异常还有眼距过宽，鼻、上唇或腭裂，隐性前颅裂等表现。为常染色体显性或不完全外显性遗传性疾病	
先天性颅缝早闭综合征	Crouzon综合征、Apert综合征为典型的先天性颅缝早闭综合征。Crouzon综合征颅骨缝闭合过早（舟状头、短头形）、上颌发育不良以及眼球突出、眼距宽、颜面上部宽、口唇呈弓状隆起等为主要特征，常伴颅内压增高症。Apert综合征又称为尖头并指综合征，常染色体显性遗传性疾病，婴儿期面中部后缩凹陷、外眦下斜、尖头、短头，可伴中度的眶距增宽症及并指（趾）	 Crouzon 综合征
Zellweger综合征	又称脑肝肾综合征，为常染色体隐性遗传病。临床表现头面部畸形，如外耳畸形，眼病、神经系统症状，生长发育不良，肝大、黄疸	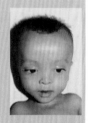

二、与耳发育异常有关的疾病

1. 小耳畸形分级 按发生的部位和程度分为3级（表6-3）。

表6-3 小耳畸形分级

程度	特征	图片
1级	● 外耳：是主要病变，耳廓小，外耳各部尚可分辨 ● 外耳道：有或部分闭锁 ● 鼓膜：有，听力正常	
2级	● 临床常见，病变主要在外耳和中耳，呈传导性聋 ● 外耳：耳廓条索状，似耳轮 ● 外耳道：闭锁 ● 鼓膜：未发育，听骨发育不全或未发育	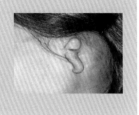
3级	● 较少见，功能障碍 ● 外耳：耳廓残缺，有小突起 ● 外耳道：闭锁 ● 内耳：听骨畸形或未发育	

2. 耳部外观异常 外耳异常多为发育遗迹（表6-4）。

表6-4 常见的耳部异常情况

名称	特征及处理	图片
隐耳	先天性耳廓畸形，多双侧，耳廓软骨上端隐入颞部头皮下，无明显的耳后沟	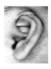

续表

名称	特征及处理	图　片
耳前瘘管	常染色体显性遗传。一般无需特殊处理,反复感染需手术切除	
附耳	耳屏前方的赘生组织又称耳赘;可手术切除	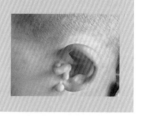
耳廓瘘管	同耳前瘘管	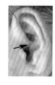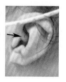

3. 伴外耳形态异常的关综合征

(1) 耳位低: 如 13- 三体综合征、18- 三体综合征,均可有的特征。

(2) 小耳、耳位低: 如 21- 三体综合征、Treacher Collins 综合征(下颌骨颜面发育不全)(图 6-4)、半面畸形。

(3) 外耳畸形: 如 *22q11.2* 缺失综合征。

(4) 耳与面、脊柱异常: 如 Goldenhar 综合征即面 - 耳 - 脊柱综合征,或眼 - 脊椎发育不良综合征。临床可见一侧耳、鼻、软腭、唇和下颌发育不良,可有不同程度听力异常,伴有严重脊柱侧弯。

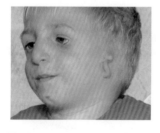

图 6-4　Treacher Collins 综合征

三、鼻外观畸形

鼻外形发育异常多与某些疾病有关（表6-5）。

表6-5　鼻外观畸形

鼻外观畸形	特　征	图　片
鼻翼裂	面裂畸形	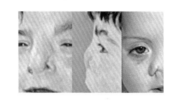
单鼻孔	鼻小柱缺失致一个鼻孔，可位于中间部位或偏向一侧	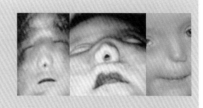
额外鼻孔双鼻畸形	两侧鼻前孔上方有一鼻孔或两个外鼻孔	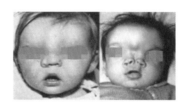
缺鼻	全缺鼻畸形或半缺鼻畸形	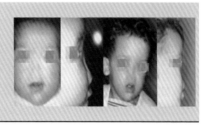

（童梅玲）

第二节 牙发育异常相关疾病

一、牙齿萌出异常

（一）早萌牙

包括乳牙早萌和恒牙早萌。

1. **乳牙早萌** 少数婴儿出生时已有牙，即诞生牙；或生后30日内萌牙，为新生儿牙。影响哺乳者建议请口腔科医师拔除诞生牙或新生儿牙，防止脱落坠入呼吸道。早萌牙不松动者亦建议请口腔科医师处理（切缘磨圆钝），防止舌系带溃疡。

2. **恒牙早萌** 多见前磨牙，下颌多于上颌。恒牙早萌与乳磨牙根尖周病变，如牙根发育不足根长的1/3，牙根呈开阔状；或乳磨牙根尖周病变致恒牙胚周围牙槽骨破坏乳牙过早脱落，恒牙过早萌出有关。出现乳牙过早松动宜转诊专科医师。

（二）乳牙萌出延迟

13月龄乳牙尚未萌出为乳牙萌出延迟，可能与遗传有关，常有乳牙晚萌出家族史；或某些全身疾病，如先天性甲状腺功能减退症或局部牙龈黏膜肥厚影响乳牙萌出。家长发现儿童13月龄尚未萌牙需看医师明确原因。

二、牙齿数目异常

1. **无齿症** 为先天性无牙症（乳牙或恒牙），完全无牙与部分缺牙。如外胚层发育不良儿童全口无牙，伴皮肤汗腺与毛发发育不良。

2. **缺额牙或少牙** 乳牙少于20枚或恒牙少于32枚的情况为先天缺额牙。个别牙缺额多恒牙列，最常见第三磨牙缺额，其次为上颌侧切牙或下颌第二前磨牙缺额，常对称出现。多数牙缺额常为颅颌面发育畸形或与某些综合征有关，如为唇腭裂、Riger综合征、Down综合征等的一种临床表现。

3. **多生牙** 是正常牙数（乳牙或恒牙）之外多生的牙（图6-5），又称额外牙。额外牙是体积小、圆锥形，或近似正常牙形，根短小的变异牙；多数位于上中切牙之间或在腭侧，先于上中切牙萌出,影响恒牙正常排列;未萌出的额外牙可埋藏于颌骨内。某些发育畸形常合并多生牙,如腭裂、锁骨及头颅发育不良等。多生牙需转诊到专科诊治。

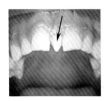

图 6-5　位于上中切牙之间与腭侧的多生牙

4. 融合牙　发育过程两个正常牙胚的牙釉质或牙本质融合。据融合时间不同,可形成冠根完全融合,或冠部融合而根部分离,或冠部分离而根部融合。临床上所见到的多是牙冠部融合(图 6-6)。乳、恒牙均可发生融合,乳牙列的融合牙较恒牙列多。融合牙对牙列无任何影响,可不处理。乳前牙区的融合牙如影响恒牙的萌出,或致牙列异常,或引起牙体、牙髓、牙周疾病,或咬合异常引起颞下颌关节疾病时转诊专科处理。

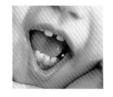

图 6-6　融合牙

三、牙齿结构异常(表 6-6)

表 6-6　牙齿结构异常

牙齿结构异常	特　征	图　片
牙釉质发育不全	轻型牙釉质发育不全仅有细小斑点,牙面呈白垩色不透明,外源性色素渗入沉积而呈现黄色或黄棕色。重型牙釉质发育不全牙面高不平,呈窝状凹陷或平行横线,边界较清楚,纹线与牙釉质的生长发育线吻合;严重者牙尖缺损,或无牙釉质	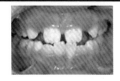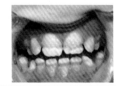

牙齿结构异常	特 征	图 片
先天性梅毒牙	胚胎发育后期和生出后第一年牙胚受梅毒螺旋体侵害而造成的牙釉质和牙本质发育不全，主要发生在上中切牙和第一恒磨牙为半月形切牙，亦称哈钦森牙或蕾状磨牙。但临床上不能完全依靠牙齿畸形诊断先天性梅毒牙，因类似牙齿畸形可发生其他疾病时，如佝偻病与外伤性所致，需鉴别	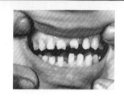
氟牙症	氟沉积于牙组织致牙釉质结构异常产生斑点及呈现黄色、褐色或黑色的色素沉着；牙釉质缺损，牙面粗糙不平，出现白垩样的斑点和条纹乃至色素沉着，故又称氟斑釉。发生在恒牙，乳牙受累少见（胎盘屏障的作用），故1~4岁是儿童高氟暴露发生氟斑牙的高危期，一般8岁后高氟暴露不发生氟斑牙。高氟也可引起牙本质矿化不全，牙齿变脆，易磨损。氟牙症宜转牙科治疗	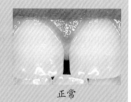正常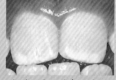轻度：牙釉质表面出现小斑点状，片状不透明白色，牙面有条纹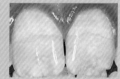中度：大的白色斑点，较大面积浅黄色、黄色、黄褐着色

牙齿结构异常	特　征	图　片
		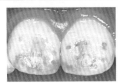 重度：牙釉质除白垩和黄色外,表现出现坑状、陷窝状缺损
牙本质发育不全	又称遗传性牙本质发育不全,特点是牙釉质正常,临床分2型。Ⅰ型为牙根型,根部牙本质发育不良,又称无根牙,牙根短缩;因牙根小形成各种牙畸形,牙易脱落或根折,冠部釉质和牙本质基本正常。Ⅱ型为牙冠型,乳牙牙本质形成缺陷,呈蓝色、琥珀色或棕色半透明色,恒牙冠部釉质和牙本质正常,近髓腔处形成大量球间牙本质,根部牙本质无小管,呈非均质性增生,髓腔内可见髓石。牙本质发育不全尚无有效预防措施,疑诊转诊专科	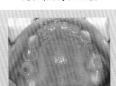

（麻宏伟）

第三节　皮肤、毛发、指（趾）甲发育异常相关疾病

一、皮肤颜色异常

1. **皮肤色素减退**　为部分或完全色素脱失,可为先天性或后天性。分布有局限性或弥漫性（表 6–7）。

表6-7　儿童常见皮肤色素减退原因

皮肤色素减退疾病	特　征	图　片
白化病	是一组遗传异质性疾病,包括常染色体隐性遗传(眼皮肤型白化病)和X-连锁遗传(眼白化病)。白化病患儿全身皮肤、头发和眼色素不同程度减退,皮肤光敏感和畏光	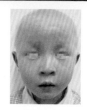
无色素性痣	出生即有或生后几个月内出现的皮肤白斑,通常为单侧、局限或沿皮区分布。白斑边缘不规则,常呈锯齿状或泼溅状,无色素加深环,无家族史,多不伴神经与其他系统异常	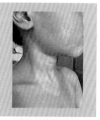
结节性硬化症	一种少见的常染色体显性遗传性疾病。皮肤白斑常为结节性硬化症最早出现的表现,新生儿期即可发生,呈卵圆形(柳叶斑)或多边形,直径0.1~12cm,可分布于全身各处,以背部和四肢最常见。约50%患儿皮肤有鲨鱼皮样的结缔组织痣,肤色或象牙色,增厚高出皮面,随年龄增长而增大。其他特征性表现出现较晚,如2~10岁时出现鼻部和面部血管纤维瘤,似痤疮;成年后发生甲周纤维瘤和肾脏肿瘤。常累及中枢神经系统可致癫痫、智力发育障碍等。皮肤脱色斑(>3个,>5mm)和作为主要临床诊断标准之一	皮肤脱色斑鲨鱼皮斑
白色糠疹	又称单纯糠疹或面部干性糠疹,原因不明。多见3~16岁儿童,以面部最为常见,为单个或多个椭圆形色素减退斑,表面可有少量鳞屑,边界不清,无痒感	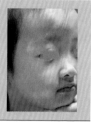

皮肤色素减退疾病	特　征	图　片
白癜风	获得性的皮肤色素减退性疾病,病因尚不清楚。临床表现皮肤脱色性的白斑,边缘清楚,大小和形状各异;与正常皮肤交界处往往色素加深,白斑部位毛发也可变白	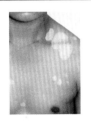
炎症后色素减退	可发生于炎症性皮肤病后,如湿疹、脂溢性皮炎、盘状红斑狼疮、硬皮病、外阴硬化性苔藓、银屑病等。临床特征为大小不等、形状不规则的色素减退斑,与原发病部位一致,数月或数年后可自然恢复	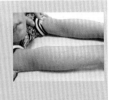

2. 皮肤色素加深或色素沉着(表6-8)

表6-8　儿童常见皮肤色素加深或色素沉着原因

皮肤色素加深或色素沉着	特　征	疾　病
咖啡斑	● 出生时即有或出生后不久出现边界清楚、颜色均匀的淡褐色圆形或椭圆形斑疹;数毫米至数厘米大,多见于躯干,不因日晒而加深	● 10%~20%的正常儿童可有,也可见于其他疾病、综合征

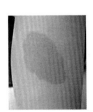

牛奶咖啡斑

续表

皮肤色素加深或色素沉着	特　征	疾　病
	● 多个较大皮肤牛奶咖啡斑（≥ 6个，青春期前 >5mm，青春期后 >15mm）；形状大小不一，边缘不整，不凸出皮面，多见于躯干非暴露部位	● 神经纤维瘤病，为常染色体显性遗传病，表现为神经系统、骨骼和皮肤的发育异常。因基因缺陷使神经嵴细胞发育异常导致多系统损害
色素性毛表皮痣	躯干单侧分布的、略高于皮肤的色素沉着斑，表面多毛，好发于肩、胸和背部。1~2 年内缓慢增大后稳定。多见男性儿童、青少年	Becker 痣，良性皮肤改变，少数患者可合并先天性发育异常
真皮色素细胞错构瘤	分布于眼周和颧部三叉神经眼支、上颌支的灰蓝色色素斑，边界不清楚，颜色深浅不一。多数出生时即发病，随年龄缓慢增大，颜色变深	太田痣、伊藤痣

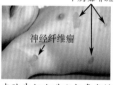

牛奶咖啡斑
神经纤维瘤
皮肤牛奶咖啡斑与多发性周围神经纤维瘤

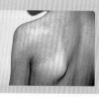

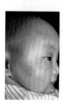

太田痣

皮肤色素加深或色素沉着	特 征	疾 病
骶部色素斑	多见于腰骶部,直径 2~8cm,形状不规则,边缘呈波浪纹。生后 3~5 年消退,少数可迟至青春期前	蒙古斑,或蒙古型蓝印。一良性先天胎记

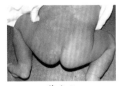

蒙古斑

色素失禁症	出生后 1 周出现皮肤特征性水疱(第一期损害),数周或数月后转变为疣状皮损(第二期损害),1 岁左右二期皮损消退后出现色素沉着期损害(第三期)。色素沉着为形态奇特,线条状、泼水状或漩涡状的色素斑,皮疹沿 Blaschko 线*分布	Bloch-Sulzberger病,属 X 连锁显性遗传性疾病。男婴宫内致死,97% 的病例为女婴。色素沉着期可持续多年消退,不留痕迹。50% 色素失禁症可伴眼、牙齿、骨骼和中枢神经系统的畸形和异常。无特殊治疗,水疱期需注意防止继发感染。2 岁后色素沉着逐渐消退,成年期除原有并发症外,无其他不适

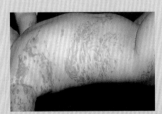

色素失禁症

黑棘皮病	分Ⅲ型,Ⅰ型为伴有恶性肿瘤的黑棘皮病,Ⅱ型为家族性,Ⅲ型为合并肥胖、胰岛素抵抗和内分泌疾病的黑棘皮病。Ⅲ型最常见,皮疹常累及颈、腋窝等皮肤皱褶处,为局部色素沉着,天鹅绒样皮肤增生,似未洗干净的污垢	以皮肤角化过度、色素沉着及乳头瘤样增生为特征的一种少见皮肤病

续表

皮肤色素加深 或色素沉着	特　征	疾　病
	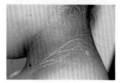 黑棘皮病	
固定性药疹	服用某些药物（如磺胺、解热镇痛类药物等）后皮肤出现单个或数个境界清楚的圆或椭圆形水肿性紫红斑，中心可出现水疱和糜烂，红斑消退后遗留特征性长期色素沉着	药疹
	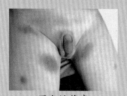 固定性药疹	

*Blaschko线在躯干背部跨脊柱皮面呈V形，在躯干前、侧部皮面呈S形，四肢皮面呈垂直条纹，腹部皮面呈涡轮状

二、毛发发育异常

（一）毛发增多

毛发增多（hypertrichosis）是指身体任何部位毛发过度生长，呈多而粗大、黑而长的现象，但其毛囊的数目并无增加。

1. 局限性毛增多　先天性者多发生于出生时或生后，后天获得性的局部毛增多症多由于局部慢性炎症刺激，如摩擦、关节炎、胫前黏液性水肿或湿疹等引起，也可为局部长期外用皮质类固醇激素所致（表6-9）。

表 6-9 儿童常见局部毛增多原因

疾病	特征	图片
家族性肘毛增多症	发生于婴儿期，表现为双侧上臂的下 1/3 和前臂的上 1/3 处毛发过度生长，持续数年，直至青春期前部分消退，多数病例为散发，也有常染色体显性或隐性遗传的报道	 肘毛增多症
隐形脊柱裂伴局限性多毛	腰骶部正中境界清楚的局限性多毛，毛色深而粗大，越长越长，像山羊的尾巴。毛发丛中可见筛窦状脊髓束，部分可见脂肪瘤或毛细血管痣	 隐形脊柱裂伴局限性多毛
毛发领圈征	婴儿头皮中线区域小片无头发皮损边缘围绕一圈快速生长、长而粗的头发。毛发领圈征的圈状多毛常与神经外胚叶发育缺陷有关，如皮样囊肿、皮肤肿瘤、脑脊膜膨出等。当婴儿哭闹，无发处皮损充盈、突出时应疑与脑组织相通，需影像学检查排除	 毛发领圈征
先天或后天性色素痣	是婴儿局部多毛最常见的原因。先天性色素痣的毛发与痣恶变无关。有毛痣需与平滑肌错构瘤相鉴别，后者质地较硬，摩擦后可暂时突起。随着年龄增长，先天性平滑肌错构瘤可逐步缩小	 痣样毛增多
Becker 痣	请见表 6-8 中"色素性毛表皮痣"相关内容	

2. 全身性毛增多

（1）先天性胎毛增多症：先天性胎毛增多症俗称毛孩，为胎毛保留和持续同步生长，是一种罕见的常染色体显性遗传性疾病。出生时或出生后几个月全身覆盖浓密胎毛，尤其面部。随年龄增长体毛越长越长，变粗变黑。患儿无其他相关发育异常。

（2）药源性毛增多症：某些药物可导致多毛，如米诺地尔、环孢素、苯妥英、氯甲苯噻嗪。环孢素诱导的多毛发生于60%的儿童使用者。长期使用糖皮质激素也可致前额、面侧、背部和上肢伸侧多毛。

3. 女性多毛症

女童出现过多体毛生长，如上唇、胸部、下腹和耻骨处长出似男性的粗而长的终毛，多为体内雄性激素升高所致。一般女性多毛症无严重医学问题，但仍需注意鉴别多囊卵巢综合征与特发性多毛症。

（二）毛发减少或脱落

1. 局限性脱发

先天性局限脱发可能与围产期创伤、头皮错构瘤畸形，如痣、血管瘤等有关。后天性多因炎症性疾病侵害毛囊或感染累及毛囊导致毛囊损伤所致（表6-10）。

表6-10 常见儿童局限性脱发原因

原因	特征	图片
枕秃	婴儿枕部，呈片状或圈状头发稀疏或脱落。3~6月龄小婴儿，与胎毛脱落有关，多为生理性	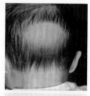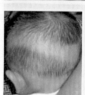

原因	特 征	图 片
皮脂腺痣	可见头皮单个圆形或卵圆形的斑块，呈淡黄色，局部无毛发生长，表面橘皮样外观。皮损随头围增长而长大，儿童期可影响美容，少数患者成年后发生皮肤附属器肿瘤。建议早期外科手术切除	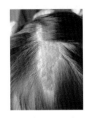
斑秃	病因不明。学龄期儿童多见，无任何自觉症状，偶然发现头皮有 1~2 个圆形或卵圆形、直径 1~10cm 脱发区，边界清楚，头皮光滑，无炎症反应。边缘头发松动易拔出，头发在显微镜下呈上粗下细的"惊叹号"样。约 5% 的儿童脱发持续发展，全部头发可脱落，称为全秃，伴有眉毛、睫毛、阴毛和腋毛脱落者称普秃。25% 的儿童可伴甲异常	
拔毛癖	儿童因精神心理因素致反复拔出自身头顶、额、颞和枕部毛发。脱发形状不规则，残留的断发长短不一，边缘头发无松动，不易拔出	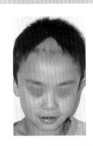
白癣	为真菌感染引起的头皮疾病。儿童头皮可见单个或多个圆形脱发区，为不完全脱发，头发出头皮 2~4mm 折断，残端松动易拔出并有白色鞘状物包绕。脱发区头皮局部覆盖较多鳞屑，刮下涂片镜检可发现真菌	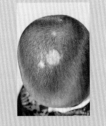

2. 弥漫性脱发（表6-11）

表6-11　常见儿童弥漫性脱发原因

原因	特征
先天性脱发	常染色体隐性遗传，病因不清楚。出生时即可无发，或出生时头皮有胎毛，但胎毛脱落后无终毛生长，或在生后5年内头发进行性脱落。头皮活检可与全秃鉴别
有汗性外胚叶发育不良 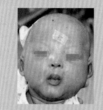	秃发、甲异常、掌跖角化过度（或牙齿发育不全）三联症。出生时或生后全身毛发稀少，随年龄增长毛发脱落明显，青春期后发展为全秃。眉毛外2/3脱落、睫毛几乎没有。指（趾）甲粗糙、增厚，掌跖皮肤粗糙、角化明显。部分患儿可伴唇腭裂、骨骼改变、颅面部发育不良
早老症 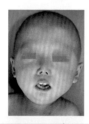	又称Hutchinson-Gilford综合征。出生时正常，1~2岁始生长发育迟缓，出现老化症状。最显著特征为皮下脂肪减少、缺乏弹性并出现皱纹，呈鸟形头，下颌小，眼突出，头皮静脉明显，头发、眉毛及睫毛3~5岁时完全脱落
软骨-毛发发育不良	常染色体隐性遗传。头发、眉毛、睫毛稀少，纤细，色淡。干骺端软骨发育不良，身材矮小、肢体短，头颅大小及形态正常。多数患儿伴免疫功能异常
生长期脱发	受细胞毒类药物、抗代谢类药物，大剂量X射线及重金属中毒等理化等因素影响毛囊生长期的毛发出现较短时间过早或过多脱落（>100~400根/日），但不全秃
休止期脱发	受应激性事件刺激，毛发从生长期向休止期快速转换致获得性弥漫性脱发（>100根/日）。头皮外观无异常，镜下毛发近端呈棒状。病程持续数月，预后良好

原因	特征
甲状腺功能减退症	毛发干而粗糙、生长缓慢。头发呈片状或弥漫性脱落,眉毛外1/3脱落,体毛稀少。儿童患者在肩、背和四肢可出现长的毳毛性毛发生长
垂体功能减退症	皮肤苍白而带淡黄色色调,面容苍老。所有毛发减少,最先为腋毛,继而阴毛脱落,男性胡须生长缓慢,头发普遍稀疏、干燥

三、指(趾)甲发育异常

(一)甲板异常

1. 甲板增厚 儿童甲板增厚表现为一个或多个指(趾)甲变厚,甲板表面失去光泽、粗糙或有纵嵴(表6-12)。

表6-12 儿童甲板增厚常见原因

鉴别	特征	图片
银屑病和扁平苔藓甲	厚甲较常见,累及所有指(趾)甲。银屑病甲多始于远端,增厚呈黄色,表面点凹常见,可累及整个甲板(1)。扁平苔藓甲增厚,甲中央常出现皱褶嵴和粘连。斑秃和甲外伤愈合后也可出现厚甲(2)	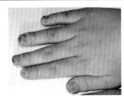 (1)银屑病甲 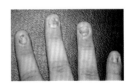 (2)扁平苔藓甲
甲癣	甲板被皮肤癣菌感染所致。初期为甲板游离缘或侧甲廓变白或变黄,最后可使整个甲板增厚、变脆。往往左右分布不对称,同一侧也通常只涉及1~2个甲	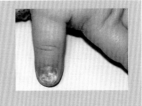

续表

鉴别	特 征	图 片
特发性糙甲	20个甲均受累,甲板增厚、粗糙,伴有明显的纵嵴。原因不明,易误诊为甲癣	
先天性厚甲症	常染色体显性遗传性疾病。5岁前出现指(趾)甲即高度增厚、发黄、横向弯曲。甲床较多角化物,使游离缘和甲板向上翘起(1)。因甲皱襞反复炎症引起甲脱落。除厚甲外,常合并有其他皮肤表现,如掌跖角化(2)、毛周角化、口腔黏膜白斑等(3)	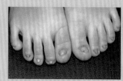 （1）甲床较多角化物 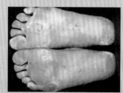 （2）掌跖角化 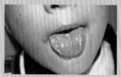 （3）口腔黏膜白斑

2. 甲板变薄或萎缩（表6-13）

表6-13 儿童甲板变薄或萎缩

疾病	特 征	图 片
先天性无甲症	出生时部分或全部指(趾)甲缺乏或生长不完全。常示指和中指完全无甲,无名指甲缺1/2,小指甲往往正常。可伴有其他结构的发育异常,如缺指、先天性耳聋、色素沉着及毛发异常等	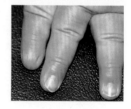

疾病	特 征	图 片
甲髌骨综合征	出生时即甲缺乏或甲发育不良,甲板只有正常的 1/3~1/2,不能长至游离缘。拇指甲最重,可完全缺如,其余从示指到小指依次减轻。髌骨发育不全,变小或缺乏,反复脱位。肘关节伸展困难,旋前旋后均受限。部分患儿合并虹膜色素异常、白内障及肾小球病变	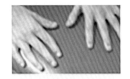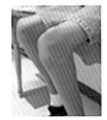
儿童 20 甲营养不良	病因不清楚。发生于幼儿与年长儿,20 甲同时受累,表现为甲板变薄、失去光泽、变脆、游离缘裂隙。但无甲下及甲周病变。多数患儿可在几年内自然缓解	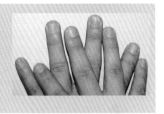
甲中线萎缩	指甲中部纵行裂开或萎缩,甲中线形成条状沟槽,以拇指最常见。多与甲母质乳头状瘤或儿童人为习惯性的损伤有关	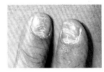
甲萎缩	先天性或获得性。先天性甲萎缩见于外胚叶发育不良、大疱性表皮松解症、先天性角化不良等。获得性甲萎缩可因甲母、甲床或甲周围组织的创伤或炎症反应所致	

3. 甲板表面破坏（表 6-14）

表 6-14　儿童常见甲板表面破坏原因

疾病	特　征	图　片
甲点凹	甲板表面点状凹陷,如针头大小,似顶针样。多见于银屑病、斑秃等疾病,也可见于湿疹、真菌感染、慢性甲沟炎等疾病时	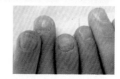
甲横沟	又称 Beau 线（Beau's lines）,为甲板上的横行沟纹,跨过整个甲板的宽度。全身或局部因素影响甲母活动数天后发生,如急性传染病、药物反应、外伤后	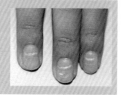
甲分离	一个或多个指甲受累,甲板从游离缘或从甲半月处与甲床分离,随指甲生长向前推移,远端指甲可脱落。多种原因引起,如手足口病后 1~2 个月、肠道病毒感染,部分可为特发性	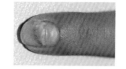
甲纵裂和纵嵴	甲板纵向裂开或纵向条纹。与外伤、系统性疾病和某些皮肤病有关	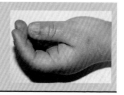

4. 特殊形态甲（表 6-15）

表 6-15　儿童常见特殊形态甲

疾病	特　征	图　片
反甲	也称匙状甲。甲板变平,周围翘起,中央凹陷。可累及几个或全部指甲,以拇指最常见。可为特发性、遗传或后天获得性。部分与铁代谢障碍、贫血、甲状腺功能亢进或减退、外伤和职业有关	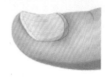

疾病	特　征	图　片
球拍状甲	常染色体显性遗传,女性较男性多见。对称发生拇指(趾)末节指骨变短变宽,甲板亦相应短而宽,甲板变平,无正常的横向弯曲度,上有交叉线状纹,似网球拍上的网线	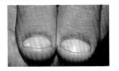
杵状甲	指(趾)末节肥大呈鼓槌状,可为特发性或继发于某些慢性疾病,如先天性心脏病、肺心病、支气管扩张、结核、雷诺病及肥大性骨关节病等	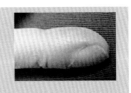

（二）甲颜色异常（表 6-16）

表 6-16　儿童常见甲颜色异常原因

疾病	特　征	图　片
白甲	指甲部分或全部变白,因甲板角化不全或角化异常所致。甲板出现大小不等各种形状的小白点为点状白甲(1),可发生于正常 8~18 岁儿童,或由于甲缘损伤及全身性疾病。甲板上横行或纵行的线条状白斑为线状白甲(2),多因甲缘受损伤所致,也可为遗传或全身性疾病引起。近端半部分白色为部分白甲,远端伴部呈粉红色或棕色,两半中间有一条明显的界线,见于慢性肾病和尿毒症患者。完全白甲为整个甲板呈白色(3),多为遗传所致,也可继发疾病。全白甲如合并指节垫和耳聋,则为白甲 - 耳聋综合征	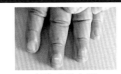 （1）点状白甲 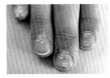 （2）线状白甲 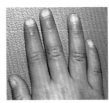 （3）完全白甲

续表

疾病	特　征	图　片
黄甲	甲板呈黄色或黄绿色故称黄甲。先天性黄甲见于黄甲综合征，特征为黄甲、原发性淋巴水肿、胸膜渗漏三联症。获得性黄甲为药物和食物（胡萝卜、橘子、南瓜）所致	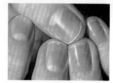 黄甲
绿甲	甲部分或全部变绿,因感染铜绿假单胞菌或曲霉菌感染,多伴甲沟炎	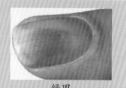 绿甲
黑甲	部分或全部甲板呈棕色或黑色。儿童最常见为甲板上纵行的黑色条带,多为某些因药物所致纵行黑甲,如羟基脲、阿霉素、多西环素,停药后色素消退。儿童咬指甲或咬甲癣可致纵行黑甲。如同时几个甲出现纵行黑甲时应除外其他疾病	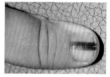 黑甲

（王　华）

第四节　骨骼发育异常相关疾病

一、下肢"弯曲"

（一）下肢旋转

1. 下肢旋转的评估和诊断　下肢旋转从胚胎时期一直延续到生后，因此在正常发育过程中可见到下肢旋转。临床上为判断儿童下肢旋转问题需评估。需仔细排除与儿童下肢旋转症状相关疾病,旋转示意图能够提供有利于诊断的信息,且能评价旋转问题的严重性,常用的有 4 种（表 6-17）。

表 6-17 儿童下肢旋转的类型及处理

类型	临床表现	评估方法	影像学检查	处理	预后
足内旋	儿童行走时双侧、对称性足纵轴向内旋转。婴儿足因跖内收或伴有胫骨内旋；幼儿主要因胫骨内旋；学龄前儿童（尤女童）内旋则多因股骨过度前倾（股骨内旋）	FPA 测量	不需	随访	多数儿童自行恢复
跖内收	前足内收，后足位置正常；足外缘凸出，内缘凹进；踝关节位置正常；行走时呈内旋步态；足中轴线偏向外侧足趾	前足的柔韧性	不需	>8 月龄中度以上跖内收或呈内翻状需骨科治疗；>3~4 岁的严重跖内收宜手术治疗	多数 1 岁内跖内收复正常
胫骨内旋	行走时足尖向内，易摔跤或跌童，喜跪坐于足上	FPA 与 TFA 为负值	不为常规	>8 岁 TFA 为负值，且 >-15°，或两侧 TFA 差异 >10° 需转诊骨科治疗	4 岁左右自行矫正

类型	临床表现	评估方法	影像学检查	处理	预后
股骨过度前倾	女童多见,有遗传倾向。儿童2~3岁出现股骨内旋,5~6岁时明显,而后逐渐减轻。儿童跪坐时呈"W"形;步态笨拙常跌倒,跑步时呈"打蛋器样"	儿童站立或行走时髌骨、膝和足均指向内侧,FPA负值	一般不需特殊处理;>8岁髋内旋>80°转骨科治疗	随访	多数自行矫正
足外旋	髋外旋挛缩或股骨前倾角度不足	髋外旋>70°		随访;进展性和不对称性足外旋应转诊至骨科	8岁内自行缓解
股骨后倾	"卓别林样足"	髋外旋弧度增加达90°,内旋弧度下降		随访;>2~3岁后仍无好转转诊骨科	行走后自行矫正
胫骨外旋	常单侧出现,右侧多见;致髋、股骨关节不稳定出现疼痛、股骨等功能障碍,可随年龄增长而加重			疑诊者宜转专科诊治	

2. 下肢旋转的类型（表 6-18）

表 6-18 下肢旋转评估

评估内容与意义	检查方法	影像学检查	判断方法
髋旋转弧度：判断股骨旋转情况——内旋或外旋	俯卧屈膝位，测量髋最大旋转位时股骨垂直线与胫骨的交角（小腿自然向内或向外活动的最大幅度）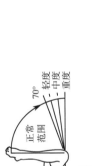	一般不需要；超声可用于测量股骨和胫骨的旋转情况，但准确性不及 CT	髋内旋 >70°、髋外旋 <20° 提示股骨前倾，或称股骨内旋 髋外旋 <20° 提示股骨前倾，或称股骨内旋

续表

评估内容 与意义	检 查 方 法	影像学 检查	判断方法
股足角:判断胫骨旋转方法	儿童俯卧屈膝 90°，足踝在中线位置时，测量足的轴线和股骨轴线的交角		若足的轴线与股骨轴线比较转向内侧，交角为负值。均值约 10°（-5°～30°）。随儿童年龄的增长，TFA 外旋增加，变化范围为 -30°～20°。若≤-10° 为胫骨内旋；>20°～30° 为胫骨外旋

俯卧位屈膝90°

左侧 右侧

股骨轴线 股骨轴线

TFA TFA

足轴线 足轴线

评估内容与意义	检查方法	影像学检查	判断方法
足形态：评估足形状异常 ①前足足排：判断跖内收 ②足中轴线	俯卧位，以足底足跟的等分延长线判断 正常　足外翻　足内翻：轻度　中度　重度		若外侧缘凸起为前足内收 跗内收或内翻时足中轴线向外侧移位
足行进角（FPA） 判断下肢旋转综合指标： ①足内旋； ②胫骨内旋： FPA+TFA	足行走时转向内或外侧的度数 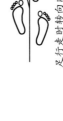		行走时 FPA 若足转向内侧，为负值

（二）下肢成角

成角畸形指肢体远端与近端出现畸形角度。内翻是肢体远端部分向内与躯干的中线成角；外翻则为肢体远端部分离开中线的成角。下肢的成角畸形可见于髋、膝及踝部，儿童最为常见膝部成角（表 6-19）。膝内翻、膝外翻的成因有生理性和病理性两类。

表 6-19　膝内翻、膝外翻临床

类型	临床表现	影像学检查	处理	预后
膝内翻（"O"形腿）	站立位时两侧膝关节分开，可表现足尖行走并易摔跤	X线摄片	不遵循正常生理性过程演变或两侧不对称时应转诊至专科	生理性自行矫正
膝外翻（"X"形腿）	走路笨拙，易出现双膝摩擦，常不愿参加体育活动	X线摄片	踝间距 <8cm 则不需处理；>8 岁仍有 >15° 的膝外翻，且不对称需转诊至专科	6~7 岁生理性自行矫正

二、发育性髋关节发育不良

发育性髋关节发育不良（DDH）是股骨头与髋臼关系的状况，包括脱位、半脱位和不稳定（股骨头时进时出髋臼窝），放射线检查异常。髋关节脱臼有 2 种类型，一种为畸形髋关节脱臼，发生于宫内，常常伴有神经肌肉疾病（如脑瘫、脊髓发育不良、关节挛缩）或某些畸形综合征；另一种为典型髋关节脱臼即 DDH，可能发生于产前、产后，儿童无其他疾病。

DDH 存在发育不良与完全脱位的动态变化，髋关节发育不良可逐渐消退。因此，DDH 包括髋关节生理性或不成熟发育不良不需治疗，如 Graf II 型。88% 的 <1 月龄婴儿临床诊断髋关节不稳未经治疗可达到稳定。"真正"病理性 DDH 是不可逆的髋关节脱位，但缺乏各国一致的病理性 DDH 诊断标准。一般认

为新生儿髋关节超声波检查结果为 Graf Ⅲ、Ⅳ型和不可逆的髋关节脱位是病理性 DDH。臀纹和大腿纹不对称的诊断 DDH 价值低。因髋外展受限（LHA）定义模糊不清，LHA 与 DDH 的相关性仍存在争议。

（一）高危因素

各种致髋关节不稳定是 DDH 的解剖学基础。胎位异常、巨大儿等，臀位产、性别以及家族史与也 DDH 的发生有关（表 6-20）。

表 6-20　儿童发生 DDH 的高危因素

高危因素	依　据
家族史：同胞或父母有 DDH	一个同胞患 DDH 危险因素增加 6%，一位家长曾患 DDH 危险因素增加 12%，一个同胞与一位家长患 DDH 危险因素增加 36%
女童	DDH 的儿童 80% 为女童
第一胎	DDH 的儿童 60% 为第一胎
臀位阴道分娩	与正常分娩比较臀位阴道分娩发生 DDH 的危险增加 17 倍，选择性剖宫产则为 7 倍
羊水少	限制胎儿在宫内活动，改变体位
多胎、早产	

（二）检查方法

详细的病史询问，包括高危因素（家族史阳性、臀位产或伴有斜颈等）；细致的体格检查，可较早发现 DDH 的征象。根据儿童年龄选择不同的实验室检查方法是确诊的依据。

体格检查方法为筛查方法，即非特异性的（表 6-21），包括不对称的大腿和臀皮肤纹以及大腿长度、Barlow 或 Ortolani 检查和髋关节外展受限试验。

表 6-21 DDH 筛查方法

年龄	体格检查方法	处理
新生儿	● 大腿和臀皮肤纹上下不对称以及大腿长度（股骨）不对称 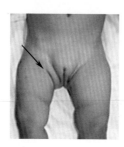 ● Barlow 征：髋关节屈曲和内收位触摸着股骨头向外通过髋臼嵴、部分或完全脱出髋臼过程 ● Ortolani 征：髋关节外展、大粗隆上抬，股骨头复位回髋臼过程中产生弹响和复位感 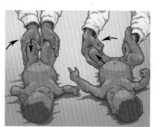 Barlow征　　Ortolani征	新生儿：①新生儿结果不确定：轻度不对称、Ortolani 或 Barlow 征（－）宜随访至 2 周龄 ②Ortolani 或 Barlow 征（＋）者转诊骨科；不建议超声波和 X 线摄片检查 ③体格检查（＋）者不建议采用三角尿布，避免延误更有效的治疗 ④如体格检查（＋），2 周后再复查；复查仍疑 DDH 需转诊，或 3~4 周后 X 线摄片
2~3 月龄	● 髋关节外展受限试验（LHA）：婴儿仰卧位，髋、膝关节屈曲 90°，检查者双手握住其膝部同时外展	阳性者转诊

年龄	体格检查方法	处　理

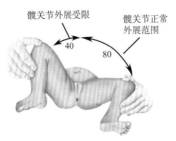

髋关节外展受限　　髋关节正常外展范围

40　80

Allis 或 Galeazzi 征

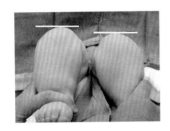

| 4~6月龄 | ● 超声波检查：采用修改的Graf分类方法：Ⅰ型（正常）α>60°,Ⅱ型 α 43°~59°,Ⅲ型α<43°,Ⅳ型（髋关节半脱位或脱位） | Ⅲ型、Ⅳ型转诊 |
| >4~6月龄 | ● X线摄片 | 异常者转诊 |

（三）筛查程序

1. **筛查所有新生儿**　由儿科医生、医师助理、儿科护士、物理治疗师采用体格检查方法筛查所有新生儿。

2. **定期随访**　随访儿童髋关节至儿童稳步走。

3. **记录**　认真记录体格检查结果。

4. **选择检查方法**　了解 DDH 检查方法的选择原则。

5. 转诊　如体格检查结果疑诊 DDH,或家长疑及儿童有髋关节发育问题时需经专家体格检查确定,或转骨科医师,或选择适合年龄的影像学检查。

（四）预后

因 1 岁内明确 DDH 诊断及时治疗者预后较好,疑诊为 DDH 者应及时转诊至骨科就诊。

三、脊柱侧弯

脊柱侧弯为体征描述,不是疾病诊断。正常脊柱轴线与地面垂直,矢状面有颈椎、腰椎和胸椎轻度生理性弯曲。如脊柱数个椎体偏离轴线而向侧方弯曲和旋转时称为脊柱侧弯,可影响脊柱冠状面、矢状面和横断面（表 6-22）。发生脊柱侧弯的不同原因,如先天畸形、神经麻痹性和肿瘤压迫所致以及原因不明的特发性脊柱侧弯。

表 6-22　儿童脊柱侧弯临床特点与判断

临床表现	年龄	性别	检查方法
双肩不等高、胸廓畸形、骨盆倾斜、髋部向一侧突出或脊柱不正而就诊,少数患儿诉背痛或易疲乏	多 <14 岁	多女童	①目测:儿童立位,脱衣观察脊柱 ②前弯腰试验:用以检查脊柱旋转的严重程度和旋转方向。令儿童双膝伸直,双足靠拢,双手对掌后向前弯腰

（胡　燕）

第五节　生殖系统发育异常相关疾病

一、生殖系统发育异常（表 6-23）

表 6-23　儿童常见外生殖系统发育异常体征

临床表现	检查方法	治疗
小阴茎：小于同年龄男性的平均阴茎长度的 2.5SD	轻柔拉伸阴茎,龟头至阴茎基部的长度为阴茎长	治疗包括尿道整形术(严重排尿困难),内分泌治疗和阴茎延长整形术等

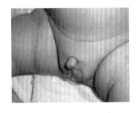 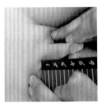

隐匿阴茎(埋藏阴茎):包皮未附着于阴茎体使阴茎外观显露短小,阴茎体发育正常	轻握儿童阴茎,后推周围皮肤即可显露埋藏在皮肤下的阴茎	多数是自限性的,一般不处理,除非伴包皮上翻困难

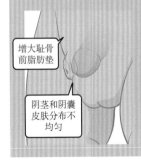

增大耻骨前脂肪垫

阴茎和阴囊皮肤分布不均匀

睾丸鞘膜积液:包绕睾丸附睾的两层鞘膜之间有少量液体	超声波检查	多为原发性睾丸鞘膜积液,2 岁前多自行消失;2 岁后不消失者转专科治疗

续表

临床表现	检查方法	治疗

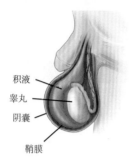

积液
睾丸
阴囊
鞘膜

尿道下裂:尿道开口位置异常在正常尿道口至会阴部的连线的先天缺陷　　体格检查　　幼年期进行成形手术

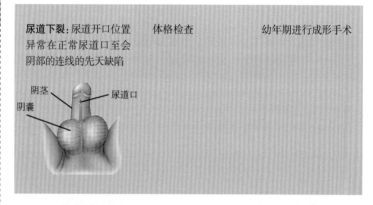

阴茎
阴囊
尿道口

包茎:男童包皮口狭窄或包皮与龟头粘连,使包皮不能上翻外露龟头　　体格检查　　90%的小于3岁儿童随年龄增长生理性包茎消退。青春期后仍存在包皮不能伸缩为病理性包茎,转专科治疗

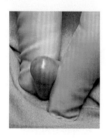

临床表现	检查方法	治疗
包皮过长：包皮过度生长覆盖住全部龟头和尿道口，不影响包皮功能	体格检查	青春期前包皮过长一般不主张手术；如因包茎或包皮过长合并反复发炎甚至尿路感染时转专科处理
隐睾症：一侧或双侧睾丸未下降至阴囊，包括睾丸下降不全和睾丸异位 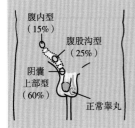	体格检查：医师宜双手检查，一只手从髂前上棘沿腹股沟向耻骨方向触摸，另一只手仔细触摸阴囊 超声波检查：疑诊宜6月龄后	6~12月龄睾丸仍未下降者应及时转至专科治疗
阴唇粘连：阴唇黏膜纤维性粘连形成一炎性薄膜 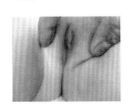	往往无症状，体检时发现	多数阴唇粘连至青春期多自行缓解，预后好。有症状者可进行局部按压分离，或用雌激素软膏数周

二、第二性征发育异常

1. **乳房早发育**　女童8岁前除一侧或双侧乳房增大外，无其他青春期第二性征发育（表6-24）。增大的乳房不痛、无进行性增大，可伴乳晕和乳头皮肤颜色加深；乳房增大亦仅略突起；实验室检查骨龄与血肾上腺、性激素水平均正常。一般不需治疗或药物预防性早熟,约 6 个月乳房恢复正常。如乳房未恢复正常的儿童转专科随访。

表 6-24　女童真性性早熟与乳房早发育

鉴别	特发性真性性早熟	乳房早发育
乳房	发育	发育
外生殖器	发育	未发育
月经	有	无
身高	明显高于同龄儿童	正常
实验室检查:雌激素水平	轻度上升	正常
骨龄	明显提前	正常

2. 男童乳房增大　男童青春期发育初可出现乳房增大,75% 的男童青春期乳房增大 2 年后自行消退,不需治疗。如 2 年后持续乳房增大需转专科诊治。

3. 阴毛早发育　儿童早、中期(女童 <8 岁,男童 <9 岁)阴毛发育。阴毛发育多是青春期发育的体征之一,但阴毛发育不都是青春期发育,可完全与肾上腺或睾丸分泌的雄激素水平较高有关,或与环境中同化激素有关。80% 阴毛早发育是特发性阴毛早发育或单纯阴毛早发育为原因不明的阴毛早发育,不需治疗,需随访。

4. 特发性早初潮　正常女童月经初潮与青春期性发育有关。极少数女童月经初潮的年龄较小,先与乳房和其他青春期第二性征发育,生长正常,雌激素水平不高,骨龄与年龄相符,为特发性早初潮。确诊需排除其他原因阴道出血。不需治疗,定期随访。

三、性发育异常

又称两性畸形。因涉及对人权尊重问题,近年建议使用术语"中性体"。中性体是一组先天性染色体、性腺发育、外生殖器和内生殖器(睾丸与卵巢)不一致的情况,部分中性体的病因不清。

表 6-25 中性体临床表现

分　类	曾用术语	临床表现	染色体核型分型	处　理
46, XX 中性体 (46, XX intersex)	女性假两性畸形	● 女童有卵巢,但外生殖器似男性表现,如阴蒂肥大,尿道下裂,大阴唇闭合等	● 46, XX	● 染色体核型分型检查 ● 转诊专科
46, XY 中性体 (46, XY intersex)	男性假两性畸形	● 男童有睾丸,但外生殖器却似女性	● 46, XY	
真雌雄性腺同体 (true gonadal intersex)	真两性畸形	● 同一体内同时有睾丸和卵巢,外生殖器为发育不良的男性型、女性型或介于男性和女性之间	● 46, XX(60%) ● 46, XY(20%) ● 嵌合体(20%) (46, XX/46, XY 45, XO/46, XY 46, XX/47, XXY)	
复杂或不确定的中性体 (complex or undetermined intersex)		● 外生殖器发育正常 ● 性功能异常	● 45, XO ● 47, XXY, 47, XXX	

（麻宏伟）

7 第七章

神经反射、感知觉、睡眠发育

一、非条件反射

非条件反射与生俱有,即在人类进化过程中形成的反射,是对外部生活条件特有的稳定的反应方式,是最基本的生存能力,又称原始反射。新生儿未能引出原始反射或 3~4 月龄后特有的原始反射尚未消退,提示婴儿的神经发育异常或颅内疾病(表 7-1)。

表 7-1　非条件反射

生理性非条件反射	非条件反射(原始反射)	
	反射	消退月龄
瞬目反射	拥抱反射	4
角膜反射、瞳孔反射	觅食反射	4
咽反射、吞咽反射	吸吮反射	4
浅反射	握持反射	5~6
腱反射	踏步反射	2
	颈紧张反射	3~4

1. **拥抱反射** 托住新生儿颈肩部使身体上部离开检查台面(或床),当突然改变新生儿体位,使头向下 10°~15°,新生儿出现双手握拳、双臂先外展后内收的"拥抱"姿势为拥抱反射(图 7-1)。拥抱反射与惊跳反射(startle reflex)有相似之处,但惊跳反射没有手臂外展动作。有学者认为惊跳反射是 >80dB 听觉刺激的脑干反射反应。

2. **觅食反射** 检查者手指或母亲乳头触及新生儿面颊时,新生儿头出现转同侧似"觅食"的动作,为觅食反射。新生儿 2~3 周龄后习惯哺乳母亲乳头触及面颊后,婴儿不再出现"觅食"动作,直接吸吮为觅食反射。

3. **吸吮反射** 与觅食反射动作同时出现。乳头或手指触及新生儿面颊或口唇,新生儿出现吸吮动作为吸吮反射。

4. **握持反射** 手指或笔触及新生儿手掌时,立即被新生儿的手握紧,甚至可使整个身体悬挂为握持反射(图 7-2)。

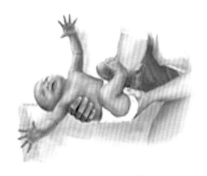 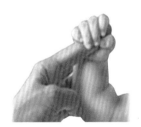

图 7-1　拥抱反射　　　　　　图 7-2　握持反射

5. **踏步反射** 检查者双手托住新生儿腋下使新生儿身体直立稍前倾,足背触及检查台边时,新生儿可出现交替性伸腿动作为踏步反射(图 7-3)。

6. **颈紧张反射** 新生儿仰卧位时,将头转向一侧,则同侧上肢伸直;对侧上臂外展,前臂屈曲向后为颈紧张反射(图 7-4)。

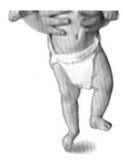

图 7-3　踏步反射

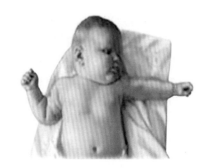

图 7-4　颈紧张反射

二、条件反射

条件反射是大脑的高级功能之一,为高级神经活动的基本方式。条件反射以非条件反射为基础,经过生后反复的习得和训练,条件刺激信号与非条件刺激反复结合形成。条件反射可以帮助儿童建立较好的生活习惯,如睡眠、进食、如厕训练。

儿童行为发育中有很多习得性行为的发展基础也是基于条件反射。新生儿期第一个习得性条件反射与进食有关,2 周龄左右后新生儿始逐渐形成姿势刺激 + 哺乳相关的条件反射,即只要母亲以哺乳姿势抱新生儿,新生儿即出现吸吮动作。婴儿 3~4 月龄出现兴奋性和抑制性条件反射。2 岁以后的儿童已可以利用第一信号系统,即以具体事物为条件刺激建立的条件反射;也可利用第二信号系统,即以词语为条件刺激建立的条件反射。条件反射形成和稳定性有个体差异。

(李　斐)

第二节　感知觉发育

婴儿出生时 5 个主要感觉——视觉、听觉、嗅觉、味觉和触觉都已有不同程度的发育,但都没有达到成人水平。听觉发育是生后首先发育的感觉,胎儿在宫内已熟悉自己母亲的声音。嗅觉、味觉和触觉也是发育较早和较为敏感的感觉。而视觉因胎儿在宫内得到的刺激少,相对其他感觉发育较慢。

一、视觉与视力发育

视觉是眼(视觉系统的外周感觉器官)接受外界环境中光刺激(电磁波),经视神经传入大脑视觉中枢进编码加工和分析后获得的主观感觉。视觉发育包括视力、色觉、双眼运动、双眼同时视、融合功能和双眼视觉(立体视觉)发育。视力代表视觉的灵敏度及清晰度,与眼视网膜中心对视觉图像的敏锐程度和脑视觉中枢对图像的解析能力。除双眼视功能发育需持续 3~8 年甚至更长时间外,生后 3 年内其他视觉系统功能发育成熟。

(一)双眼视觉功能发育

大脑高级中枢将来自双眼的视觉信号分析、综合形成一个完整的、具有立体感知影像的过程为双眼视觉。临床上,双眼视觉分为同时视、融合功能、立体视三级。

1. 同时视 又称同时知觉,指双眼对物像有同时接受的能力,但不必两者完全重合。同时视是形成双眼视觉最基本的条件。

2. 融合功能 属Ⅱ级双眼视功能,是大脑能综合来自两眼的相同物像,并在知觉水平上形成一个完整印象的能力融合功能,是双眼视觉建立的关键环节。融合范围的大小即为单视感觉区的范围,临床上被列为双眼视觉正常与否的判断标准之一。

3. 立体视 又称深度觉,是判断物体近、远的能力,属三维空间知觉;即双眼的视觉信息能准确融合,并具有良好的层次和深度。立体视属双眼单视的高级功能,是在同时视和融合功能的基础上发展的一种双眼视觉功能。

双眼视觉功能随着儿童年龄的增长和视力的提高而逐渐形成和完善(表 7-2)。10~12 岁前为视觉发育关键期,视觉神经系统仍具很大的可塑性。

表 7-2 双眼视觉功能的发育过程

年龄	双眼视觉功能
新生儿	无
2~4 周龄	少量辐辏,单眼注视的眼球运动
6~8 周龄	两眼注视,出现共同运动
3 月龄	有意识的注视,眼可追随运动物体,头也随之转动
3~5 月龄	出现较协调的共同运动辐辏,融像调节开始发育
6~8 月龄	有稳定的辐辏,较完善的中心型注视,立体视觉开始发育
1 岁	良好的融像运动
2 岁	有很强辐辏,但能很快完全丧失
3~6 岁	双眼视觉反射巩固,辨色力、对比敏感度等逐渐成熟,接近成人水平
6~8 岁	立体视觉发育接近成人

（二）视力发育

出生时视觉系统发育不成熟,视力大约为 0.05。大脑接受来自双眼的同等清晰、聚焦的图像需要视觉通路发育良好。在环境的刺激下,婴儿生后几个月视力和立体视觉逐渐发育。婴儿视力逐渐发育,至 6~8 月龄可与成人一样看清周围世界（表 7-3）。

表 7-3 婴儿视力发育

年龄	视近物	视 远 物			
0~3 月龄	视 20~25cm 内的物体	0m	1m	2m	3m
6 月龄					

儿童出生时的屈光为生理性远视状态。随着视觉发育远视程度逐渐减轻,逐渐正视化,视力也逐渐发育(表 7-4)。>7 岁儿童的视力尚处于发育阶段,应监测儿童视力发育的进程。

表 7-4　儿童视力发育参考值

年龄	视　　力
5 月龄	4.0(0.1)
6 月龄	4.3(0.2)
1 岁	4.5(0.3)
2 岁	4.6~4.7(0.4~0.5)
3 岁	4.7~4.8(0.5~0.6)
4~5 岁	4.8~5.0(0.6~1.0)
6 岁	5.0

(三)视觉发育里程碑

儿童视觉发育过程表现有年龄特征的行为表现,如里程碑指示儿童视觉发育达到应有年龄的水平。婴儿期 5 个视觉里程碑有助于早期发现婴儿的视觉问题(表 7-5)。

表 7-5　婴儿视觉发育 5 个主要里程碑

行为表现	发育年龄	视　觉　发　育
1. 目光接触:始用眼与家长交流,学习家长的表情	<6~8 周龄	注视
2. 喜欢目光和声音交流	12 周龄	
3. 胸前看和玩自己的双手	3~4 月龄	开始深度觉
4. 眼手协调:有目的地用手抓物——"手成为婴儿第二个眼睛"	5~6 月龄	深度觉发育较好 开始理解三维物体
5. 观察能力:可区别生熟人	7~10 月龄	视觉记忆

二、听觉发育

出生时婴幼儿的听觉器官基本发育成熟,但听觉能力需较长时间发育达到成年人水平。听觉是儿童语言发展的必要条件之一。听觉发育里程碑早期评估有助于评价儿童听力功能（详见第二章第二节）。

表7-6　儿童日常行为筛查听觉发育

年龄	行为	
0~28日龄	惊跳反应,父母声音可使安静,注意音乐和声音	
1~4月龄	寻找声源,喜欢父母的声音,模仿元音	
4~8月龄	用玩具弄出声音,对成人指令反应,喜欢有节奏音乐,对名字有反应	
8~12月龄	注意电视,懂"不"意思,确定声源	
1岁	听音乐跳舞,叫名字回答,喜欢躲猫猫	
2岁	听电话铃,可听讲故事,注意交流,知道开门,指出图片动物名称	
3岁	打电话,唱歌	
4岁	与家庭成员看电视,电话游戏,参加舞蹈/游泳班	
5岁	参加音乐班,学习骑车	
6-8岁	会用闹钟	

三、嗅觉发育

（一）嗅觉形成

鼻三叉神经系统和嗅神经系统参与嗅觉（olfactory），嗅觉感受器位于鼻腔顶部嗅黏膜的嗅细胞，受到某些挥发性有味物质的刺激产生的神经冲动沿嗅神经传入大脑皮层额叶区而引起嗅觉。

（二）嗅觉发育

1. **胎儿** 8 周龄时形成初级嗅觉受体，24 周龄已具有功能。羊水的气味与妊娠期母亲的食物类型有关，即胎儿在宫内已接触到独特的有味的环境。

2. **新生儿** 嗅觉发育已比较成熟，能闻出母亲乳汁的气味找到乳房。婴儿有嗅觉记忆，提示婴儿嗅觉的喜爱和厌恶受到经验的影响。

3. **婴儿** 7~8 月龄婴儿嗅觉开始逐渐灵敏，能分辨出芳香的气味。

4. **幼儿** 2 岁左右已能很好地辨别各种气味。

四、味觉发育

味觉（taste）是食物刺激舌、腭、咽、会厌和食管的味觉受体产生的信号发送给大脑产生的感觉。

（一）基本味觉

人的基本味觉没有确切的定义，原味刺激包含咸、甜、苦、酸 4 种。有学者认为还有鲜味（umami），如味精、5'核苷酸。辣味是一种刺激，属于痛觉。酸和咸是由感受器的离子通道接收的，而甜、苦、鲜则属于一种 G 蛋白偶联受体。每个人有 5000~10 000 个味蕾，每个味蕾有 50~100 特殊感觉细胞，约 10~14 日更新一次。舌的不同部位味蕾感觉不同的味觉。舌尖负责甜味，舌头两侧前半部负责咸味，后半部负责酸味，近舌根部分负责苦味（图 7-5）。

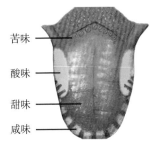

苦味
酸味
甜味
咸味

图 7-5 舌味觉敏感区域

（二）味觉发育

羊水和母亲乳汁对胎儿、婴儿的味觉有引导作用。

1. 胎儿 羊水是胎儿第一个味觉的体验,羊水中含各种物质,胎儿在宫内吞咽羊水,直到足月时胎儿每日主动吞咽约 1L 羊水。胎儿已接触各种物质的味道,如糖、乳糖、乳酸、植酸、脂肪酸、磷脂、肌酸、尿素、尿酸、氨基酸、蛋白质和盐。

2. 婴儿 出生时母亲的乳汁则可能是胎儿宫内和生后固体食物气味的桥梁。母亲乳汁的味道可能有"引导教育"后代"安全"摄取食物的作用,即从纯人乳到混合物的转变中人乳可能是提供婴儿熟悉的气味的桥梁,因人乳和混合食物中有相似的气味,会使婴儿的食物转变更容易些。

（三）味觉发育里程碑

1. 味觉敏感期 婴儿有一种早期的味觉适应行为。研究发现婴儿早期（2~7 月龄）是味觉敏感期,同时婴儿有一种早期的味觉适应行为。逐渐增加新食物的量亦可逐渐改变婴儿早期的味觉习惯。敏感发育期接触味觉范围对建立持久的偏爱是有关的。

2. 味觉发育里程碑 出生时婴儿不喜苦或酸味的反应是基本的、与生俱来的、不可改变的反应（表 7-7）。

表 7-7 味觉发育里程碑

年龄	味觉发育
新生儿	喜欢甜味,可区别酸味
3 月龄	区别甜味与苦味
5 月龄	偏咸味水
6~12 月龄	区别乳类与其他食物

五、触觉发育

触觉是人体 5 种基本感觉中发展最早、最基本的感觉。人体所有的感觉反应包含至少 11 种不同的感觉（图 7-6）,其中最主要的 4 个受体是机械敏感性受体、温度感受体、疼痛受体和本体感受体。

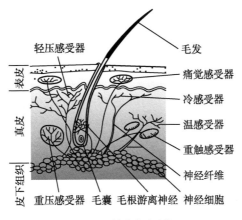

图 7-6　触觉感受系统

1. **胎儿**　触觉已开始发育。

2. **新生儿**　触觉发育已高度敏感,尤其在眼、前额、口周、手掌、足底等部位;大腿、前臂、躯干等皮肤较差。

3. **婴儿**　口周的神经末梢多于指尖,感触物品的灵敏度最高。为探索周围环境,<6月龄婴儿常常将东西放在口中感触,口腔有最敏感的器官——舌。当婴儿手的动作发展后,用嘴唇感觉周围环境的机会降低。爬行促进婴儿手皮肤的触觉发育。

（童梅玲）

第三节　睡　眠　发　育

一、睡眠生理

睡眠和觉醒的昼夜周期性交替是人类生存的必要条件。睡眠的昼夜节律接近于地球自转周期,即昼夜各12小时。生理性的睡眠结构有非快速眼动睡眠（none rapid eye movement,NREM）和快速眼动睡眠（rapid eye movement,REM）两种基本睡眠类型组成,两者交替出现并有规律地循环。

（一）NREM 睡眠

睡眠表现为闭眼，进入平稳入睡，无快速眼球运动，无躯体运动；副交感神经兴奋，血压、脉搏、呼吸和新陈代谢均降低。婴幼儿阶段的 NREM 又称为安静睡眠期。据脑电图波形 NREM 睡眠划分为 4 个期，第 1 期～第 4 期，睡眠深度逐步加深。目前睡眠分期将第 3 期与第 4 期睡眠合并。

第 1 期（stage 1） 为思睡入睡期，属于浅睡眠。

第 2 期（stage 2） 中睡期，因脑电图波形以纺锤波为主，故又叫纺锤波阶段。进入第 2 期睡眠 15~30 分钟后，脑电波频率 <2Hz 的高电压（>75mV）δ 波逐步出现，两侧半球产生的 δ 波呈近似对称分布，当 δ 波占 20% 以上时，标志进入第 3 期睡眠。

第 3 期和第 4 期（stage 3，stage 4） 为深睡期，又叫 δ 波睡眠或者叫慢波睡眠。如 δ 波超过 50%，且波幅更深，提示进入第 4 期睡眠，也就是最深的睡眠期。

（二）REM 睡眠

又称去同步化睡眠，或梦睡。REM 睡眠的典型特征是伴有眼球快速转动，肌电图显示下颚肌电消失，交感神经兴奋，脉搏呼吸频率增快，血压升高，全身肌肉松弛。进入此期睡眠的儿童可表现为微笑、皱眉等动作。多数人在 REM 睡眠时做梦，不易被唤醒。婴幼儿期的 REM 睡眠又称为活动睡眠期。

（三）睡眠周期

睡眠周期为睡眠的生物节律，即 NREM 睡眠与 REM 睡眠交替进行。一般婴儿一个睡眠周期约 50 分钟；学龄儿童一个睡眠周期与成人相似，即每个周期在 90~110 分钟，整晚约 4~6 个周期（图 7-7）。睡眠过程中每个周期 REM 睡眠持续时间和强度逐渐增加，即第一个睡眠周期的 REM 的强度最小，包括眼球转动频率、不规则呼吸和梦境；最后一个睡眠周期的 REM 可持续 20~60 分钟。相对应的 NREM 睡眠第 3、第 4 期逐渐缩短，最后一个睡眠周期常无 NREM 睡眠的第 3、第 4 期，仅由 NREM 睡眠的第 2 期和 REM 睡眠组成，即 NREM 从第一个睡眠周期的第3、4期→第2阶段,提示睡眠逐渐变浅(图7-8)。整晚睡眠过程中睡眠结构也有变化,通常睡眠的前1/3阶段第3、4期睡眠(慢波睡眠)比较集中。因此,与慢波睡眠相关的睡眠障碍多在睡眠的前1/3阶段发生,如夜惊和睡游症。后半夜REM睡眠较多,深睡眠比例降低。

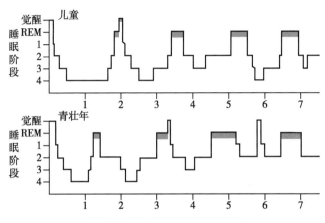

图7-7　儿童、青壮年睡眠周期变化

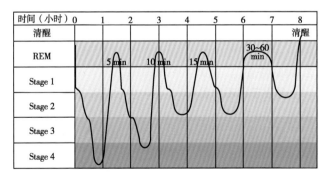

图7-8　睡眠过程NREM与REM变化

(四)睡眠的生理意义

1. 恢复精力和体力　睡眠阶段可帮助机体重新贮存能量以保持活动的延续。

2. 促进神经系统发育和学习记忆　胎儿及婴幼REM睡眠

比例较大，随年龄增加，脑发育速度的减缓，REM 睡眠逐渐减少，提示 REM 睡眠与神经系统功能发育有重要联系。大脑在 REM 睡眠期间可加工白天所获得的信息，贮存有用的信息，去掉无益的信息。睡眠在神经系统的生长中似乎起了关键作用，大脑可塑的量依赖于深睡眠的量。

3. 促进激素分泌　慢波睡眠阶段儿童的生长激素大量分泌，对处于快速生长阶段的儿童来说有重要的生理意义。

二、儿童睡眠发育

（一）胎儿睡眠发育

胎儿睡眠发育与神经系统发育同步。目前认为 30 周龄的胎儿在宫内就已建立较规律的睡眠 – 觉醒周期，出现与睡眠有关的眼球运动表现；34 周龄时出现与睡眠有关的呼吸系统表现；36 周龄的脑电图显示较典型的与睡眠有关的波形；>40 周龄则出现下颌肌电图的波形。

（二）新生儿睡眠发育

1. 睡眠生理模式　新生儿大脑皮层兴奋性低，外界的刺激易使其疲劳，兴奋性更低下而进入睡眠状态。新生儿睡眠时间平均 14~17 小时（11~19 小时）；睡眠节律尚未建立，夜间睡约 8~9 小时，白天 5~6 小时，即日、夜的睡眠分布相近。新生儿在不同的睡眠片段之间常有 1~2 小时清醒。

2. 睡眠特点

（1）昼夜节律不明显：新生儿出生后睡眠通常无明显节律，如常夜醒日睡。

（2）睡眠结构：新生儿的分化不很完善，分为活动睡眠（AS）、安静睡眠（QS）和不定型睡眠（IS）三期。AS 相当成人的 REM，典型特征是睡眠中可出现微笑、皱眉鬼脸、吸吮动作、抽泣和肢体惊跳等。QS 相当于成人期的 NREM，身体放松，婴儿的活动相对较少。IS 是睡眠发育尚不成熟的标志。

3. 影响睡眠因素　有研究显示新生婴儿与父母同床睡会增加意外窒息风险，婴儿床可以靠近母亲的床，便于夜间哺乳与护理；新生儿睡眠时采取仰卧位，床垫不能太软，不建议使用枕头。

（三）婴儿睡眠发育

1. **睡眠生理模式**　婴儿白天睡眠次数从小婴儿的 4 次至婴儿后期 1 次,每次睡眠时间 30 分钟 ~2 小时不等。2~4 月龄是重要的睡眠重组时期,睡眠时间逐渐缩短,建立较稳定的日夜周期生理节奏。

2. **睡眠结构**　婴儿从 REM（AS）进入睡眠,20 分钟后进入深睡眠期。6 月龄婴儿 NREM 睡眠发育已较成熟,REM 比例减少;1 岁后才逐渐转为从 NREM（QS）入睡。

3. **影响睡眠因素**

（1）**发育状况**:依恋及社交互动影响睡眠习惯形成。部分婴儿可在大运动发育里程碑（翻身、爬行、站立）的几周前出现暂时性的睡眠问题,提示睡眠规律尚不稳定的婴儿神经系统的发育出现阶段性的发展。婴儿后期（>6 月龄）认知发育水平发展,出现客体永存后较易出现分离焦虑,可致睡眠问题。

（2）**自我安抚能力**:婴儿 3 月龄始发育自我安抚能力,提示神经发育成熟,用重新建立环境与睡眠之间的条件反射可帮助婴儿学习自我安抚入睡。

（3）**夜间喂哺习惯**:家长给婴儿长期夜间喂哺行为,导致婴儿频繁夜醒,同时影响日间正常喂哺量,形成进食不良习惯。

（四）幼儿睡眠发育

1. **睡眠生理模式**　幼儿平均睡眠时间 11~14 小时（夜睡 9~10 小时,日睡 2~3 小时）。

2. **睡眠问题**　对幼儿入睡行为有所限制,避免儿童出现入睡问题。幼儿出现夜间恐惧可能与想象力的发展有关。幼儿的分离焦虑也可使入睡困难或频繁夜醒。

3. **睡眠习惯培养**

（1）**独立睡眠**:有益儿童培养独立生活能力。有条件的家庭可让 2~3 岁儿童独立睡普通床,但应保证儿童睡眠环境安全,避免摔伤。

（2）**就寝习惯**:幼儿夜间入睡前宜有 1 小时安静阶段,有助培养幼儿良好睡眠习惯。

（五）学龄前儿童睡眠发育

1. **睡眠生理模式** 学龄前儿童平均睡眠时间 10~13 小时（8~14 小时）。多数儿童基本无日睡。

2. **睡眠问题** 学龄前儿童想象力和幻想力的发展可增加夜间恐惧发生。幼儿园或家长不宜强制儿童午睡，避免夜间入睡时间延迟。

3. **影响睡眠因素**

（1）**就寝抵抗**：家长应保持幼儿期培养的入睡前就寝习惯，避免儿童发生就寝抵抗行为，保证儿童按时就寝。

（2）**作息时间**：学龄前儿童假期作息时间应与幼儿园的作息时间相近（<1 小时），巩固已建立的良好作息习惯，有助儿童调整睡眠觉醒节律。

（六）学龄儿童睡眠发育

1. **睡眠生理模式** 学龄儿童睡眠模式已比较固定。学龄儿童平均睡眠时间 9~11 小时（7~12 小时）。

2. **睡眠问题** 正常情况下儿童很少出现日间疲倦或嗜睡情况。学龄儿童已能独立入睡。

3. **影响睡眠因素** 维持假期与上学的作息规律，就寝时间与起床时间相近（<1 小时）。儿童参加过多活动，可影响儿童睡眠。

（七）青少年睡眠发育

1. **睡眠生理模式** 推荐青少年平均每天睡眠时间为 8~10 小时（7~11 小时）。

2. **睡眠特点** 青少年的入睡时间延迟，睡眠 – 觉醒生物钟多向后推迟 2 小时（即倾向于晚睡晚起），可能与青春期荷尔蒙对睡眠 – 觉醒节律周期和褪黑激素分泌影响有关。

3. **影响睡眠因素**

（1）**健康生活方式**：社会环境的改变影响青少年生活方式与睡眠。

（2）**睡眠规律**：应帮助青少年假期与学习期安排相近作息制度，避免不规律生活致睡眠不足，影响青少年身心健康。

（江 帆）

儿童心理行为发育

不同年龄儿童有与年龄相适应的发展性能力的重点（表8-1），涉及儿童的最基本行为－品行或社会行为,是培养儿童行为的基础。

表8-1　儿童青少年发展任务

年龄段	发展任务
婴儿期－学龄前	<ul><li>母子依恋</li><li>语言</li><li>认识和区分自我与环境</li><li>自我控制与服从</li></ul>
学龄儿童	<ul><li>学校适应（按时上学,举止恰当）</li><li>学业成就（如识字、阅读书写、计算）</li><li>与同伴和谐相处（被接纳、交朋友）</li><li>遵守纪律的品行（遵守社会规则,有道德、亲社会行为）</li></ul>
青少年期	<ul><li>成功过渡到中学</li><li>学业成就（接受更高教育或职业技能培训）</li><li>参加丰富的课外活动（体育、社团或公益活动）</li><li>结交同性或异性朋友,且关系密切</li><li>形成自我认同感和内聚感（cohesive sense）</li></ul>

第一节 婴幼儿心理行为发育

一、运动发育

运动发育与脑的形态、功能发育部位、神经纤维髓鞘化的时间与程度有关。婴儿抬头、翻身、爬行、走等运动发育与自上而下、由近至远的脊髓髓鞘化有关(图8-1)。

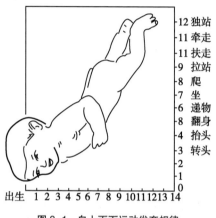

12	独站
11	牵走
11	扶走
9	拉站
8	爬
7	坐
6	递物
8	翻身
4	抬头
3	转头

出生 1 2 3 4 5 6 7 8 9 10 11 12 13 14

图8-1 自上而下运动发育规律

精细运动发展与上肢正中神经、尺神经、桡神经自上而下的髓鞘化进程关系密切,从上臂粗大活动逐渐向下发展至手部的精细运动功能(表8-2)。

表8-2 婴幼儿精细运动发展

年龄	原始反射	视觉功能	精 细 运 动
新生儿	握持反射		手握拳紧
3月龄	非对称性颈紧张反射、握持反射消退	注视发育	注视双手,可胸前玩手,手抓拔物品
4月龄		视觉引导	欲伸手够物,当够到物品时,出现抓握动,但仅手掌碰触与抓握,动作不超过肢体中线;全手抓握动作逐渐精细化和准确化

年龄	原始反射	视觉功能	精 细 运 动
5 月龄			大拇指参与握物,抓物入口探索
6 月龄			始单手活动,伸手活动范围可越过身体中线;始在水平和垂直方向塑造自己的双手
7 月龄			拇指协同其他手指倾斜地拾起小物品,已可不放在手掌;换手与捏、敲等探索性动作出现
9 月龄			拇、食指可垂直于物体表面摘起小物品
12 月龄			伸手接触物品前,能将手定位在合适方向;手运动精细化,手腕参与旋转;搭积木游戏,逐渐使用工具,如匙和铅笔等
18 月龄			叠 2~3 块积木,拉脱手套或袜子

第八章 儿童心理行为发育

年龄	原始反射	视觉功能	精 细 运 动
2岁			叠6~7块积木,一页一页翻书,拿住杯子喝水,模仿画垂线和圆
3~4岁			使用"工具性"玩具,如拧瓶盖、玩泥胶

表8-3 技能获得的年龄

技 能	范围(月龄)
当球消失,注视片刻	4~5
用全手抓握	3~6
玩玩具时,可独坐	3~6
用部分拇指手掌抓握小丸	7~9
支持体重片刻	6~8
握住铅笔末端	8~12
独走,协调性好	10~16
跑	14~25
投环时运用手眼协调	29~42

二、心理、社会发展

1. 知觉发展 婴儿早期已有形状知觉。婴儿3月龄已具备分辨简单形状的能力;8~9月龄前已获得形状恒常性。研究表明10~12周龄的婴儿已有一定的大小恒常性,很早就有深度知觉。婴儿期主要靠视觉和听觉来定向,3岁的儿童能辨别上下方位。2岁以后幼儿已有一定时间概念,但对时间概念的表述往往有错。

2. 注意和记忆发展 婴儿开始能比较集中注意某个新鲜事物,但很不稳定,主要为无意注意。1~3岁幼儿注意时间逐渐增长,如18月龄幼儿能集中注意5~8分钟,2岁能集中注意10~12分钟,2.5岁已能集中注意10~20分钟。3岁儿童有意注意开始出现,能注意观察周围环境的变化,并和认知过程结合起来。

5~6月龄婴儿可再认母亲,但再认时间短;1岁以后婴儿回忆能力发展,喜欢玩藏东西的游戏。2岁后有意记忆萌芽,可记住一些简单指令,并付诸行动,并可记住一些歌谣、故事等。

3. 思维和想象 婴儿始产生思维,思维活动仅限于同感知和动作联系的范围,主要是直觉行动思维,事物消失,思维活动停止。8月龄左右的婴儿能找到当他面藏匿的物体,即客体永存观念初步形成,为思维萌芽标志(图8-2)。2岁后儿童思维体现最初的"概括性"。2~3岁后词、语言概括调节作用比较明显。12~18月龄婴儿学习有目的地通过调节手段来解决新问题,如尝试拖动毯子取得玩具。

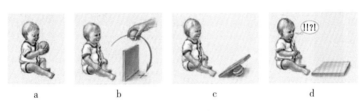

a   b   c   d

图8-2 客体永存

2岁左右幼儿开始象征性思维,24~30月龄时开始发展真正的想象性游戏,并有简单的主题和主角(例如给布娃娃"看病")。

4. 语言和言语发展 婴儿语音发生分为单音节阶段(0~4月龄)、多音节阶段(4~10月龄)与学话萌语阶段(11~13月龄)三个阶段。多数婴儿在10~14月龄说第一个词语,即词开始成为语言信号。

5. 游戏能力发展 5~6月龄婴儿处于感知运动阶段,对待玩具的行为方式与其功能无关;9月龄婴儿摆弄玩具时常先用眼观察,然后有条理地从各个方向边观察边触摸,体现智力水平提高;1岁时儿童逐渐理解物体的使用功能,推动小车跑、敲钟等。17~24月龄幼儿游戏不再以自我为中心,如儿童倒水给玩具娃娃喝。24~30月龄时出现真正的想象性游戏。

表 8-4 婴幼儿心理行为发展

年龄（岁）	运动发展	社会性发展	认知发展	言语、语言发展
2.0~2.5	－ 开始随音乐运动 － 跑 － 独立稳 － 踩自行车的踏板 － 平衡 － 堆物 － 放东西在其他物品内 － 做游戏 － 扔物 － 跳 － 自用勺拿其他东西 － 走时可拿其他东西	－ 不愿上床睡觉 － 与隔壁小朋友玩，但不与其他小朋友玩 － 有兴趣学习如厕 － 需要时用"请"表示礼貌 － 玩耍要较前长时间 － 说名字表示自己 － 不愿分享 － 显示情感	－ 新的表现：象征游戏，说出被藏的玩具，做与现实不符事（说谎、戏弄人） － 认识家庭成员相片 － 指身体部位 － 知颜色	－ 用2个词 － 话题延长，多重复 － 理解问题和提问题（什么？谁？） － 以标签方式描述故事 － 简单示意需要 － 约50个词 － 用介词 － 用复数 － 用你、我、他
2.5~3.0	－ 可拔衣、穿需协助 － 洗手并擦干 － 刷牙需协助 － 搭8层积木 － 模仿画直线 － 独站1秒 － 扔球过头 － 用餐具 － 出现跳的能力 － 出现上楼能力／双足交替－ 双足跳 － 踢球 － 乱画 － 需训练如厕	－ 50%的话题延长 － 增加新内容延长话题 － 说明部分需要 － 用语言的游戏增加 － 用然后部分因果，但无情节	－ 前运算阶段：有处理象征世界能力（包括接受"真实"世界——外部与内部世界） － 自我中心：关注自己 － 注意力：只注意事物的一面 － 无事物守恒，分类，可逆的能力 － 扮演游戏 － 对陌生人恐惧感减少 － 可表示简单情感和愿望，无归因思维	语音： － 3岁时75%正确 － 有表现儿歌能力 语意： － 用"为什么"提问 － 用代表空间词（里、上、下） 语法： － 简单句 － 用现在时态 － "是"使用不一致 － 过去时出现

6. 情绪发展 从未分化的社会性反应阶段（出生~2月龄）至特定、持久的感情联结阶段（7~24月龄），2岁以后形成伙伴关系发展阶段。

三、社会性发展

包括社会性发展表现社交参照与联合注意的发展。6~18月龄是婴幼儿社交参照技能发展的重要阶段。18月龄前婴幼儿联合注意的能力逐步建立和发展，可主动调动家长注意力转移至儿童关注的人或物（如玩具）。

四、依恋和分离

婴幼儿依恋的形成和发展分无差别的社会反应阶段（<3月龄）、有差别的社会反应阶段（3~6月龄）、特殊的情感联结阶段（6月龄~2岁）和目标协调的伙伴关系阶段（>2岁）四个阶段。

（李 斐）

第二节　学龄前儿童心理行为发育

一、运动发展

大运动技能反映儿童的平衡、协调能力。3~4岁儿童可双脚交替上楼梯，从较高处跳下，并足跳远，单足跳；4~5岁儿童可交替着单足下楼梯，脚尖站立。5岁时可荡秋千，多数儿童能学习其他复杂的大运动技能，如轮滑、骑两轮车、跳舞等（表8-5）。

学龄前儿童高级的视觉运动发育促进精细运动发展。儿童3岁时能模仿画圆形和"十"形状，会用剪刀，可搭10层积木；4岁儿童可模仿画方形，能画出人的至少3个部位；5岁儿童会临摹写自己的名字，画开放的方形和闭合的圆形（表8-5）。

二、心理发展

1. 知觉发展 学龄前儿童形状知觉、空间方位发展很快；时间知觉发展较晚，4岁后儿童有正确的时间概念，5~6岁儿童逐渐掌握时序、季节和相对时间概念。

表 8-5　学龄前儿童发展

年龄（岁）	运动发展	社会性发展	认知发展	言语与语言发展
3.0~3.5	**大运动：** －骑三轮车 －前走、后退、下楼 －单足几秒 －喜欢爬越障碍物 －单足跳 －接大球、踢球、扔球过头 **精细运动：** －独立移动的手指 －正确握笔 －画方形、圆形 －用剪、勺、叉、牙刷 －穿鞋、扣衣、拉链、子母扣	－与人社交好 －交朋友，可是想象朋友 －表达情绪 －喜欢与人游戏，也可在儿 　童旁自己玩 －与人分享有困难 －喜欢听故事 －玩过家家游戏 －接受建议和指令 －协助做家务 －可作出选择 －知姓与名 －知性别 －知二便，偶有问题 －以自我为中心	－在新情况下用已学知识， 　推理和记忆更成熟，抽象 　思维能力提高，自我意识 　增强 －模仿成人与小朋友，用物 　功能好，用物玩扮演游戏 －理解因果，数数、"1"和 　"2"意思 －按物理特征分类物品 　（如长短） －知形状（方、圆） －数数 1~10 与颜色	**语用：** －语言反映较高社交能力 　（如提问题方式对话），生 　活自理语言（如要求如 　厕），较好理解语言方式 　（如"我可以吗？"） **语义：** －理解词汇与句较好（如反 　义词、因果句） －理解时间词汇（如现在、 　很快、以后） －用词 50 个 **语法：** －可用复杂句，不规则用动 　词，否定与肯定句 **语音：** －80% 清楚 －辅音简化减少、近音与提前 　化，仍有停顿与复句

年龄（岁）	运动发展	社会性发展	认知发展	言语与语言发展
3.5~4.0	－洗手 －洗脸、知二便需帮助 －独站几分钟 －协助穿衣 －知左右手 －握笔正确 －临摹几何图形（圆与十字形） －用剪但不能沿直线剪纸 －跑时控制好、随意改变速度与方向 －交替上楼 －骑三轮车 －穿鞋 －脱衣 －按页翻书	－与小朋友游戏 －易与父母分开 －学习游戏轮流规则 －分享与合作 －帮助他人完成简单任务 －好斗 －受挫折时发脾气 －依恋或拥抱 －见陌生人会害羞 －占有自己爱的物品 －说出自己的感受 －开始了解他人感受并表示同情 －与其他年长儿玩 －可有突然恐惧情绪 －想让别人笑	－可按大小、形状、颜色分类物品 －知自己年龄 －知自己性别 －学习解决问题、计划、推测"如果…，将会发生…" －用积木建立3维结构 －用玩具扮演 －发展空间时间和数量关系 －了解"1"的概念，可数2~3个物品 －知6种基本颜色 －分辨声音 －知男女童差别 －说自己的感受	读写能力： －喜欢听故事、说儿歌、讲简单故事 －4~5个字的句子 －句中用复数、定语、形容词恰当 －频繁提问 －能较长时间对话、叙述现在的过去的和虚构的内容 －出现描述过去发生事情、推理预见、表达感情、创造性想象，维持互动新功能 －基本形状单词 －基本的词汇量可间连接句子 －用介词好 －从句 －简单不定式 －辅音简化减少 －用情态动词（如可能…）

续表

年龄（岁）	运动发展	社会性发展	认知发展	言语与语言发展
	- 单足跳 - 扔、接大球 - 画人2部分 - 涂点与用力画圈 - 双足跳 - 玩黏土 - 用餐具较好	- 表现骄傲情绪		- 知道回复"为什么、如何"等问题 - 发p,b,m,k,g,w,h,n,t,d音清楚 - 用音调 - 500~1000个词 - 喜欢儿歌与歌曲 - 玩扮演游戏 - 遵守规则
4.0~ 5.0	- 跳、沿直线走 - 用剪好 - 开始写 - 画得较好 - 画颜色线 - 分辨左右手	- 与其他小朋友玩 - 发展分享和轮流技能 - 用语言进行扮演游戏（如"我们来到商店""我是船长…"） - 可讨论感受	- 知顺序：能说出事物发生、怎么做等 - 按属性分类（如动物） - 注意力较好集中，无关想法、声音 - 可同时做几件事情 - 有数字知识，如计算 - 能分类 - 理解因果	- 语音100%正确 - /s/,/r/,/l/,/th/仍有错 - 知字母 - 用连接词，如也、这样、因为、如果 - 能分割词为音节 - 用时态 - 用关联词 - 基础句型

2. **言语、语言发展** 3 岁左右的学龄前儿童仍有部分辅音发音不太清晰,但已完全可听懂语音。4 岁儿童的部分翘舌音发音已很清晰,如 sh、zh、ch、z、c 等。学龄前儿童理解与思维能力较好,语言发展尚未成熟,表达能力有限,出现不流利现象可间断出现或持续数月,男童较多,一般无需矫治。"提问题"是学龄前儿童语言的一个标志性特点,体现儿童思维的发展。4~5 岁儿童语言表达内容较丰富,可描述自己参与活动的细节;可表达自己的思想和愿望。儿童学习语言的过程逐渐掌握正确的语法,如主谓宾的正确顺序。自言自语是学龄前儿童语言发展过程常见的语言现象。

3. **思维** 4~7 岁儿童对物体的感受主要依赖其外在的特征,属前运算阶段的直觉思维时期。儿童逐渐去"自我中心",开始从他人的角度思考。5~6 岁儿童可进行简单的抽象思维和推理。

4. **想象** 幻想或假想是儿童想象的主要形式,特点是夸张,将幻想或假想与现实混淆,常被成人误认为是在说谎。

5. **注意** 无意注意占优势。5 岁左右始能独立控制自己的注意,5~7 岁儿童集中注意的时间平均约 15 分钟。5 岁后能够注意事物的内部状况、因果关系等。

6. **记忆** 3~4 岁儿童逐渐发展有意的记忆,无意记忆以无意的形象记忆为主。5 岁儿童记忆的能力已与成人相似。

三、学习能力发展

学龄前儿童学业技能的获得与语言、记忆和注意有关,包括阅读、书写和计算,激发儿童的学习兴趣和积极性是学习的关键。

四、情绪发展

学龄前期儿童情绪仍主要为行为冲动,自主性的迅速发展使 3~4 岁儿童喜欢简单地说"不",违抗成人的要求。随独立生活能力的提高,儿童能在成人的要求下可做一些非自愿、不感兴趣的事情。自我控制和独立感发展,使儿童能参与同伴的活动,建立友爱的伙伴关系。

五、社会性发展

3~5岁儿童始发展自我意识,逐渐形成自我满足、自尊、自信等性格特征,能自我评价。随年龄增长利他性的发展,是儿童发展友谊关系的基础,属于前社会行为。3~4岁儿童感到不安或受到挫折时喜欢扔东西或用拳头打人,攻击的方式以躯体性攻击为主。随儿童沟通能力以及参与活动计划、组织能力增强,攻击性逐渐减少。4~5岁儿童能比较准确地理解性别的概念,在完全认同性别概念之前就有行为上的性别倾向。

六、道德发展

儿童最初只从具体到一般进行道德判断,多以自我为中心;随年龄增长儿童逐渐学习注意别人的礼仪、愿望与要求。学前儿童的道德价值受外界支配,主要来自事物的外部特征或权威。

（金星明）

第三节　学龄儿童及青少年心理行为发展

一、运动发展

6~7岁儿童继续完善大运动技能,如蹦、跳,足跟对足尖双脚交替直线行走,并能运用平衡和协调性的运动技能,如骑自行车、游泳、轮滑和滑板。11~12岁儿童大运动技能变得更加熟练,可有一定目的性,能参与竞技体育运动。

6~7岁儿童已能熟练地穿衣服,画人易辨认身体部位的细节;11~12岁儿童手眼协调能力迅速提高,如可弹奏乐器。

二、心理发展

1. 认知发展　6~7岁儿童从运用直觉解决问题的前运算阶段思维转换到早期具体运算思维,开始产生保护、转换、可逆、偏心、顺序排列以及分类的概念（表8-6）;8~10岁儿童开始理解物体的质量和多种变量的关系;11~12岁儿童有良好的具体运算思维能力,能运用逻辑思维思考问题。

表8-6　学龄儿童的发育特征

年龄阶段	性心理发育	社会与情绪发育	认知发育	道德发展
儿童早期（5~7岁）	**性器期（弗洛伊德）：**依恋父母中异性性的一方；通常性自认会发生于这个阶段的末端，性冲动开始潜人	**主动－内疚（艾瑞克森）：**进人更大的社会环境并能主动行动；开始学着调整自己的行为，对父母和社会认可的意识提高	**前运算阶段（皮亚杰）：**运用简单语言符号进行早期思考；用直觉而非逻辑来解决问题，思维过程包含奇幻思维，自我中心，定心性，融合，拜置泛论人为主义。参与性和不可逆性	**前习俗水平（柯尔伯格）：**第一阶段：通过奖励和惩罚或行为后果来思考推断第二阶段：会采取对自己有利的行为，对他人需要的兴趣有明显互反性；他人的感受足次要的
儿童中期（7~10岁）	**潜伏期（弗洛伊德）：**超我和意识变得内在化；将精力用于获取文化和社交技巧；遵循家里指导规定	**勤奋－自卑（艾瑞克森）：**开始欣赏内领会个人兴趣和技巧，设法成为团体中成功的一员；对达到目标，与人竞争和得到认可拥有内在动力，如失败，学习积极性也可能丧失	**早期具体运算阶段（皮亚杰）：**开始使用逻辑思维并变得更客观，采用外部观点；脱中心性（如玩七巧板时同时注意其颜色和形状）；守恒概念（一块饼干成两半后仍是一块饼干）；转移性（若所有年级都有该规定，二年级也应遵守）；顺序意识（从小到大的顺序对图形排序）；分	**习俗水平（柯尔伯格）：**第三阶段：开始取悦他人第四阶段：开始遵守规定

127

年龄阶段	性心理发育	社会与情绪发育	认知发育	道德发展
儿童晚期（10~12岁；到青春期后）	**生殖期（弗洛伊德）**：再度出现现性冲动	**勤奋-自卑（艾瑞克森）**：儿童继续社会化；课外兴趣爱好发育可使儿童认可自己的个人价值	类（用共同特征对物品分类，如三角形和圆形）；可逆性（过程和行动逆向的能力，如水结成冰再化成水）；当可以实际操纵物体时，认识形状和大小的能力提高 **完全具体运算阶段（皮亚杰）**：对大小、形状、数量、空间有概念，因此能用抽象思维解决问题；能将事物划分等级系统 **形式运算阶段（皮亚杰）**：运用抽象思维、复杂推理、灵活性和假设形成等能力来区分；更能意识到之前信仰中的矛盾、谬误和缺点，意识到他人对自己的看法	**后习俗水平（柯尔伯格）**：第五阶段：开始领会到自己的行为应该为社会合作贡献 第六阶段：开始具有道德原则，即使与社会普遍接受的不同；寻找规则间的合理性；尊重权威并维持社会秩序

2. 语言发展 6 岁儿童的词汇丰富,有很好的表达语言能力和有查找词汇的能力;7~8 岁儿童接受语言能力显著增强,可用口头语言或文字表达以前学过的知识,但还不能区别唇齿音和舌齿音;8~9 岁儿童词汇量显著增加,语言表达能力和语法改善;12 岁儿童能回答涉及复杂的概念的问题,更多社交语言。

三、个性和社会性发展

1. 自我意识 7 岁左右儿童自尊的发展已经比较稳定。

2. 情感体验 学龄儿童体验各种情绪和情感的基础上情感内容逐渐社会化,情感不断丰富,逐渐树立较鲜明的美与好的标准,对抽象艺术的欣赏能力较差。

3. 意志水平 学龄儿童意志的主动性和独立性有所提高,但意志的坚持性、恒心和毅力还不成熟。

4. 道德发展 7 岁儿童看问题已有一定道德标准,但存在可变性,道德推理常常受行为的影响。

5. 社会关系发展 希望被社会认可,与伙伴的友情是学龄儿童发展社交能力是重要学习任务之一,好的社交技能能有助儿童改变自己在家庭的角色。学龄儿童与朋友的友情是以后关系的基础。

四、学习能力发展

1. 学习活动发展 社会生活条件和教育决定小学阶段儿童的学习动机、学习兴趣、学习态度与学习习惯。

2. 学习能力发展 逐步学习和掌握读、写、听以及数学知识,口头语言发展到用文字语言。

(石淑华)

第四节 青少年心理行为发展

一、身体和生理的发育

青少年脑的形态已不再改变,但脑的功能继续发育,特别前额叶皮质的协调执行功能,如抽象思维、推理、判断、自律、道德行为、个性和情感,经验快速积累;脑组织的神经递质水平增加。

青少年心理发展较生理发育的速度相对缓慢,心理状态尚不成熟,心理发展更带有社会性。

二、认知发展

14岁后的青少年逐渐有抽象思维能力,思维的有意性和目的性显著发展,出现逻辑性知觉,知觉水平逐渐向概括性方面发展。青少年有意注意可达40分钟,控制能力高,有意记忆发展与学习目的性增加有关。13~14岁青少年对词、抽象图形的再认发育达到高峰;16~18岁的青少年自我控制能力增强,创造的想象能力发展较快。

三、情绪与情感发展

激素水平与青年的青春期情感和生理发生变化有关。部分发生情感问题较多的男生,可能与男性荷尔蒙水平较高有关。发育较早的男生有发生行为问题的危险性,女生则易发生异性情感行为问题。

青少年独立过程往往产生与过去不相适应的新需要、冲动及行动而发生矛盾,造成青少年心理适应的复杂性。青少年"过渡期"出现的心理冲动又称为反抗期。

性的成熟和亲密感的需要,以及性别角色的发展,使青年出现初恋的情感。

四、意志发展

随着学习对意志调节过程的更高要求以及成人感的发展,青少年逐渐能服从于一个长远的目标,动机更具有概括性和社会意义。但青少年的坚持性、恒心和毅力还不成熟,易见异思迁。

五、社会性发展

1. **自我意识发展** 产生一系列独立自主的表现,如与父母的关系不如以前亲密。青少年的自我评价和自我体验发展是自我控制发展的基础。当获得积极的认同时,青少年就能决定个人价值和信仰独立,顺利地度过青春期。

2. 道德发展 青少年处于"心理性断乳期",是人生观、价值观开始形成的阶段,道德认知比较具体,行为较单一。青年18 岁后逐渐成熟,能以自律、遵守道德准则、控制自己行为;产生社会道德和高级情感体验。

（石淑华）

第九章

心理行为发育评价

第一节　感知觉发育筛查

听、视觉障碍影响儿童对外界事物的感知和认知发育,需及早发现与确认。

一、听觉发育筛查

1. 筛查对象　所有新生儿,其中高危因素新生儿为筛查重点(表 9-1)。

表 9-1　儿童发生听力障碍的高危因素

阶段	情况	高　危　因　素
新生儿	出生情况	• 出生体重 <1500g • Apgar 评分 1 分钟 0~4 分或 5 分钟 0~6 分
	疾病	• 早产儿呼吸窘迫综合征 • 新生儿重症监护病房(NICU)住院 >5 日 • 宫内感染:TORCH • 高胆红素血症(换血) • 体外膜肺氧合 • 机械通气 >48 小时 • 脑膜炎:病毒性或细菌性 • 颜面形态畸形,包括耳廓和耳道畸形
儿童		• 诊断或疑诊与听力障碍有关的综合征或遗传病 • 家长疑有听力、语言或发育问题的儿童

阶段	情况	高 危 因 素
		● 颅脑外伤,特别有颅底/颞骨骨折住院治疗者
		● 反复或慢性中耳炎 >3 个月
		● 有化疗治疗史
母亲	孕期	● 曾使用过耳毒性药物或利尿剂
		● 滥用药物和酒精
家族史		● 家庭成员有儿童期永久性听力障碍者

2. 筛查时间 新生儿出院前均宜进行听力筛查,特殊情况者延后;婴幼儿、学龄前儿童期的耳及听力健康保健时进行听觉发育筛查(表 9-2)。

表 9-2 儿童听力筛查时间

筛查对象	筛 查 年 龄
新生儿	2~3 日龄
儿童	6、12、24 和 36 月龄

3. 筛查次数 高危因素新生儿听力随访 3 年(包括初次筛查结果正常者),每年至少 1 次听力筛查;有高危因素年长儿需重点筛查,或适当增加筛查次数。

疑听力损失儿童立即转专科机构诊治。

4. 筛查方法

(1)耳声发射:简单易行,但可漏诊部分听神经疾病,包括瞬态声诱发耳声发射(TEOAE)与畸变产物耳声发射(DPOAE)(表 9-3)。

表 9-3 TEOAE 与 DPOAE 比较

	TEOAE	DPOAE
原理	耳蜗受外界短暂脉冲声(短声或短音)刺激后释放出的音频能量	耳蜗同时受 2 个一定频率比值关系的初始纯音刺激产生一系列畸变信号传入外耳道的音频能量

	TEOAE	DPOAE
环境		<30~40dB
纯音听阈 >40dB HL	不易记出	
听力损失 <55dB HL		可记出,灵敏度高
频率特性		好

（2）**自动听性脑干反应**：是听觉脑干诱发电位（ABR）基础上发展的新技术,结果反映外耳、中耳、鼓膜、听神经直至脑干功能状态。

（3）**听觉观察法**：据声音的频率和强度初步观察婴幼儿行为反应（表9-4）。

表9-4 听觉观察法结果判断

年龄	听觉行为反应
6月龄	不会寻找声源
12月龄	对近旁的呼唤无反应 不能发单字词音
24月龄	不能按照成人的指令完成相关动作 不能模仿成人说话（不看口型）或说话别人听不懂
36月龄	吐字不清或不会说话 总要求别人重复讲话 经常用手势表示主观愿望

（4）**便携式听觉评估仪**：据年龄的不同,听觉应答方式可采用视觉强化测听（VRA）中儿童听声转头找刺激物的行为（图9-1）,或儿童据游戏测听（PA）指令完成简单游戏（图9-2）,或儿童听到声音用简单动作反应,评估听觉察知能力。检测环境安静［≤45dB（A）］（表9-5）。

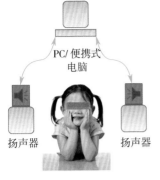

图 9-1 视觉强化测听（VRA）方法

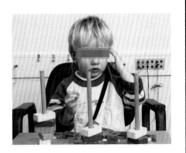

图 9-2 游戏测听（PA）方法

表 9-5 便携式听觉评估仪阳性指标

年龄	测试音强度	测试音频率	筛查阳性结果
12 月龄	60（dB SPL，声场）	2kHz（啭音）	无听觉反应
24 月龄	55（dB SPL，声场）	2、4kHz（啭音）	任一频率无听觉反应
3~6 岁	45（dB HL，耳机或声场）	1、2、4kHz（纯音）	任一频率无听觉反应

5. 筛查方案

（1）新生儿筛查方案：通常有三种方案（表 9-6），结果阳性者，42 日龄内复筛。

表 9-6 新生儿听力筛查方案

	方案一	方案二	方案三
初筛	耳声发射（OAE）	耳声发射（OAE）	自动听性脑干反应（AABR）
复筛	耳声发射（OAE）	自动听性脑干反应（AABR）	自动听性脑干反应（AABR）

（2）0~7 岁儿童听力筛查方法

1）听觉观察法：0~3 岁儿童可运用听觉观察法。

2）便携式听觉评估仪：据临床需要选择频率不同强度的发声，观察儿童的应答反应。

6. 转诊及听力评估

（1）**新生儿听力筛查转诊**："复筛"仍未通过或疑诊听力损失者（包括单侧未通过者）3个月内需转诊至儿童听力诊断或检测中心进行听力诊断评估（图9-3）。

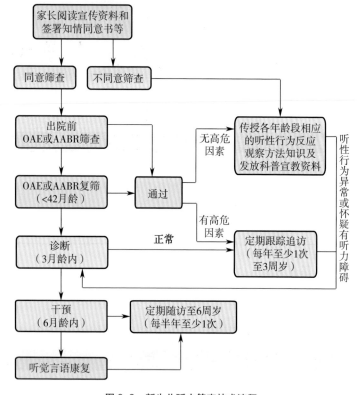

图9-3 新生儿听力筛查技术流程

（2）**3月龄~7岁儿童听力筛查转诊**：①听觉行为观察法筛查任一项结果阳性者；②便携式听觉评估仪筛查任一项结果阳性者；③耳声发射筛查未通过者（图9-4）。

7. **筛查人员与资质审核** 听力筛查的技术人员须接受相关专业技术培训，获得省级培训合格证书。

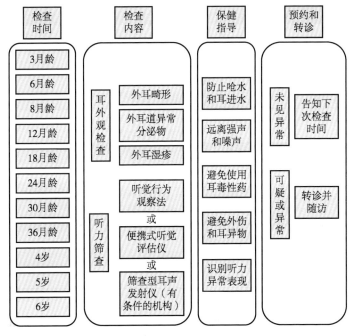

图 9-4　儿童听力筛查流程

二、视觉发育筛查

1. 筛查对象　有眼病的高危新生儿以及早产儿/低出生体重儿需排除视网膜病变（ROP），正常儿童 0~6 岁定期眼病筛查和视力检查（表 9-7、表 9-8）。

表 9-7　儿童发生视觉损害的高危因素

		高 危 因 素
新生儿	出生情况	● 出生体重 <2000g 的早产儿/低出生体重儿难产、器械助产
	疾病	● 新生儿重症监护病房（NICU）住院 >7 日，有连续吸高浓度氧史
		● 宫内感染：TORCH
		● 颜面形态畸形、大面积颜面血管瘤，或者哭闹时眼球外凸

续表

高 危 因 素
• 疑有与眼病有关的综合征，例如先天性白内障、发育性青光眼、视网膜母细胞瘤、先天性小眼球、眼球震颤等 • 眼部持续流泪、有大量分泌物
家族史 • 遗传性眼病家族史

表 9-8　儿童视力筛查时间

筛查对象	筛查年龄	目　　的
高危新生儿	尽早	眼科检查，排除眼病
早产儿 / 低出生体重：出生体重 <2000g	4~6 周龄或矫正胎龄 32 周时	眼科进行视网膜病变（ROP）筛查
婴儿	3、6、12 月龄	
幼儿	2、3 岁	
学龄前儿童	4、5、6 岁	

2. 筛查内容

（1）**正常新生儿的首次眼病及视力筛查**：安静觉醒状态进行眼部形态学、视觉行为及瞳孔对光反射、视力评估、红光反射检查（表 9-9）。

表 9-9　正常新生儿的眼病及视力筛查

项目	检查方法	通过标准	转诊标准
眼部形态学	室内自然光线下，用笔灯、直尺，从外到内逐步检查眼睑、结膜、角膜、瞳孔、虹膜等结构	• 眼睑：无缺损、炎症、肿物；睁眼时睑裂高度，双眼对称 • 结膜：不充血，结膜囊清洁无分泌物 • 角膜：角膜透明、形圆；角膜横径 9-11mm，两眼等大	• 眼睑：严重缺损、红肿、局限肿物；两眼睑裂不对称 • 结膜：充血、水肿、大量分泌物 • 角膜：局部或全部混浊、不圆；横 <9mm、>11mm 或两眼不等大

项目	检查方法	通过标准	转诊标准
		● 瞳孔:居中、形圆、两眼对称、黑色外观 ● 虹膜:形状正常,无缺损或粘连或囊肿	● 瞳孔:偏心、不圆或不对称,呈白、灰白、黄白色 ● 虹膜:有缺损或粘连或囊肿
视觉行为(光照反应)	室内自然光线下用笔灯快速移至受检者眼前照亮瞳孔区,重复多次,两眼分别进行	● 受检者出现反射性闭目动作	● 光照反应未引出
瞳孔对光反射	室内自然光线下,自眼前正前方用笔灯照亮受检者瞳孔区,重复多次,注意两眼分别进行,不要同时照射	● 被照射眼瞳孔缩小为直接对光反射存在,非照射眼同时出现瞳孔缩小为间接对光反射存在	● 迟钝的对光反射或无反射
视力评估(视动性眼震)	婴儿平躺,用视动性眼震仪在被检眼前面33cm处缓慢向一侧转动	● 受检者则出现冲动性水平摆动(眼球震颤)	● 不出现眼球震颤
红光反射	暗室内直接检眼镜,一臂距离外分别观察两眼瞳孔中反射的红光亮度、颜色、均匀度、有无暗点等	● 反射颜色、强度、清晰度都均匀,没有暗点或没有红色反光中出现白点(白瞳征)	● 反射颜色、强度、清晰度不均匀,有暗点或红色反光中出现白点(白瞳征)

（2）早产儿视网膜病变筛查：双目间接检眼镜配合巩膜顶压的方法在国际上被认为是 ROP 筛查的"金标准"。

（3）正常儿童眼及视力筛查：按儿童视觉发育筛查流程（图 9-5）操作,视觉行为评估、红光反射检查、屈光筛查、视力检查、眼位及眼球运动检查是儿童眼及视力筛查主要检查方法（表 9-10）。如远视度 >3.00D,近视度 >1.00D,散光度 >1.50D 的儿童给予转诊;4岁以上儿童可尝试双眼视觉功能检查和色觉检查,发现立体视觉或其他异常者应予转诊。

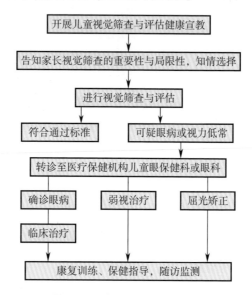

图 9-5　儿童视觉发育筛查流程图

表 9-10　儿童眼及视力的筛查

筛查年龄	筛查项目	通过标准	转诊标准
~3月龄	①眼部形态学检查	①正常新生儿的眼病及视力筛查(表 9-9)	①正常新生儿的眼病及视力筛查(表 9-9)
	②视觉行为检测	②短暂寻找光源或红球,追随注视	②与该年龄正常视觉行为相差甚远
	③防御性瞬目反射	③出现反射性瞬目动作	③防御性瞬目反射未引出
	④红光反射检查	④正常新生儿的眼病及视力筛查(表 9-9)	④正常新生儿的眼病及视力筛查(表 9-9)
	⑤优先选择性注视	⑤双眼视力相当	⑤双眼辨认结果相差 >2 级

筛查年龄	筛查项目	通过标准	转诊标准
~6月龄	①眼部形态学检查	①同上	①同上
	②视觉行为检测	②固视,追随注视180°,双眼对遮盖反应一致	②同上
	③眼位及眼球运动检查(角膜映光法+遮盖法)	③角膜映光点居中,遮盖试验眼球不动;双眼运动协调;无头位	③显斜、动度中~大的隐斜、眼球运动障碍或伴有头位
	④红光反射检查	④同上	④同上
	⑤优先选择性注视	⑤同上	⑤同上
1岁~	①②③④⑤同上	①③④⑤同上②行走时能主动避让障碍物,手眼协调,视物无明显歪头、眯眼、距离过近等危险因素	同上
2岁~	①②③④同上⑤点状视力表	①②③④同上⑤同优先选择性注视	同上
3岁~	①②③④同上⑤图形视力表	①②③④同上⑤单眼视力≥05,双眼视力相当	①②③④同上⑤单眼视力<0.5,双眼辨认结果相差2行以上
≥4岁	①②③④⑤国际标准视力表或对数视力表⑥色觉⑦双眼视觉	①②③④同上⑤单眼视力4~5岁 ≥0.6,5岁以上≥0.7,双眼视力相当⑥辨色正常⑦双眼视觉功能正常	①②③④同上⑤单眼视力4~5岁<0.6,5岁以上<0.7或两眼差别2行以上⑥色盲或色弱,双眼视觉功能异常

3. 家长观察 可较早发现儿童眼睛或和视力问题（表9-11）。

表9-11 儿童眼睛或和视力问题的迹象

眼问题	提示临床问题
疑眼病	● 多泪——提示泪管问题
	● 红眼——提示眼部感染
	● 一只眼或双眼不能转动——提示眼部肌肉控制问题
	● 对光敏感，持续流泪——提示眼压升高
	● 白色的瞳孔——提示先天性白内障
疑视觉问题	● 一只眼或双眼常常斜视
	● 3~4月龄婴儿双眼仍不会跟踪物体（如人脸、摇铃）
	● 眼震颤
	● 视物距离近
	● 视物时揉眼、眯眼、歪头

4. 筛查资质 筛查单位适当设备，检查者须经过严格的培训，具备相应的筛查技术和鉴别能力。

（童梅玲）

第二节 心理行为发育评价

一、基本概念

心理测试：为儿童心理行为发育能力和性格特点的检测，包括感知、运动、语言和心理过程等各种能力及性格方面。婴幼儿期的心理行为测试通常称为"发育测试"或"发育评估"。儿童心理测试或发育评估利用量表获得定性或定量资料。

二、基本术语

1. 智龄 描述一个人智力发育水平的年龄，表示一个人智力的绝对水平，随年龄增长智力分数增加。智龄难以进行不同年龄儿童智力水平比较。

2. 比值智商 将心理商数（智龄/实际年龄）修改为比值智商（intelligence quotient, IQ），即 IQ =（智龄/实际年龄）× 100，结果表示相对智力水平，智商相对稳定，可进行不同年龄儿童的智力水平比较。

3. **离差智商** 计算则采用统计学中的均数和标准差,公式为:IQ=100+15Z=100+15(X−M)/S,表示被测试儿童的测试分数(X)偏离该年龄组平均测试分数(M)或分布有关(Z=X−M),设同龄人 IQ 均值为 100,标准差为 15,S 为该年龄组分数的标准差。

4. **发育商** 评价婴幼儿神经心理行为发展的程度。结果用发育商(developmental quotient,DQ)表示。

$$DQ = \frac{发育年龄(DA)}{实际年龄(CA)} \times 100$$

三、心理行为测试方法的可行性检验

1. **标准化** 测试方法严格遵循设计程序,包括测试方法的编制、实施过程、计分方法以及解释测试结果,以保证结果可靠,即测试的客观性和准确性。测试的标准化需包括测试题目标准化、实施过程和计分方法标准化、常模标准化。

2. **信度** 反映测验方法的可靠性、稳定性和一致性的方法,即测试结果反映被测试者稳定的、一贯的真实特征。常用的有两人信度和重测信度。

3. **效度** 是检验心理测试方法的有效性和准确性,即测试结果反映测评内容的真实程度。常用的效度指标有内容效度、结构效度和效标效度。

四、测试方法分类

1. **按测试功能分类** 能力测试、学业成绩测试、人格测试等。

2. **按测试组织形式分类** 个别测试与集体测试。

3. **按测试性质分类** 文字测试与非文字测试。

4. **按测试目的分类** 筛查性测试与诊断性测试(表 9–12)。

表 9-12　儿童筛查性智力测验与诊断性智力测验的区别

	筛　查　性	诊　断　性
目的	筛查发育可能有问题的儿童	准确评价疑诊问题儿童做出
对象	正常儿、高危儿、疑诊问题儿童	筛查结果异常、进行干预、科研对象

续表

	筛　查　性	诊　断　性
时间	5~15 分钟	1~2 小时
结果	正常、可疑、异常	智商(IQ)或发育商(DQ)
优点	方法简单、快速	方法详细、准确
缺点	定性,不能算智商	测验费时、费人力

（徐　秀）

五、常用筛查性心理测验方法

1. **筛查对象**　包括高危新生儿、疑诊问题或障碍儿童与正常儿童（1~2 次）。

2. **常用筛查性心理测验方法分类**　婴幼儿期的心理行为发育筛查测试内容侧重于感知觉和运动发育水平（表 9-13），年长儿心理行为发育状况可从智力、运动、语言、适应能力等方面筛查。筛查结果有助判断正常与异常（可疑）儿童,但不能判断儿童异常的程度。

表 9-13　常用筛查性心理行为发育测试方法

筛查内容	适用年龄	方法（英文缩写）
智力	0~6 岁	丹佛发育筛查（DDST）
	0~6 岁	0~6 岁智能发育筛查测验（DST）
	4~7 岁	入学合格测验（50 项）
	5~9.5 岁	绘人测验（HFD）
	2.5~18 岁	图片词汇测验（PPVT）
	5~75 岁	瑞文测验（CRT）
运动	早产儿矫正胎龄32 周龄 ~4 月龄	婴儿运动能力检查（TIMP）
	出生至 4 月龄	全身运动质量评估（GMs）
	0~18 月龄	Alberta 婴儿运动量表（AIMS）
	0~1 岁	52 项神经运动检查
	0~6 岁	Peabody 运动发育量表（PDMS）
	4~12 岁	儿童发育性运动协调障碍问卷（DCDQ）

筛查内容	适用年龄	方法（英文缩写）
语言	0~35 月龄	早期语言发育量表（ELMS）
	0~36 月龄	认知应物测验 / 临床语言和听力发育量表（CAT/CLAMS）
	8~30 月龄	中文早期语言与沟通发展量表——普通话版（CCDI）
适应性	3~12 岁	儿童适应行为评定量表
	6 月龄 ~15 岁	婴儿初中学生社会生活能力量表（S-M 量表）

3. 儿童适应性行为测试 为精神发育迟滞（MR）诊断标准之一,常用有儿童适应性行为量表（3~12 岁）、婴儿 – 初中学生社会生活能力量表（SM）（6 月龄 ~14、15 岁）。

六、常用心理诊断性测验方法

1. 测试对象 来源于筛查测试结果异常者或临床疑诊异常者。

2. 常用诊断测试方法 评估内容全面,测试结果比较准确可靠（表 9-14）。

表 9-14 常用诊断测试量表

测试方法	适 用 年 龄	结果表示
盖塞尔婴儿发育量表	4 周龄 ~6 岁	DQ
贝利婴幼儿发育量表	1~42 月龄	DQ
斯坦福 – 比奈智力量表	2 岁 0 月龄 ~23 岁 11 月龄	FSIQ
中国韦氏智力量表修订版	6.5~16 岁 11 月龄	FIQ
麦卡锡幼儿能力量表	2.5~8.5 岁	GCI
格里菲斯精神发育量表	2~8 岁	百分位、Z-Scores、Mental Age、GQ

（徐 秀）

10

第十章

神经、心理、行为发育与相关疾病

第一节　言语、语言发育障碍

一、儿童言语及语言障碍分类

按 ICD–10 分为言语和语言发育障碍。言语障碍即有发声或语音形成问题。语言障碍有语言表达障碍和感受性语言障碍 2 个亚类型，可单独诊断，也可同时存在语言表达障碍 / 感受语言迟缓。

二、早期筛查

包括家长与基层儿童保健医师共同参与（表 10–1、图 10–1）。

表 10–1　家长筛查儿童言语、语言发育进程表

	年龄（月龄）	言语、语言水平
理解语言能力：说人或物名称	15	不看或不能指出 5~10 个人或物品
"去拿你的衣服"	18	对指令无反应
看图说身体部位	24	不能指出身体部位
问儿童问题	30	不能以肢体语言回复（点头或摇头）
	36	不理解动作词汇，不理解 2 个方向的指令
表达语言能力	15	说 <3 个词
	18	不会说，"Mama""Dada"，或其他名称
	24	说 <25 个词
	30	不会组合 2 个词，包括名词 + 动词的短句

年龄（月龄）	言语、语言水平
36	说 <200 个词，不问物品名称；或重复别人所说的问题，或语言倒退；不会用完整句子
48	用 2 个词常不正确；或用相近、相关的词替代正确用词

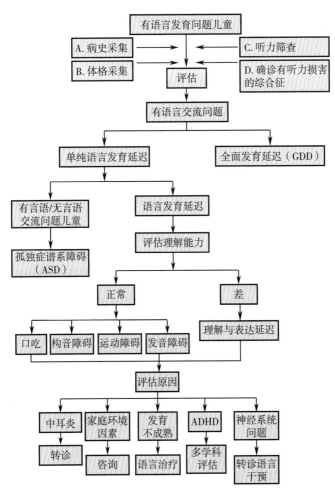

图 10-1　婴幼儿言语、语言问题筛查流程

三、言语障碍

1. 临床表现 言语障碍即有发声或语音形成问题(表 10-2)。

表 10-2 功能性构音障碍

功能性构音障碍	语言不顺畅	发 音 障 碍
• 语音改变:省略语音的某些部分省略"机"的辅音,如"J""机"变"一" • 省略或简单化复韵母,"汪(wang)"为"娃(wa)" • 语音替代:多为辅音,语音中断、增加 • 舌根音化:如 g、k、h 代替其他语音,如"耳朵(duo)"-"耳郭(guo)"; • 舌前音化:舌前音 d、t 代替某些语音,如"乌龟(gui)"-"乌堆(dui)"	• >4 岁,交流受挫折 • 增加语音或词 • 使词加长 • 中断词或句 • 声音或语音紧张,往往摇头、瞬眼	• 声哑或粗 • 声音中断或变调 • 高音突然变调 • 语音过高或过低 • 语音异常,因鼻音过重或无鼻共鸣

2. 原因 多与儿童生长、发育有关(表 10-3)。

表 10-3 功能性构音障碍原因

构 音 问 题	语言不顺畅	发 声 障 碍
• 解剖结构异常,如牙齿发育问题、唇腭裂 • 神经系统异常,如脑瘫 • 听力异常 • 言语失用症:为言语运动性障碍,产生严重构音障碍	• 遗传和环境因素 • 能力-需要模式 • 神经源性	• 听力障碍 • 咽部肿瘤 • 腭裂或硬腭、软腭疾病 • 声带肌肉或神经损伤 • 先天性喉蹼 • 声带疾病 • 声带过度使用

3. 辅助检查

(1)常规听力测试。

(2)口腔运动功能评估。

(3)其他:有其他体征时,如特殊的面容、神经系统异常可进行相关检查（遗传学检测、头颅 MRI 等）。

4. **构音评估**　国内尚无较为成熟的构音测试工具，目前使用普通话音素发育进程和中国康复研究中心构音障碍监测法（表 10-4）。

表 10-4　普通话音素发育进程

年龄（岁）	90%标准	75%标准
1.6~2.0	d、m	d、t、m、n、h
2.1~2.6	n	b、p、g、k、x、j、g
2.7~3.0	b、t、f、h、x	f
3.1~3.6	g、k	
3.7~4.0	p	
4.1~4.6	t、s、j、g、r	t、s、sh、z
4.6+	sh、zh、ch、z、c	zh、ch、z、c

5. **干预**

（1）**构音干预**：包括构音训练、音素水平治疗、音节水平治疗、单词水平治疗和句子水平治疗。

（2）**口功能训练**：伴口腔运动功能问题儿童可进行口功能训练。

（3）**语言顺畅性干预**：游戏、重说、复诵、故事接龙、儿歌、童谣等。

（4）**发音干预**：听力障碍和智能迟缓儿童进行的发音训练。

四、语言障碍

1. **临床表现**　症状轻重不一，可出现 1 个或多个症状（表 10-5）。

表 10-5　语言障碍临床表现

感受性语言障碍	表达性语言障碍
难以理解他人语言	不能组织词汇为句子，或句子简单、短，或语序错误
不懂指令	表达时用词不正确，常用占位符，如"嗯"

续表

感受性语言障碍	表 达 性 语 言 障 碍
不能组织自己的想法	• 用词水平低于同龄儿童
	• 说话时漏词
	• 反复用某些短语,或重复(回声样)部分或所有问题
	• 社交困难,常伴行为问题

2. 病因(表 10-6)

表 10-6 语言障碍病因

语 言 障 碍	病 因
特发性语言损害 (无智力、听力、运动性疾病、 社会情感及神经损伤)	• 遗传因素,可能涉及 7q31 的 *FOXP2* 基因,或 16q 和 19q 上的其他基因
获得性语言障碍	• 神经系统疾病 • 听力障碍 • 忽视、虐待以及缺乏早期语言环境 • 颅脑外伤

3. 辅助检查

(1)常规听力测试。

(2)其他:如儿童有特殊面容时可进行相关遗传学检测,若临床症状怀疑症状与颅脑发育异常或颅内疾病有关时可做头颅 MRI。

4. **语言评估** 包括语言理解和语言表达的评估。我国评估方法有:

- 图片词汇测试
- 年龄与发育进程问卷
- 丹佛发育筛查测试
- 早期儿童语言发育进程量表
- 中文早期语言与沟通发展量表 – 普通话版
- S–S 语言发展迟缓检查法等
- 韦氏智力测验

5. 干预 包括心理治疗、咨询、认知行为治疗,即制定目标、以语言治疗师为主导与家庭配合方式以及逐渐扩展词语、"听力轰炸"、词与实物结合的个体干预策略。

(江 帆)

第二节 行为和情绪障碍

一、焦虑障碍

1. 临床表现 与年龄有关(表 10-7)。

表 10-7 儿童焦虑障碍临床表现

年龄	临 床 表 现
6~9 月龄	对陌生人警觉,拒绝接近
学龄前	与依恋对象分离时表现哭闹、发脾气、抓住亲人不放,还可伴消化道与睡眠症状
年长儿	多为社交性焦虑,惧怕与人交往或在交往时退缩、紧张不安,拒绝上学,可伴有自主神经系统功能紊乱症状

2. 诊断 依据 DSM-5 的儿童焦虑障碍诊断标准(表 10-8)。

表 10-8 DSM-5 的儿童焦虑障碍诊断标准

诊 断 标 准	临 床 症 状
过度焦虑和担忧	● 对许多事件或活动过度焦虑和担忧,持续时间 >6 个月
难以控制担忧	● 难以控制的焦虑和担忧
焦虑和担忧症状(至少三种)	● 坐立不安或感觉紧张 ● 容易疲劳 ● 难以集中注意力或头脑空白 ● 容易兴奋 ● 肌肉紧张 ● 睡眠障碍(难以入睡、易惊醒或睡眠不宁)

3. 治疗 包括解除诱发因素、心理治疗、生物反馈疗法(松弛疗法)、药物治疗以及家庭辅导治疗。儿童保健医师对家长应

阐明焦虑发生的原因,取得家长的理解,对家长进行儿童相关教育。

二、抑郁障碍

1. 临床表现与诊断 因儿童、青少年语言表达自己感受能力有限,难以诊断;高危因素可帮助医师识别患抑郁症儿童(表 10-9),评估儿童抑郁症流程可帮助基层医师获得抑郁症的核心症状和功能损伤的证据与共患病(图 10-2)。

表 10-9 儿童抑郁症高危因素与疑诊症状

高 危 因 素	疑 诊 症 状	临床症状:≥2周,有 4 项
• 儿童 / 家庭抑郁症病史 • 躁郁型异常 • 曾有自杀行为 • 滥用药物 • 其他精神心理疾病 • 严重精神社会压抑(家庭危机、身体和性虐待或忽视、其他创伤史等)	• 易怒、伤心、哭或发脾气 • 对参加活动无兴趣 • 学习成绩下降 • 食欲缺乏 / 体重下降 • 睡眠改变 • 感觉疲倦或缺乏活力、头痛、头昏、胸闷气促 • 感觉自己无价值,或负罪感 • 难以集中精力 • 有自杀或自伤行为 • 躯体症状: 常诉躯体不适,如疲乏无力、食欲减退、睡眠障碍等	• 对日常活动丧失兴趣,无愉快感 • 精力明显减退,无原因的持续疲乏感 • 精神运动性迟滞或激惹 • 自我评价过低、自责、有内疚感,或妄想 • 联想困难,自觉思考能力显著下降 • 反复出现自杀念头,有自杀行为 • 睡眠失调,如失眠、早醒或睡眠过多 • 食欲缺乏,体重明显减轻

2. 鉴别诊断 疑诊儿童精神分裂症、器质性或躯体疾病致精神障碍、心因性精神障碍、周期性精神障碍与其他过分活动、情绪不稳定、易激惹、攻击行为相关疾病需转诊专科。

3. 治疗 社区的精神卫生医师指导基层医师进行治疗,学习有关知识与解决疑难问题。

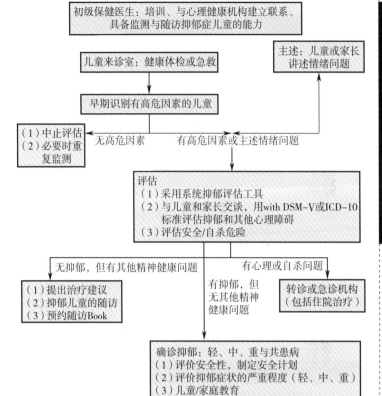

图 10-2　儿童保健机构临床评估儿童抑郁症流程

三、恐怖症

儿童恐怖症是儿童显著而持久的对某些事物或情景产生过分的、与年龄不适合的、无明原因恐惧情绪。

1. 临床表现与分类（表 10-10、表 10-11）

2. 诊断　依据 DSM-5 恐怖障碍诊断标准儿童恐怖障碍诊断需有恐怖情绪、反复出现、有行为表现、持续（表 10-12）。

3. 治疗　儿童精神心理专科医师进行儿童恐怖症的心理治疗和药物治疗，在心理医师指导下儿童保健医生（PCP）配合训练儿童放松与体育锻炼。

表 10-10　儿童恐怖症临床表现

临床表现	
恐惧反应	● 环境:黑暗、昆虫、动物、火光、强声、雷电 ● 情感:社交、与亲人分离、上学、孤独 ● 疾病:细菌、患病、出血、死人等
回避行为	● 逃离恐怖现场或回避做可能引起恐怖的事情
急性焦虑反应	● 出现自主神经系统功能紊乱症状

表 10-11　儿童恐怖症分类

分　类	临　床　表　现
特异性恐怖症	对某一特定物体或情景产生恐惧,通常为各种动物、昆虫、锐物、黑暗、雷电、注射、血液、高空、飞行、学校、幼儿园等
社交恐怖症	与他人交往时产生恐怖感,害怕去社交场合,怕遇见陌生人,回避与家人以外的人接触
疾病恐怖	对各种疾病,如癌症、心脏病、肝炎、传染病等的后果感到恐怖,持续焦虑不安,甚至对死亡产生恐怖,可出现相关的强迫思维和动作

表 10-12　DSM-5 的恐怖障碍诊断标准

	诊　断　标　准
1.	对特定物体或情境显著恐惧或焦虑情绪(如飞行、高处、动物、接受注射、看见血、当众表演、演讲、参加聚会) 注:儿童恐惧或焦虑情绪可以哭泣、发脾气、惊呆或过度依恋成人表达
2.	再次遇到恐惧物或情境几乎总是即刻表现恐惧或焦虑
3.	对恐惧的物或情境的反应以主动回避或表现强烈的恐惧或焦虑情绪
4.	产生恐惧或焦虑情绪与实际危险或社会文化环境不相称
5.	恐惧、焦虑情绪或回避行为持续≥6 个月
6.	恐惧、焦虑情绪或回避导致临床上显著的痛苦或社会、职业或其他重要功能领域的损害
7.	症状不能更好地以另一精神障碍来解释

四、学校恐怖症

是学龄期儿童较常见的行为问题之一,与环境关系密切。

1. **临床表现与诊断** 学校恐怖症儿童害怕上学、情绪焦虑、回家即缓解三个临床特征。儿童恐怖学校的程度逐渐发展,最初儿童以身体不适威胁或哀求父母不上学,逐渐出现回避上学行为或要求父母陪同上学,直至某阶段完全不上学,最后长期休学在家。需药物治疗学校恐怖症儿童,宜及时转介儿童精神心理专科治疗。

2. **鉴别诊断** 主要与儿童逃学鉴别(表 10-13)。

表 10-13 儿童学校恐怖症与儿童逃学鉴别

鉴别内容	学校恐怖症	儿童逃学
学习成绩	多一般或偏好	差
焦虑恐惧情绪	有	无
品行问题	无	较多

3. **治疗** 儿童精神心理专科医师进行儿童学校恐怖症的心理治疗和药物治疗,在心理医师指导下 PCP 与家庭配合训练儿童放松。

五、强迫性障碍

临床上常见,但难以治愈的精神障碍之一;具有起病早、病程迁延和易复发、易致残的特点。

1. **临床体征与症状** 包括非理性的不自主重复出现的思想、观念、表象、意念和冲动等强迫观念,或强迫性回忆、强迫性对立观念、强迫性穷思竭虑和强迫性意向等。一般有强迫性怀疑的人同时出现强迫性动作(表 10-14)。

表 10-14 强迫观念与强迫行为分类

强 迫 观 念	常伴有的强迫行为
害怕污染	不断洗手、做清洁卫生
要求整洁,安排精确	要求安排有顺序、分类整理排列、平衡、成直线才认为"正好"

续表

强 迫 观 念	常伴有的强迫行为
无用性或攻击性想法	不停检查、祈祷,或取消行动,或要求再保证
疑虑(如天然气管道漏气、未门锁等)	反复检查疑虑的问题行为
担心扔掉的东西有价值	贮藏被扔掉的东西

2. 诊断 PCP 或儿科医师疑诊儿童为强迫症时,可采用 DSM-V 强迫障碍诊断标准(表 10-15)与 Yale-Brown 强迫量表(中文版)判断症状的严重程度,做全面的精神状态检查。疑诊儿童为强迫症需转诊专科治疗,并除外共病症。

表 10-15 DSM-5 的儿童强迫障碍诊断标准

诊 断 标 准	临 床 表 现
1. 存在强迫观念和(或)强迫行为	
● 强迫观念	(1)反复、持续的想法、冲动或意向,在病程的某段时间呈侵入性和不必要的想法使儿童显著焦虑或痛苦
	(2)儿童试图忽视或压制想法、冲动或意向,或以其他想法或行为来抵消想法(如强迫行为)
● 强迫行为	(1)对强迫观念的反应或按照必须严格遵守的规则而被迫做出的重复行为(如洗手、整理、检查)或心理行为(如祈祷、计数、默默地重复话语)
	(2)强迫行为的目的是防止或减少焦虑或痛苦或防止出现某种可怕的事件或情境。然而,强迫行为不但不能降低或防止的事件或情境,而行为显然是过度的
	注:年幼儿童可能不能表达自己行为或心理行为目的
2. 强迫观念或强迫行为耗时或导致临床上显著的痛苦或社会、职业或其他重要功能领域损害	

诊 断 标 准	临 床 表 现
3. 强迫性症状不能归因于物质的生理效应(如滥用毒品、治疗药物)或其他躯体疾病	
4. 症状不能以其他精神障碍解释	

3. **鉴别诊断** 儿童强迫症可与其他疾病有重叠以至于误诊或漏诊,如焦虑障碍、抽动障碍、破坏性行为障碍、学习困难等共患病重叠;或误诊为孤独症谱系障碍、儿童行为习惯、ADHD、抽动秽语综合征、身体畸形恐惧症、拔毛发癖、习惯问题(咬指甲)等。故儿童强迫症的诊断与鉴别诊断宜转专科。

4. **治疗** 儿童精神心理专科医师进行儿童强迫症的心理治疗和药物治疗,PCP 重点应学习鉴别儿童强迫症与管理,有条件的机构也可开展心理行为治疗。

六、癔症

个体的情绪因素诱发的精神障碍现象,如生活事件、内心冲突、暗示或自我暗示等,症状尚无可证实的器质性病变基础。

1. **临床表现** 共同临床特征是症状变化迅速性、反复性不符合器质性疾病的规律;自我为中心,一般在引人注意的地点、时间内发作,症状夸大和具有表演性;暗示性强,容易受自我或周围环境的暗示而发作,亦可因暗示而加重或好转。癔症的临床症状主要表现两大类(表 10-16)。

表 10-16 儿童癔症的临床症状

儿童癔症分类	临 床 表 现
分离型癔症:情感暴发时发作	幼儿期有大哭大闹、四肢乱动、屏气、面色苍白或青紫、大小便失控等表现;年长后儿童呈烦躁、哭闹、冲动表现
转换型癔症:躯体功能障碍表现	如痉挛、瘫痪、失明、失聪和失音等

2. 诊断与鉴别诊断

（1）诊断：依据 2013 年公布的 DSM-5 儿童癔症诊断标准（表 10-17）。

表 10-17 DSM-5 的分离性/转换障碍诊断标准

诊 断 标 准
1. 表现为下列症状之一 ● 分离性身份障碍 ● 分离性遗忘 ● 分离性漫游 ● 人格或现实解体 ● 自主运动或感觉功能改变的 1 项或多项症状
2. 存在症状与神经性或躯体疾病不一致的临床证据
3. 症状不能更好地以其他躯体疾病或精神障碍解释
4. 症状导致临床上显著的痛苦或社会、职业或其他重要的功能领域的损害或有必要进行医学评估

（2）鉴别诊断：疑诊癫痫大发作、反应性精神病、精神分裂症鉴别需转专科。

（3）治疗：以综合治疗为原则。儿童精神心理专科医师进行儿童癔症的心理治疗和药物治疗，PCP 重点应学习鉴别儿童癔症与管理，有条件的机构也可开展心理行为治疗。

七、创伤后应激障碍

是儿童遭受严重的创伤性体验后出现的持续性焦虑和无助感状态。多因突发灾难事件、目睹恐怖场景、遭受虐待、战争、强烈应激等所致。多数在遭受创伤后数日至 6 个月内出现。

1. 临床表现与诊断（表 10-18）

2. 治疗

基层医师与 PCP 需转诊疑诊患创伤后应激障碍儿童，并配合专科医师进行综合治疗，包括紧急援助、药物治疗与心理治疗。

表 10-18 创伤后应激障碍临床表现与诊断

特 征	临 床 表 现
存在诱因	亲临严重创伤性事件或处境（如天灾人祸）
重现创伤性体验 （病理性重现）	至少有下列 1 项： ● 回想经历：回想受打击的经历 ● 噩梦：做创伤性内容的噩梦 ● 感觉异常：发生错觉、幻觉 ● 触景生情的精神痛苦：包括产生明显的生理反应
持续警觉性增高	至少有下列 1 项： ● 影响睡眠 ● 易激惹 ● 集中注意困难 ● 过分地担惊受怕
回避刺激相似或 有关的情境	至少有下列 2 项： ● 极力不想有关创伤经历的人与事 ● 避免参加能引起痛苦回忆的活动，或避免到会引起痛苦回忆的地方 ● 不愿与人交往，对亲人变得冷淡 ● 兴趣爱好范围变窄，但对与创伤经历无关的某些活动仍有兴趣 ● 选择性遗忘 ● 对未来失去希望和信心

（静 进）

第三节　儿童睡眠问题与障碍

一、儿童常见睡眠问题分类

目前国际公认的较权威标准为美国睡眠医学学会发表的睡眠障碍分类。1990 年发表的国际睡眠障碍分类（ICSD）已多次修订，2014 年公布第 3 版（ICSD-3）（表 10-19）。

表 10-19 ICSD 分类

ICSD-3（2014）
失眠
睡眠相关呼吸障碍
中枢性嗜睡症
节律性睡眠 – 觉醒障碍
异态睡眠
睡眠相关的运动障碍
其他未分类的睡眠障碍

二、儿童睡眠问题评估方法

儿童睡眠问题评估包括睡眠日记、多导睡眠记录以及手表式活动记录仪等。

1. **病史** 包括睡眠史、疾病史、发育 – 行为史、家族史（遗传特征）与心理社会史。

2. **行为及情绪评估** 包括儿童精神症状和其他精神障碍的相关症状与气质评估。

3. **体格检查** 多数正常。

4. **睡眠日记** 详细连续记录两周睡眠情况可充分反映儿童睡眠类型，包括上床熄灯时间、入睡潜伏期、夜醒次数与持续时间、晨醒时间、总睡眠时间、睡眠效率（睡时间 / 床上时间）以及日间小睡时间等信息。

5. **实验室检查**

（1）**多导睡眠检测**：睡眠实验室进行的睡眠障碍诊断性检查，适应证为疑似睡眠呼吸障碍、持续气道正压通气或双水平式呼吸道正压呼吸滴定、周期性腿动；无法解释的日间嗜睡、阵发性夜间活动等。

（2）**手表式活动记录仪**：手表式睡眠诊断设备，连续 1~2 周精确记录与储存儿童身体运动信息，包括睡眠持续时间、夜醒状态。

三、儿童常见睡眠问题

1. 失眠（表 10-20）

表 10-20　儿童常见失眠问题

夜醒	年龄	临床表现	诊断标准	诊断流程	处　　理
	婴幼儿	不能独自睡眠，需要特定的环境，夜醒时间长，多需成人的干预后入睡或重新入睡	表 10-21	图 10-3	消退法、逐步消退法（表10-22）、改良逐步消退法
失眠	青少年	入睡困难、不能维持睡眠、早醒	满足 A~F 条件（表10-21）		培养良好睡眠习惯、放松法等，不建议用药物治疗

表 10-21　ICSD 睡眠启动相关障碍的诊断标准（307.42）

	诊　　断　　标　　准
A	患者有失眠的主诉
B	主诉与缺乏某些环境条件有关，包括抱着、摇晃与含奶头睡，或听音乐、看电视等
C	症状持续至少≥3 周
D	如有某些环境条件时，儿童睡眠启动、持续时间及质量都正常
E	PSG 检测结果： ①有某些环境条件时，睡眠时间及质量都正常 ②无某些环境条件时，入睡潜伏期明显延长，夜醒次数显著增加
F	症状与其他躯体或者心理问题无关
G	症状不符合其他可导致入睡困难或夜醒的睡眠障碍标准

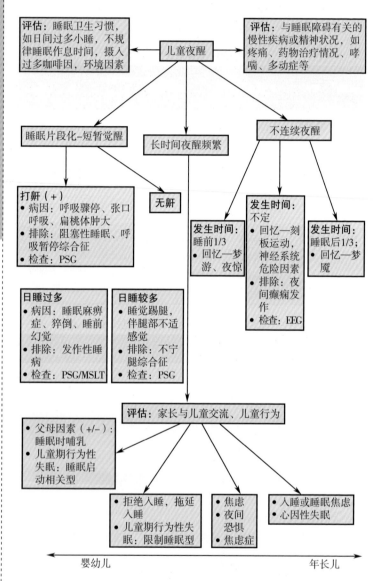

图 10-3　儿童夜醒原因与鉴别流程图

注：PSG，多导睡眠监测；MSLT，多次小睡潜伏期试验

表 10-22 逐步消退法时间设定（分钟）

时间（天）	第 1 次等待	若婴儿继续哭		
		第 2 次等待	第 3 次等待	第 4 次等待
1	5	10	15	15
2	10	15	20	20
3	15	20	25	25
4	20	25	30	30
5	25	30	35	35
6	30	35	40	40
7	35	40	45	45

表 10-23 ICSD-3 的慢性失眠症诊断标准

诊　断　标　准

A　患者主诉，或者抚养人报告患儿有 1 条或以上的症状：
1. 睡眠启动困难
2. 睡眠维持困难
3. 早醒
4. 在合适的就寝作息规律下不愿意上床睡觉
5. 没有父母或抚养人的帮助睡眠困难

B　患者主诉，或者抚养人报告患儿有以下 1 条或以上症状与夜间睡眠困难有关：
1. 疲劳 / 不适
2. 注意力或记忆力受影响
3. 社会、家庭、工作或学校场合的功能受到影响
4. 情绪紊乱 / 激惹
5. 白天嗜睡
6. 行为问题（如多动、冲动、攻击性）
7. 缺乏动力积极性
8. 易犯错 / 事故
9. 对睡眠担心或不满意

C　报告的睡眠 / 觉醒问题无法用环境条件限制所解释（如给予睡眠的时间是充足的，睡眠环境是安静、黑暗、安全且舒适的）

D　睡眠问题及相关白天症状至少每周出现 3 次

E　睡眠问题及相关白天症状只是持续 >3 个月

F　睡眠 / 觉醒困难无法用其他睡眠障碍解释

2. 异态睡眠（表 10-24~ 表 10-26）

表 10-24 儿童常见异态睡眠

	年龄	睡眠时相	临床表现	诊断标准	处理	预后
夜惊	学龄前、学龄儿童	NREM，慢波睡眠中惊醒	明显自主神经症状与恐惧行为	表 10-25	保证安全，不需药物治疗。反复发作、难以处理者转诊	青春期自愈
梦魇		REM	因噩梦而惊醒	表 10-25	安慰	

表 10-25 ICSD 的夜惊诊断标准

	诊 断 标 准
A	反复发作的从睡眠中不完全醒来
B	发作过程中对他人的干预及指引没有或者不正确的应答
C	没有清晰的梦境描述或者非常有限的单一视觉场景
D	对发作完全或部分不能回忆
E	发作无法用其他睡眠障碍、精神障碍、躯体疾病、药物或毒品摄入解释
F	发作表现为突然的惊恐，典型的是发作开始时突然害怕状尖叫
G	恐惧表现非常突出，发作时自主神经症状明显，包括瞳孔放大、心率加快、呼吸加快以及出汗等

表 10-26 ICSD-3 的梦魇诊断标准

	诊 断 标 准
A	反复出现引起患者极度不安的梦境，梦境内容往往涉及威胁生命、安全，伤害身体的情境
B	从噩梦中醒来，患者马上清醒，能与外界清晰对答
C	从噩梦中惊醒导致患者感觉痛苦，或者明显影响其工作、学习或社交，有 1 项或以上下述症状： 1. 情绪紊乱（如持续焦虑、不安） 2. 恐惧睡眠（入睡焦虑，害怕睡觉） 3. 认知受影响（梦境经常脑中出现，影响注意力或记忆力）

续表

诊 断 标 准
4. 对家人造成负面影响（夜间睡眠受影响）
5. 行为问题（不愿上床、怕黑）
6. 白天嗜睡
7. 疲劳或不爱动
8. 工作学习受影响
9. 人际交往受影响

（江 帆）

第四节 神经性厌食

一、临床症状

症状和体征与饥饿程度有关,同时有情绪、行为异常（表10-27）。

表10-27 临床表现

症状与体征	情 绪 与 行 为 症 状
● 体重明显下降	● 严重控制体重（控制进食、饥饿或增加运动量）
● 消瘦	● 进食后自我诱导呕吐,或用轻泻剂、灌肠、食疗、草药
● 疲倦	● 拒食
● 失眠	● 拒绝表示饥饿
● 眩晕	● 害怕体重增加
● 指甲发绀	● 不愿说真实进食量
● 头发细,易断、脱发	● 面无表情
● 体毛软、细	● 社会退缩
● 停经	● 易怒
● 便秘	● 抑郁
● 皮肤干燥或皮肤黄	● 有自杀念头
● 怕冷	
● 心律不齐	
● 脱水	
● 骨质疏松	
● 四肢水肿	

二、诊断步骤

1. 识别

（1）**筛查**：儿童保健时宜常规询问儿童、青少年关于进食类型与对自己体型的看法，重点高危儿童（表10-28）。

表10-28　发生神经性厌食的高危儿童

高危因素	表现
性别	多为女童、女青少年
家族史	同胞中有一进食障碍患者
人格特征	完美主义 - 完美或过于关注规则
情感交流	沟通困难，表达负面情绪，自卑
解决冲突能力	较差
母亲精神心理问题	表达负面情绪，鼓励儿童控制体重
焦虑	过分注意自己体重与外形
个人进食史	婴儿或儿童早期有喂养问题

（2）**人体测量**：采用 BMI/ 年龄曲线，有助早期发现控制饮食的儿童青少年。

（3）**体格检查**：包括精神状态，除外共病症，早期症状与体征。

2. 诊断

主要依据进食障碍（表10-29），实验室检查帮助确定严重程度。疑诊儿童需初步判断，包括诊断、严重程度、营养状况以及心理社会评估。初诊儿童需转诊专科治疗。

表10-29　DSM-5 的神经性厌食诊断标准

诊断标准	内容
限制食物摄入	进食量少，不能维持相应年龄、性别和身高相称的最低正常体重
害怕体重增加	尽管低体重，仍非常害怕体重增加或肥胖；或采取干扰体重增加的行为，如呕吐、使用轻泻剂
身体形象问题	否认体重减轻严重性，将体重与自我价值联系，曲解自己的形体

三、治疗和管理

关键是恢复进食和补充营养。有严重合并症、危及生命的神经性厌食儿童需住院治疗。专业医师的指导下适当采用抗抑郁剂或其他精神类药物。

（李晓南）

第五节　孤独症谱系障碍

一、临床表现

社会交往与交流障碍、狭隘兴趣和刻板行为及感知觉异常是 ASD 的两个主要症状，同时存在智力、情绪等障碍（表 10-30）。

表 10-30　孤独症谱系障碍临床表现

核心症状		其他重要临床表现			其他
	临床表现	语言交流	感知觉	智力	
社会交往障碍	独自玩耍，对多数指令不理；缺乏目光对视；缺乏安全依恋；不用手指物	多数语言发育落后；部分语言倒退或停滞；部分有语言能力，但不能交流，模仿言语	可异常	呈谱系分布：显著低下、正常、超常能力；机械记忆较好，或音乐艺术能力较强	多动和注意力分散，暴怒发作、攻击、自伤等行为
兴趣狭隘和重复刻板行为	对某些特别的物件或活动表现异常的兴趣，并表现各种重复刻板行为或刻板动作				

二、诊断

（一）早期识别

1. 筛查　结合某些高危因素（表 10-31），尽可能在 <2 岁发现 ASD 幼儿的早期症状（表 10-32）。

表 10-31　发生 ASD 的高危因素

高危因素	证据
男童	研究数据提示男童 ASD 患病率是女童的 4 倍
同胞有 ASD	有一例 ASD 儿童的家庭中，另一个儿童患 ASD 的几率 2%~8%，明显高于正常人群
某些发育性疾病	ASD 常发生在有其他疾病的情况，如脆性 X 综合征、结节性硬化症
早产儿	特别是 <26 周胎龄的早产儿
父母年龄较大	儿童的父母年龄较大可能与儿童发生 ASD 有关

表 10-32　6~24 月龄婴幼儿早期 ASD 的警示指标

年龄	ASD 的警示指标
>6 月龄	不能被逗乐（表现出大声笑），眼睛很少注视人
>10 月龄	对叫自己名字无反应，听力正常
12 月龄	对于言语指令无反应，无咿呀学语，无动作手势语言；无目光跟随；对于动作模仿不感兴趣
16 月龄	不说，对语言反应少，不理睬他人说话
18 月龄	不用手指指物或用眼睛追随他人手指指向，无任何给予行为
24 月龄	无双词短语
任何年龄	出现语言功能倒退或社交技能倒退

2. 早期识别处理　定期观察（表 10-33）。

表 10-33　筛查结果处理

正常	异常或高危因素≥2 个	
	实验室检查	长期干预
家长或 PCP 仍然担心儿童的发育问题时，应定期随访	● 听力评估 ● ASD 综合评估	尽早干预，但不诊断"ASD"

（二）诊断标准

筛查结果异常儿童需转诊专科诊治。专科医师据病史、医师对儿童行为观察，结合结构化和半结构化的诊断量表和问卷结果，最后依据 DSM-5 的 ASD 诊断标准诊断（表 10-34）。

表 10-34　孤独症谱系障碍诊断标准（DSM-5）

诊断标准	内　　容
A. 各种情景下持续存在的社会交流和社会交往缺陷，不能用一般的发育迟缓解释，符合三项者：	（1）社会－情感互动缺陷：轻者表现为异常的社交接触和不能进行回对话，中度缺乏分享性的兴趣、情绪和情感，社交应答减少，重者完全不能进行社会交往
	（2）非言语交流社交行为缺陷：轻者表现为言语和非言语交流整合困难，中度至目光接触和肢体语言异常，或在理解和使用非言语交流方面缺陷，重者完全缺乏面部表情或手势
	（3）建立或维持与其发育水平相符的人际关系缺陷（与抚养者的除外）：轻者表现为难以调整自身行为以适应不同社交场景，中度至在玩想象性游戏和结交朋友上存在困难，重者明显对他人没有兴趣
B. 行为方式、兴趣或活动内容狭隘、重复，至少符合两项：	（1）语言、运动或物体运用刻板或重复（如简单的刻板动作、回声语言、反复使用物体、怪异语句）
	（2）过分坚持某些常规以及言语或非言语行为的仪式，或对改变的过分抵抗（如运动性仪式行为，坚持同样的路线或食物，重复提问，或对细微的变化感到极度痛苦）
	（3）高度狭隘、固定的兴趣，其在强度和关注度上是异常的（如对不寻常的物品强烈依恋或沉迷，过度局限或持续的兴趣）
	（4）对感觉刺激反应过度或反应低下，对环境中的感觉刺激表现出异常的兴趣（如对疼痛、热、冷感觉麻木，对某些特定的声音或物料出现负面反应，过多地嗅或触摸某些物体，沉迷于光线或旋转物体）

续表

诊断标准	内　　　容
C. 症状必须在儿童早期出现（但是由于对儿童早期社交需求不高，症状可能不会完全显现）	
D. 所有症状共同限制和损害儿童日常功能	

三、鉴别诊断

需转专科医师除外语言发育障碍、行为异常、智力低下等疾病（表 10-35）。

表 10-35　ASD 与儿童常见疾病鉴别

疾　　病	ASD 临床特征
特殊性语言发育延迟：语言障碍	语言障碍＋非言语交流的障碍和刻板行为
儿童精神发育迟滞：10% 儿童可以表现有 ASD 样症状；早期运动发育迟滞，有些有特殊（痴呆）面容	30%ASD 儿童亦表现 MR，外观、动作发育正常；明显社交障碍、行为特征以及部分特别认知能力障碍
儿童精神分裂症：多于 5 岁后起病	多数 2~3 岁出现行为症状；某些行为方式似精神分裂症，但无妄想、幻觉
儿童多动症：无明显社会交往障碍和刻板行为	多数可有多动，易误诊为多动症
聋哑儿童：听力检查	听力常过度敏感

四、治疗

目前尚无统一的 ASD 治疗标准，但干预措施方法可帮助 ASD 儿童改善症状和提高技能。ASD 治疗以教育训练为主，精神药物治疗为辅。教育训练的目的为改善核心症状,即促进社会交往能力、言语和非言语交流能力的发展,减少刻板重复行为。

ASD 儿童存在多方面发展障碍,治疗应据儿童个体情况,将行为矫正、教育训练、结构化教学等相应课程训练与药物治疗等手段结合,进行综合干预治疗。

因多数 ASD 病因未完全阐明,尚无药物治疗 ASD。干预治疗需专科医师指导,由有资质的专业人员据疾病的轻重进行(表 10-36)。ASD 儿童行为症状无明显改善时需转专科医师适当采用精神药物辅助治疗。

表 10-36   ASD 严重程度分级(DSM- Ⅴ)

严重程度	社 会 交 流	狭隘兴趣和重复刻板行为
三级 需要非常高强度的帮助	严重言语和非言语社会交流技能缺陷导致严重的功能受损;极少主动社交互动,对他人的社交示意反应低下	迷恋、固定的仪式和(或)重复行为,显著影响各方面的功能;当刻板、重复行为被中断时表现明显痛苦反应;难以从其狭隘的兴趣中转移或转移后很快回到原有的兴趣中
二级 需要高强度的帮助	明显言语和非言语社会交流技巧缺陷。即使给予现场支持也表现出明显社交受损;较少主动社交互动,对他人的社交示意反应较低或异常	随意观察可明显发现重复刻板行为和(或)迷恋或固定的仪式频繁出现;在很多场合下影响患者的功能。当这些行为被中断时表现明显的痛苦反应或挫折反应。较难从其狭隘的兴趣中转移出来
一级 需要帮助	当现场缺乏支持,社会交流的缺陷致可察觉到的功能受损;主动社交困难;对他人的社交示意的反应显得不正常或不成功;可能表现出社交兴趣降低	仪式和重复行为在某一个或多个场合中显著影响患者的功能。若他人试图中断其重复刻板行为或将其从狭隘兴趣中转移出来,会表现抵抗

(邹小兵)

第六节 注意缺陷多动障碍

一、临床表现与分型

注意缺陷多动障碍（ADHD）的核心症状是注意缺陷、多动和冲动（表 10-37）。

表 10-37 ADHD 的核心症状

核心症状	临床表现	其他表现	学习障碍	持续时间	发育水平
注意缺陷：无意注意优势，注意时间短，强度弱，范围狭窄；严重时也影响被动注意	**特点：**不能滤过无关刺激；丢三落四，马虎粗心、易犯低级错误，做事拖沓；上课注意力不集中	社交技能、应对挫折和控制情绪等可存在困难；动作笨拙，手眼协调差	非智能障碍所致	≥6 个月多个场景同样表现（如学校、家庭）	与实际年龄不一致
多动	**特点：**不分场合、无目的性，在静止性游戏中表现尤为明显；自控能力差，与年龄不符多动，如躯体活动、手活动及言语过多				
冲动	**特点：**对不愉快的刺激反应过度，易兴奋和冲动、不分场合、不顾后果，难以自控，甚至伤害他人，不遵守游戏规则，缺乏忍耐或等待				

DSM-5 根据症状维度将 ADHD 临床分为注意缺陷为主型、多动冲动为主型以及混合型三个亚型,混合型为注意缺陷与行为冲动症状均显著。

二、评估与诊断

1. 临床评估 ADHD 的诊断主要依据临床表现,缺乏客观指标。多动、冲动和注意力不集中是一组非特异性临床表现,正常儿童青少年的发育进程中亦可存在(表 10-38、表 10-39)。故临床全面评估儿童的心理神经发育状况是正确诊断的重要方法(表 10-40)。

表 10-38 儿童正常发育中的多动 / 冲动表现

多动 / 冲动	发 育 表 现
婴幼儿:常很活跃 / 冲动,使精力不足或耐心不足的成人烦恼	• 婴儿:对刺激应答有个体差异。部分婴儿可能对触足、声音、光线有过度的活跃,可表现为扭动以避开照养人;或婴儿的愉快应答表现为活动增多 • 儿童早期:转圈、提问,撞击物品或人
学龄儿和青少年:游戏时可兴奋,可出现正常的冲动行为,特别是在竞争情景时	• 儿童中期:可长时间玩很兴奋的游戏,偶出现冲动行为 • 青少年:喜欢长时间的活动(如跳舞),可与同伴做危险性动作

表 10-39 正常儿童的多动冲动行为问题

多动 / 冲动行为问题	多动冲动行为的发育表现
儿童的行为影响与他人的关系或获得相应年龄的技能。儿童出现某些多动或冲动症状,但尚不足以定为 ADHD 行为障碍者,或异常行为问题;可伴有其他不良行为,如不良情绪行为或攻击性 / 对立违抗行为	• 婴儿:扭动、攀爬;伴有高活动水平的感觉运动低下或过度 • 儿童早期:常在游戏中撞人或撞倒东西而受伤,不愿进行安静的游戏,如坐、看、听故事 • 儿童中期:不遵循游戏规则,扰乱他人,不能完成家务 • 青少年:干蠢事,惹他人生气,不遵守课堂秩序,或看电视时不安宁

表 10-40　ADHD 临床评估

评估项目	内　　容
采集病史	需主要照养人和教师提供正确、完整的病史
体格检查	包括神经系统检查、生长发育情况、营养状况、听力、视力以及精神状态等
心理评估	智力测验、注意测定和其他一些评估量表
ADHD 评估	Conner 父母问卷（PSQ）、教师用量表和 ADHD 筛查量表（SNAP-Ⅳ），儿童注意方面如持续性操作测试、学习障碍筛查量表（PRS）、Achenbach 儿童行为量表（CBCL）以及气质量表等

2. 辅助检查　无特异性，必要时进行影像学检查，脑电图，血液、尿液生化等辅助检查帮助鉴别诊断。

3. 诊断

（1）**行为评估**：三级儿童保健机构，或高级发育 – 行为专科，或有条件的二级儿童保健机构评估，依据 DSM-5 的诊断标准，进行治疗。判断标准为至少 6 条符合 DSM-5 描述的 9 条多动冲动行为或注意缺陷行为表现（表 10-41~ 表 10-43）。

表 10-41　DSM-5 描述多动冲动症状

	冲　动　症　状
1	在座位上常坐立不安，用手或脚敲打，或扭动
2	随意离开座位，如在教室、办公室或其他工作地方
3	在不合适的场所乱跑或攀爬，若为年长儿或成人则表现坐立不安
4	难以安静的玩耍或参加娱乐活动
5	不停地动，仿佛像被发动机一直驱动的那样，如不能安静在饭店、会议室难以久坐，让人感觉坐立不安
6	常说个不停
7	回答问题时不经思考脱口而出，如与人交谈常常抢话
8	需要轮流时常难以等待，如排队时
9	打扰别人，如打断别人对话、游戏、活动，不经允许随便用他人的东西；若为年长儿、成人常干扰他人做事

表 10-42　DSM-5 描述注意缺陷症状

注意缺陷症状
1　注意不集中,或做作业粗心出错,或工作中在其他活动中忽略或漏掉细节,工作出差错
2　完成任务或游戏活动时难以集中注意,如难以专注听讲座、对话与长时间阅读
3　说话时常常不能注意听,在没有任何明显的干扰时也心不在焉
4　不能按指令完成学校作业、家务或工作任务,如工作时注意不易集中或转移目标
5　难以组织任务和活动,如难以处理连续性任务以及保持材料与物品顺序,工作杂乱无章,管理能力差,不按时完成任务
6　避免或不愿参加需要长时间与精力的任务,如家庭作业;年长儿或成人不愿准备报告、填表、看长篇文章
7　常丢失完成任务或进行活动的必要东西,如书、笔、书包、工具、钥匙、作业、眼镜、电话本等
8　易被外来刺激分心,如年长儿和成人易被无关事吸引
9　常忘记日常活动,如做家务、差事;年长儿和成人忘记回电话、付账单、约会等

表 10-43　DSM-5 其他诊断条件

其 他 症 状
1　<12 岁出现注意或多动 – 冲动症状
2　≥17 岁的青年、成人有注意缺陷或多动 – 冲动症状≥5 条即可诊断 ADHD
3　儿童在≥2 个场所出现 ADHD 核心症状,包括家庭和学校;症状持续≥6 个月
4　症状不是发生在精神分裂症或其他精神障碍过程中,也不能用其他心理障碍解释(如心境障碍、焦虑障碍、分离障碍、人格障碍、物质中毒或撤退物质)

（2）功能评估:ADHD 后果是有功能损害。因此,功能评估是 ADHD 儿童诊断的关键。ADHD 儿童在学业成就、家庭关系、同伴关系、自尊、自我概念、意外伤害和适应功能方面有明显功

能损害。无论有无共患学习障碍，ADHD 儿童学业成就低下，被同伴轻视致自尊心低下。

4. 鉴别诊断 需与正常儿童行为与某些疾病相似症状鉴别（表 10-44、表 10-45）。

表 10-44　ADHD 的症状鉴别

ADHD 儿童	正 常 儿 童
症状相似	正常行为多样性儿童
ADHD 某些症状	不满足诊断标准（如注意缺陷 <6 条）
行为症状发生环境	限于某一特定环境或场合发生，或仅存在于相同场合（如仅在学校，或在家庭）
有 AHDH 症状	学习技能或社会交往等方面功能正常，课堂表现好、学业成绩高和社会交往良好

表 10-45　与 ADHD 症状相似疾病鉴别

综合征	药物	内分泌疾病	神　　经
婴儿酒精综合征、脆性 X 综合征等	某些药物的副作用	甲状腺功能亢进	智能障碍、抽动-秽语综合征、品行障碍、孤独症谱系障碍、儿童精神分裂症、适应障碍、躁狂发作和双相障碍、焦虑障碍、特殊学习技能发育障碍

5. 共患病 多数 ADHD 儿童青少年存在共患病，加重 ADHD 儿童功能损害。最常见的共患病包括破坏行为［对立违抗（ODD）、品行障碍］、焦虑障碍、抑郁障碍、学习障碍、睡眠障碍、智力障碍和孤独症谱系障碍。

三、治疗

应由三级儿童保健机构或高级发育-行为专科，或部分二级儿童保健机构承担。ADHD 治疗方法选择儿童的年龄有关（表 10-46）。ADHD 是一个慢性疾病，各相关学科的医师应共同制订相应的治疗计划，医师治疗计划需有家长和老师积极配合，采用心理支持、行为矫正、家庭和药物治疗的综合措施。

表 10-46　ADHD 儿童治疗原则

年　　龄	治　疗　原　则
4~5 岁（学龄前期）	行为治疗为主,行为治疗无效或严重功能损害时考虑药物治疗
6~11 岁（学龄期）	建议首选药物治疗,推荐药物治疗和行为治疗的联合疗法
12~18 岁（青少年）	建议以药物治疗为首选,辅以心理治疗

我国治疗 ADHD 的中枢兴奋剂主要为盐酸哌甲酯,据疗效持续时间分为长效（10~12 小时）和短效（3~6 小时）两种制剂（表 10-47）。

表 10-47　盐酸哌甲酯治疗 ADHD

年龄		剂　　量	作用持续时间
6~17 岁	短效盐酸哌甲酯（利他林,Ritalin）	每次 5mg,每日 1~2 次开始（晨 7:00 和中午）,根据个体疗效决定剂量调整,一般每周逐渐增加 5~10mg（最大推荐剂量为 60mg/d）;常用最适量为 0.3~0.7mg/kg,2~3 次/日	4 小时
	长效盐酸哌甲酯（MHP 缓释片）	18mg/d,始 1 次/日晨服,剂量稳定期间每 1~2 周调整一次剂量,根据个体疗效决定剂量调整,每次可增加剂量 18mg,直至最高剂量为 54mg（每日 1 次,晨服）	12 小时

（金星明）

第七节　抽动障碍

一、临床表现与分型

1. 临床表现　抽动障碍（TD）是以不自主、反复、快速、无目的的一个或多个部位肌肉运动或发声抽动为主要表现的神经精神疾病（表 10-48）。

表 10-48 抽动障碍临床表现

	特 征	临 床 症 状
感觉性抽动	最早出现,身体局部有不适感,或非局限性、无特异的感觉时抽动,如冲动和焦虑时抽动	如压迫感、眼睛干涩不适、扭痛、鼻痒、躯体痒感、出汗、冷热感等时发生抽动
运动型抽动	躯体某些部位的单一抽动到多个部位或肢体的复杂复合抽动	常从头面部肌肉的抽动开始,逐渐转向肩颈部、四肢、躯干部抽动
发作性抽动	出现较晚	发声抽动,或重复性语言或无意义、模仿语言或秽语抽动

2. **分型** DSM-5 根据抽动类型、病程长短等将抽动障碍分为 Tourette 综合征、慢性运动 / 发声抽动障碍、短暂性抽动障碍和未分类的抽动障碍。

二、诊断与鉴别诊断

1. **诊断流程** 临床诊断流程包括详细病史、体格检查、神经系统检查和精神检查与相关辅助检查(图 10-4)。

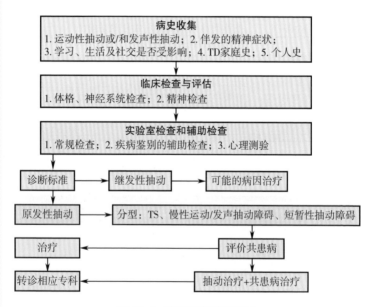

图 10-4 抽动障碍诊断流程图

2. 诊断标准　目前,国际最具影响力的 TD 诊断标准是
《美国精神障碍诊断与统计手册第 5 版》(DSM-5)诊断标准
(表 10-49)。我国采用中华医学会精神科学会制定的《中国精
神障碍分类方案与诊断标准》第 3 版(CCMD-3)的抽动障碍诊
断标准(表 10-50)。

表 10-49　DSM-5 的抽动障碍诊断标准

抽动障碍分类	诊　断　标　准
Tourette 综 合征(307.23)	A. 多种运动性抽动和一种或多种发音抽动,两者可不同时出现 B. 自首次发作已持续一年以上,抽动频率可增可减 C. <18 岁起病 D. 症状并非由于物质(可卡因)或躯体情况(亨廷顿病、病毒性脑炎后)的直接生理效应所致
慢性运动/发声抽动障碍(307.22)	A. 一种或多种运动性抽动或发音抽动,运动或发音抽动不同时存在 B. 自首次发作已持续一年以上,抽动频率可增可减 C. <18 岁起病 D. 症状并非由于物质(可卡因)或躯体情况(亨廷顿病、病毒性脑炎后)的直接生理效应所致 E. 不满足 Tourette 综合征的诊断标准
短暂性抽动障碍(307.21)	A. 一种或多种运动和(或)发音性抽动 B. 病程持续不足一年 C. <18 岁起病 D. 症状并非由于物质(可卡因)或躯体情况(亨廷顿病、病毒性脑炎后)的直接生理效应所致 E. 不满足 Tourette 综合征和慢性运动/发声抽动障碍的诊断标准
其他类型抽动障碍(307.20)(F95.8)	出现抽动症状,并干扰或损害其社会、职业生活或其他重要功能,但不满足抽动障碍的全部诊断标准和该疾病在神经发育障碍诊断分类中的任一标准。该类型可用于临床医师认为患者抽动表现虽不满足 TD 诊断标准,但存在特定原因时。诊断记录中,应注明其病因(多在 18 岁后起病)
未分类的抽动障碍(307.20)(F95.9)	出现抽动症状,并干扰或损害其社会、职业生活或其他重要功能,但不满足抽动障碍的全部诊断标准和该疾病在神经发育障碍诊断分类中的任一标准。该类型用于临床医师未明确患者症状不满足 TD 诊断的原因,或没有充足的信息作出明确的诊断时

表 10-50 CCMD-3 的抽动障碍诊断标准

诊断标准	内　　容
症状	表现为多种运动抽动和一种或多种发声抽动,多为复杂性抽动,两者常同时出现。抽动可在短时间内受意志控制,应激状态加剧,睡眠时消失
严重程度	生活和社交功能明显受损,患儿感到十分痛苦和烦恼
病程	18 岁前起病,症状可延续至成年,几乎每天多次发生抽动,至少持续 >1 年;或间断出现抽动,但 1 年中症状缓解 <2 个月

3. 鉴别诊断 需与风湿性舞蹈病、肝豆状核变性(Wilson病)、神经棘红细胞病、癫痫、迟发性运动障碍、其他运动异常以及某些精神障碍疾病鉴别(表 10-51)。

表 10-51 抽动障碍与其他常见的儿童精神障碍中的运动异常

运动异常	定　　义	常　见　原　因
抽动 (tics)	● 突发的,刻板运动或发生 ● 运动表现特征随时间进程改变 ● 暂时可压制 ● 常先兆冲动 ● 压力使症状加剧,分散注意力可缓解症状	● Tourette 综合征 ● 慢性抽动障碍 ● 短暂性抽动障碍
刻板行为 (stereotypies)	● 重复的、无目的的自发运动	● 孤独症 ● 广泛性发育障碍 ● 精神发育迟滞 ● 刻板性运动障碍
舞蹈病 (chorea)	● 简单的、随意的、无规律的非刻板性的运动 ● 无先兆症状,注意力分散时加重 ● 从身体的一部位蔓延至另一部位	● <8 月龄婴儿 ● 大脑性麻痹 ● 哈姆舞蹈病 ● 遗传性舞蹈病 ● Kernicterus ● Lesch-Nyhan 综合征 ● 缺氧或脑卒中
运动障碍 (dyskinesia)	● 伴随着持续的肌肉紧张出现的缓慢、长期的扭动	● 药源性 ● 特发性扭转性肌张力障碍

运动异常	定 义	常 见 原 因
		• 缺氧或脑卒中 • 威尔森症 • 亨廷顿病 • 帕金森病
手足徐动 （athetoid）	• 缓慢、不规则的扭转运动。常见手指、脚趾,偶见于脖子 • 缓慢的"舞蹈病"	见舞蹈病
肌阵挛 （myoclonia）	• 短暂、突发的肌肉痉挛,常致某块肌肉或是某肌群的抽动	• 生理性:打嗝、焦虑、运动诱发 • 病理性:青少年肌阵挛性癫痫,威尔森症,缺氧
联带运动 （synkinesis）	• 特定动作引起的无意运动,如闭眼时嘴角上扬	• 生理性

三、共患病

抽动障碍多合并有其他精神病理状态,如 ADHD、强迫症、学习障碍、睡眠障碍、孤独症谱系障碍、精神分裂症、人格障碍、自伤行为、特定习惯性障碍等。

四、治疗

PCP 与基层医师疑诊儿童抽动障碍需转诊专科药物,配合心理行为治疗。

(静 进)

第八节 特定学习障碍

2013 年 DSM-5 将 DSM-4 中的阅读障碍、数学障碍和写作障碍与学习障碍未分类型合并,命名为"特定学习障碍(SLD)"。

一、临床表现与分型

1. 临床表现 幼年阶段养育困难、较难建立正常的母子依恋关系的儿童可能学龄前为 SLD（表 10-52）。

表 10-52 SLD 临床表现

年　龄	临　床　症　状
婴儿期	● 好动和哭闹,对外刺激敏感和过激反应;养育困难、较难建立正常母子依恋关系
幼儿和学龄前儿童	● 接受性、表达性语言和言语清晰度方面表现延迟;视觉认知不良、协调运动困难、精细动作笨拙不能画出简单形状,书写困难;可伴行为问题
学龄儿童	● 认知水平:基本正常,但存在不平衡现象（PIQ 可高于 VIQ） ● 语言问题:语言理解和语言表达困难 ● 阅读障碍:视觉性阅读困难和听觉性阅读困难 ● 视空间障碍:手的触觉辨别能力或精细动作协调能力差,如顺序和左右认知、计算和书写障碍 ● 非言语性 LD:社会认知障碍,人际关系和沟通理解困难;顺序、时间、场所、位置的理解困难;伴动作协调困难、视觉空间能力欠缺等,又称右脑综合征 ● 情绪和行为问题:伴多动、不易集中注意力,难以适应集体活动:常有情绪问题,严重者可发展为品行障碍类问题

2. 临床分型 临床上将 SLD 分为伴阅读受损、伴书面表达受损与伴数学受损三种亚型。

二、评估与诊断

学习障碍的诊断主要依据临床表现,缺乏客观指标。DSM-5 描述在干预措施下特发性学习障碍的各种特征性症状依然存在,至少持续 6 个月。诊断需详细收集儿童在家庭、学校表现,结合相关的心理学评估和实验室检查进行诊断。

1. 临床评估 除常规采集病史、体格检查外,需采用心理评估、教师评估与学习障碍评估量表获得儿童学习困难资料。

2. 辅助检查 无特异性,主要用以鉴别诊断,包括脑电图、血铅、血清铁等。必要时进行影像学检查,包括功能性磁共振(fMRI)和计算机 X 线断层摄影。

3. **筛查** 一级儿童保健机构的儿童保健医师在儿童健康体检时应询问学龄儿童学业情况,可采用《年龄与发育进程问卷》(简称 ASQ),"布瑞根斯筛选测验"以及《儿童发育进程家长评估表 – 成长标志》(PEDS:DM)筛查学龄前儿童早期学习技能,识别需要转诊的儿童。

4. **诊断与分级** 三级儿童保健机构或高级发育 – 行为儿科或有条件的二级儿童保健机构依据 DSM–5 的诊断标准对转诊儿童评估、诊断和治疗。

(1)**诊断标准**:以下 A、B、C、D 四个项目基于临床病史(发育、躯体、家庭、教育)以及学校的报告和心理教育的评估,因此,儿童特定学习障碍诊断需符合是 DSM–5 中 A、B、C、D 内容(表 10–53)。

表 10–53 DSM–5 的儿童特定学习障碍诊断标准

诊 断 标 准	临 床 特 征
A. 学习和使用学业技能困难:尽管有干预措施,儿童仍存在≥1 项症状,且持续>6 个月	①不准确或缓慢、费力地读字:如大声读单字但不正确,或缓慢、犹豫、频繁猜测,难以念出字 ②难以理解所阅读内容的意思:如可准确地读出内容但不能理解顺序、关系、推论或更深层次意义 ③拼写困难:如可能添加、省略或替代元音或辅音 ④书面表达困难:如句子有多种语法或标点符号的错误;段落组织差,书面表达思想不清晰 ⑤难以掌握数感、数字或计算:如数字理解能力差,不能区分数字的大小和关系;简单加法需扳手指计算;计算步骤紊乱 ⑥数学推理困难:如不会应用数学概念、数字或方法解决数量的问题

续表

诊 断 标 准	临 床 特 征
B. 学业技能显著低于实际年龄应具备水平,显著影响学业或职业表现或日常生活的活动,与标准化成就测评和综合临床评估结果一致;年龄 >17 岁者标准化测评可替代学习困难病史	
C. 学习困难开始于学龄期,但直到学习涉及受损学业技能能力时,才完全表现出来(如定时测试,读或写冗长、复杂的报告,做有严格的截止日期或复杂的作业时)	
D. 学习困难不能用儿童智力障碍、视觉或听觉问题,或其他精神或神经病性障碍、心理社会的逆境解释;也不能以教师的教学问题解释	

(2)严重程度分级(表 10-54)

表 10-54　儿童特定学习障碍程度分级

严重程度	临 床 表 现
轻度	1~2 个学业存在某些学习技能的困难,但在学校期间有支持服务时,儿童可通过代偿发挥功能
中度	1 个或多个学业存在明显学习技能困难,需要适当的支持性服务才能准确和有效地完成活动
重度	学习技能差严重影响多个学业领域,即使有适当的支持性服务,仍不能有效地完成所有活动

5. 鉴别诊断 学习障碍须与精神发育迟滞、孤独症、选择性缄默症、品行障碍、注意缺陷多动性障碍、癫痫等相鉴别。

三、共患病

多数学习障碍儿童青少年都存在共患病,共患病可加重学习障碍儿童的功能损害。最常见的共患病包括注意力缺陷多动症、对立违抗和品行障碍、焦虑障碍、抑郁障碍、睡眠障碍、药物滥用障碍、社交不良等。

四、治疗

多学科参与治疗,包括特殊教学教师、儿童保健医师、心理学医师、作业疗法师、语言治疗师等进行一般治疗与教育干预。但除共患病可采用药物治疗外,学习障碍无治疗"特效药"。

(徐 秀)

第九节 品 行 障 碍

一、临床表现与分类

1. 临床表现 品行障碍(CD)的异常行为与年龄有关,如攻击、破坏财物、逃学、撒谎、偷窃、逃学、离家出走、残忍、违拗对抗、不服管教等(表 10-55)。

表 10-55 儿童品行障碍临床表现

异常行为	临 床 表 现
攻击行为(或侵犯行为)	● 幼年:暴怒发作、屏气发作、过分吵闹等,违拗、拒绝服从、抢夺玩具和欺侮其他儿童等 ● 学龄期:言语中伤、威胁恐吓他人、骚扰同学、对抗老师、欺辱他人等,可伴自伤自虐行为,虐待动物等 ● 青春期:暴力对抗成人管教,强奸或猥亵女性,加入不良少年团伙等
说谎	● 学龄前:为逃避惩罚,假话逐渐变为说谎 ● 学龄期:用说谎骗取利益,如诈骗钱财
偷窃	● 多始于学龄期
出逃	● 受到惩罚逃学或离家出走

续表

异常行为	临 床 表 现
恶作剧	● 编造一些出人意料、不可理喻的恶作剧来捉弄他人以满足自己心理
破坏行为	● 故意破坏他人物品或公物以宣泄心理冲突
纵火	● 为发泄情绪而玩火纵火
物质依赖	● 如网络成瘾、吸烟或酗酒、吸食各类毒品等

2. 分类 据病程和预后、年龄及表现特征进行 CD 分类（表 10-56）。

表 10-56 品行障碍临床分类（ICD 10）

特征	临 床 分 类
年龄及表现特征	● 儿童期类型：<10 岁，破坏性行为更持久，成年后反社会行为倾向更严重 ● 青少年类型：>10 岁
社交能力损害程度	● 家庭关系的 CD：行为问题均局限于家庭环境 ● 非社交性 CD：难与他人建立感情，过分自我中心和利己主义 ● 社交性 CD：与同龄人具有感情上的联系，但有时有反社会行为未特定 CD

二、诊断与鉴别诊断

目前尚无确定诊断 CD 的测试方法，诊断主要依据病史。医师体格检查和血生化实验和脑的 MRI 可帮助鉴别诊断。

1. 诊断标准 DSM-5 中对立违抗性障碍（ODD）和 CD 与其他障碍均归类破坏性、冲动-控制和品行障碍。DSM-5 与 DSM-4 的 CD 诊断标准相近，补充符合 CD 诊断标准同时表现缺乏亲社会情绪的描述性特征说明（表 10-57）。严重 CD 类型有"冷漠-不易动情"特征（表 10-58）。

2. 鉴别诊断 与 ADHD、情绪障碍、抽动症和抽动-秽语综合征以及儿童少年精神分裂症症状有重叠，但治疗效果可帮助鉴别。

表 10-57　DSM-4 的 CD 诊断标准

诊断标准	临床特征
A. 侵犯他人基本权利或违犯与年龄相称的主要社会准则，持久反复发生的不良行为，过去 1 年内具有不良行为 ≥3 项，其中至少 1 项发生在 6 个月之内	● 攻击人和动物： （1）经常欺负、威胁或恐吓他人 （2）经常挑起躯体打斗 （3）使用对他人导致躯体伤害的武器（如短棍、砖头、碎瓶子、刀、枪） （4）残忍对待他人 （5）残忍对待动物 （6）对受害者实施抢劫（如路劫、偷钱包、勒索和武装抢劫） （7）强迫他人进行性活动 ● 破坏财产： （8）故意导致严重损害 （9）故意破坏他人财产 ● 欺骗或偷窃： （10）闯入他人的住所、建筑或机车中 （11）经常说谎以获得好处、优待或避免责任 （12）偷价值不菲的东西而不面对受害者 ● 严重违反纪律： （13）即使家长阻止，经常夜间外出过夜，始于 13 岁之前 （14）与家长住时，整夜外逃至少两次或至少一次有一段时间不回家 （15）经常逃学，始于 13 岁前
B. 行为问题已明显影响社交、学业或工作	
C. 如年龄 >18 岁，尚不符合反社会人格障碍诊断标准	

表 10-58　CD 中"冷漠－不易动情"诊断描述

标准	临床特征
1. 满足 CD 的所有诊断标准	
2. 持续 >12 个月表现冷漠无情，临床医师通过多种	● 缺乏懊悔或内疚：做错事不感到内疚 ● 冷漠/缺乏共情：不理会/不关心他人感受

续表

标　准	临　床　特　征
信息来源（如儿童自我评价或他评）确认存在冷漠无情特征	● 不关心：不在意自己学业、工作或其他重要活动表现差 ● 缺乏感动：不表现出对他人的情感或情绪关心，只有比较表面（情绪与行为不一致，可在情绪的"开启/关闭"间快速转换）或是使用恐吓他人的情绪

三、治疗和干预

CD 儿童的治疗应由三级儿童保健机构或高级发育和行为专科以及部分二级儿童保健机构承担的专业治疗师完成，专科医师对症药物治疗。

1. 治疗原则

● 增加儿童亲社会和依从行为的强化作用，减少破坏性行为的正强化作用。

● 一般惩罚采用暂停活动时间或取消某些活动的方式。

2. 综合治疗　CD 的治疗较为困难，缺乏单一有效的治疗方法，多采用综合治疗方法，包括行为及家庭治疗、药物辅助治疗（图 10-5）。

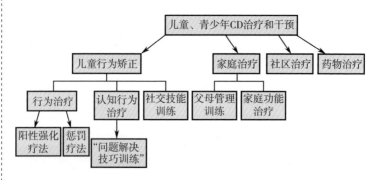

图 10-5　儿童、青少年 CD 治疗和干预

（静　进）

第十节　发育迟缓与智力障碍

发育过程中（青春期前）出现认知及社会适应能力障碍为智力障碍 / 发育迟缓（ID/DD）。<5 岁儿童仅根据发育里程碑的相应时间落后于同龄儿童程度判断发育迟缓，一般不直接诊断智力障碍。>5 岁儿童可以直接诊断智力障碍。

一、诊断

ID/DD 的诊断包括临床诊断和病因学诊断。

1. 临床资料　尽可能全面收集 D/DD 儿童病情性质（静止性病程或进展性病程）、发病年龄（可能的）、疾病的定性诊断（倾向性）等资料（表 10-59），与选择病因诊断方法有关。

表 10-59　相关临床资料

临床资料	内　　容
病史	包括现病史、家族史、围生史、发育史和疾病史及用药史
体格检查	ID/DD 儿童，尤其是中到极重度儿童，多伴有畸形（头面部体表、内脏、中枢神经系统等）、体格发育迟缓，检查结果可提示诊断方向
发育评估	评估认知能力、社会能力、生存能力，结果有助判断发育 / 智力损害的程度以及范围

2. 诊断标准　发病年龄 <18 岁（发育期）、认知功能 < 同龄儿童平均水平 2SD（或 IQ<70）以及伴有社会适应性行为缺陷 / 障碍 3 条标准。

3. 智力障碍分度　据智商（IQ）或者发育商（DQ）结果分为轻度、中度、重度和极重度（表 10-60）。

4. 实验室检查　与儿科神经及临床遗传学专业医师合作，选择最可能明确病因诊断的方法逐步筛查（表 10-61）。

表 10-60 ID/DD 分度与临床表现

分度	IQ/DQ	临床表现		预后	病因
		学龄前	学龄期		
轻度	50~70	发育迟缓不明显，但不活泼，对周围事物缺乏兴趣；言语发育略迟，抽象性词汇掌握少；分析问题肤浅，认识问题表浅	学习成绩较差，尤其是数学。特殊教育后可达小学六年级水平	可作简单具体工作	可发现部分生物学病因，但大部分病因尚不清楚
中度	36~49	婴幼儿期发育较迟缓。语言功能发育不全，吐词不清，词汇贫乏	理解力差，计算力差，学习困难，只能进行简单的具体思维，缺乏抽象思维能力。对周围环境认识和适应能力差，只能对事物表面认识	长期特殊教育和训练后部分患儿可学会简单的人际交往；基本卫生习惯、安全习惯和简单工作。需看护人持续性帮助才能完成日常生活中概念性任务	部分患儿伴有多发畸形，多数中度智力障碍患儿具有生物学病因
重度	20~35	婴幼儿期显著 GDD	语言发育显著落后，自我表达能力很差，动作十分笨拙，抽象概念乏，理解能力低下	有一定的自我保护能力能躲避明显的危险。少数经过系统的习惯训练，可养成极其简单的生活和卫生习惯，终生需要他人照顾	具有一种或多种生物学病因
极重度	<20	婴儿期即严重发育落后	缺乏语言功能或仅说单字，如无意识发音"爸""妈"等。运动能力显著落后，或终生不能行走。缺乏自我保护的能力，不能躲避明显的危险	个人生活不能自理，部分患儿早年夭折	多数病人伴有多发畸形和其他神经系统疾病如癫痫。多数患儿可以找到病因，其中半数以上为遗传性疾病

表 10-61　ID/DD 病因诊断方法选择

实 验 室 方 法	目　　　的
代谢检查	排除某些已知代谢性疾病
中枢神经系统影像学检查	排除脑结构异常
染色体检查	常规核型分析可发现传统染色体病,如21-三体综合征、18-三体综合征等
多重连接依赖的探针扩增(MLPA)和(或)微阵列比较基因组学(aCGH)	疑诊染色体异常而常规核型检查未发现异常者,检查排除染色体微缺失/重组
基因突变检测	单基因遗传病,如脆性 X 综合征、Rett 综合征
脑电图监测	无病因诊断意义,不需常规检查

二、处理

1. **病因治疗**　确诊病因的 ID/DD 患儿,如甲状腺功能减退症、苯丙酮尿症等,内分泌或遗产代谢性疾病,应尽早采用激素替代或特殊饮食疗法,对改善预后非常关键。如合并其他疾病,包括中毒、营养不良、听力及视力障碍等,则应及时矫治。

2. **特殊训练、康复**　目前大部分 ID/DD 尚无特效药物治疗。专业人员指导康复训练,以早期干预为主,对智力改善有关键性的作用。特殊护理需要有经验的儿童保健医师与家长、儿童早期教育工作者、教师和学校的其他员工组成团队。部分发育迟缓儿童需要转诊发育-行为儿科医师为主的由儿童心理专家、语音和语言治疗师、职业治疗师、听力专家和医学社会工作者组成的儿童发育团队。部分发育迟缓需转医学遗传学家诊治。儿童保健医师需与儿童发育团队、儿科神经专业医师以及医学遗传学家合作。部分发育迟缓儿童还需要营养师、行为专家评估。

(姜玉武)

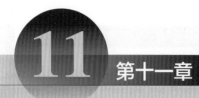

第十一章

神经发育异常相关疾病

一、确定疾病性质

据疾病的病程以及相关的辅助检查确定是进展性疾病还是非进展性疾病(表 11-1)。

表 11-1 神经发育异常疾病鉴别

疾病性质	神经发育障碍	疾 病	转 诊
非进展性疾病	● 发育迟缓(DD):按程序发育,但较同龄儿落后	脑性瘫痪、脆性X综合征、Rett综合征、孤独症谱系障碍、染色体疾病	儿科神经科、发育-行为科、儿科遗传科
进展性疾病	● 发育停滞(DS):随年龄增长发育停止在某一阶段 ● 发育倒退(DR):丧失已经获得的发育技能	神经遗传病、变性病、脑白质脱髓鞘性疾病、癫痫性脑病	儿科神经科、儿科遗传科

二、转诊专科处理

儿童发育期进展性神经发育与非进展性神经发育疾病需转诊专科医师诊断、处理(表 11-1)。

(姜玉武)

第二节 脑性瘫痪

一、临床表现

脑性瘫痪（CP）是发育中的脑受到不同病因损伤所致一非进展性功能障碍，主要表现运动和姿势控制异常的永久性障碍；多伴有感觉、知觉、认知、交流及（或）行为障碍以及癫痫、继发性肌肉骨骼障碍（表 11-2）。

表 11-2 脑性瘫痪临床表现

中枢性运动及姿势发育障碍	运动发育落后：大运动、精细运动发育落后	自主运动困难	主动运动减少
异常姿势	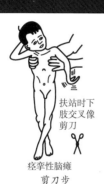 扶站时下肢交叉像剪刀 痉挛性脑瘫剪刀步 角弓反张		上肢内旋后伸、足尖着地、背屈、斜颈、四肢痉挛、握拳状手
肌张力改变	肌张力增高：角弓反张、上肢内旋、下肢剪刀状、内收肌角 <90°	张力降低	阵发性肌张力不全
反射异常	原始反射延迟消退	保护性反射不出现或减弱	锥体束征持续阳性或者不对称阳性：如巴宾斯基征、奥本海姆征等

193

二、合并症

脑性瘫痪儿童常有癫痫、智力障碍、视觉障碍、听觉障碍和语言障碍等五种合并症，与脑损伤的范围与程度有关。75%的脑性瘫痪患儿有至少一种合并症。

三、诊断及鉴别诊断

1. 诊断　脑性瘫痪的诊断是一临床描述性诊断，不是病因学诊断。儿童发育落后状况不确定，一般1岁后诊断CP。诊断需儿童神经科、发育-行为儿科、儿童康复科、儿童心理科等多个专业学科参与。诊断主要依据病史（包括病程发展）、神经系统的体格检查以及病因学相关的辅助检查（表11-3、表11-4）。

表 11-3　临床诊断依据

项目	诊断依据	鉴别
病史	● 发育史：提供运动发育落后程度的证据，获得病程发展（进展性/静止性）资料	● 进展性脑病与静止性脑病
体格检查	● 确定肌张力情况 ● 评估婴儿各种生理反射、姿势和不自主运动 ● 评估智力障碍、认知障碍和心理行为等 ● 运动及姿势异常的评估：粗大运动功能测试量表	● 中枢性张力与周围神经肌肉病 ● 其他神经精神疾病

表 11-4　实验室诊断方法

检查方法		证据强度
神经影像学（CT、MRI）	● 病因不确定时可做，如围产期影像学检查 ● MRI结果较CT更好提示CP病因与发生时间	强证据支持 （Level A, Class Ⅰ、Ⅱ evidence） （Level A, Class Ⅰ~Ⅲ evidence）
代谢和基因检测	● 对CP儿童不是常规检查	良好证据支持 （Level B, Class Ⅱ、Ⅲ evidence）
凝血试验	● 因偏瘫的CP儿童不明原因脑梗发生率较高，为除外凝血机制异常可做	良好证据支持 （Level B, Class Ⅱ~Ⅲ evidence）

检查方法		证 据 强 度
EEG	• 不能获得 CP 病因学资料	强证据支持（Level A, Class Ⅰ～Ⅱ evidence）
	• 如病史提示有癫痫或癫痫综合征宜做 EEG	（Level A, Class Ⅰ、Ⅱ evidence）
智力、视力、听力、语言筛查与营养、生长发育监测	• 应做	强证据支持（Level A, Class Ⅰ、Ⅱ evidence）

2. 诊断标准 有必备条件与参考条件（表 11-5）。

表 11-5　脑性瘫痪诊断标准

必备条件	• 中枢性运动功能障碍和运动发育落后
	• 姿势异常
	• 肌力和肌张力的改变
参考条件	• 反射异常
	• 病因学依据
	• 影像学证实为非进展性脑损伤
	• 排除遗传代谢病和其他中枢神经系统进行性疾病

3. 鉴别诊断 包括运动障碍性疾病与智力障碍性疾病（表 11-6）。

表 11-6　智力障碍与 CP 的鉴别

	CP	智力障碍性疾病	遗传代谢性疾病/变性病	其 他
年龄	<2 岁	<18 岁		
病因	胎儿期或生后早期脑损伤,如宫内 TORCH 感染、胎盘血栓或血管异常、毒物,或新生儿病毒性脑炎或脑膜炎	多数病因不清,遗传性疾病可能是主要原因,如神经遗传性疾病或染色体异常	进展性:发育停滞并逐渐倒退,严重者可早期死亡	暂时性运动发育迟缓(外部性脑积水)、韧带松弛症 • 生理性:拇指内收、肌群发育不平衡 • 特发性:足尖行走

续表

	CP	智力障碍性疾病	遗传代谢性疾病/变性病	其 他
病变部位	脑部(包括大脑、小脑及脑干),不包括脊髓、外周神经和肌肉等	脑部,主要是大脑		
症状	脑损伤致运动中枢性运动功能障碍和运动发育落后,并可致口腔功能障碍(吞咽困难或流涎)	智能发育落后,不能完成自己常规任务或不能日常生活自理		
处理	物理治疗	指导帮助 MR 儿童适应常规任务,尽可能发挥潜能		

四、处理

脑性瘫痪的处理原则主要是康复训练(治疗)及并发症处理,尽可能促进综合能力提高、改善生活质量。强调早期诊断、早期康复、早期综合处理并发症。

综合治疗前应进行综合评定(包括运动、智力、语言和生活质量评估),然后据患儿存在障碍的情况制订个体化的综合治疗方案。有效的治疗需要相关专业团队参与,辅以社区网络的全方位支持以及家长老师的积极配合,提供必要的学习和社会活动机会,制订长期有针对性的康复治疗目标和计划。

(姜玉武)

第三节 癫　痫

癫痫是一种慢性脑功能障碍性疾病,有不同病因基础、临床表现各异、反复癫痫发作为共同特征。癫痫发作是一种症状,可见于癫痫病人,也可以见于非癫痫的急性脑功能障碍,例如病毒性脑炎、各种脑病的急性期等。

一、临床表现

癫痫的临床表现主要是癫痫发作时同步化放电的癫痫灶神经元所在脑部位、放电强度和扩散途径（表11-7），常伴神经行为共患病，包括认知障碍、精神疾病及社会适应性行为障碍。

表11-7　癫痫发作的临床表现

临　床　分　类	临　床　表　现
部分性发作	简单部分性发作 ● 运动性发作 ● 感觉性发作 ● 自主神经症状发作 ● 精神性发作 复杂部分性发作
部分继发全面性发作	
全面性发作	● 强直 – 阵挛性发作 ● 失神发作 ● 强直性发作 ● 阵挛性发作 ● 肌阵挛性发作 ● 失张力发作

二、诊断要点

1. 癫痫诊断　确诊需据典型的发作表现结合脑电图癫痫性异常。

2. 鉴别诊断　包括屏气发作、点头痉挛、交叉擦腿、抽动障碍、生理性非癫痫发作性事件等。

三、治疗原则

癫痫的治疗需转诊儿童神经科控制癫痫发作，尽可能减少不良反应。

（姜玉武）

常见儿童遗传性疾病

第一节 21-三体综合征

一、临床表现

21-三体综合征,又称为唐氏综合征(Down's syndrome, DS),临床表现几乎涉及各个系统(表 12-1),儿童至少有 8 个特异性体征与症状,颅面异常是最突出体征之一。

表 12-1 DS 的各系统异常表现

症状与体征	%	症状与体征	%
智力损害	99	牙异常	60
身材矮小	90	眼裂外斜	60
脐疝	90	短手掌	60
颈部皮下脂肪肥厚	80	颈短	60
肌张力低	80	睡眠呼吸暂停症状	50~75
高腭弓	76	第 5 指弯曲	57
扁平头	75	虹膜布鲁什菲尔德斑	56
韧带松弛	75	通贯掌	53
甲状腺疾病	4~18	伸舌	47
听力问题	75	先天性心脏病	40~50
鼻梁塌	68	视觉问题	60
第 1、2 足趾分开(草鞋足)	68	隐睾	20
寰枢椎不稳	1~2	消化道闭锁	12
孤独症样表现	1	惊厥	1~13
巨结肠症	<1	消化道闭锁	12

表 12-2 DS 特异性体征与症状

部位	症　状
颅面	枕后与面部扁平、短头、内眦赘皮、鼻梁塌、睑裂上斜、小鼻、小嘴、伸舌、小耳或耳发育不良、颈部皮下肥厚

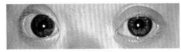

睑裂上斜

手	短、手掌短、第5小指短内弯,多有手掌猿线(通贯掌)、atd角 >45°

第5指弯曲

通贯掌

手掌短

多有手掌猿线(通贯掌)

手掌三叉点(atd)>45°

第5小指短内弯

足	第1~2足趾间宽(草鞋足)

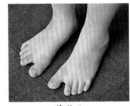

草鞋足

肌肉	张力减退
心脏	先天性心脏病
精神心理、行为	抑郁、焦虑、强迫症、精神分裂症、神经性厌食等精神心理问题,以及 ADHD 样表现、对立违抗性障碍和品行障碍,但随年龄逐渐改善

二、诊断

1. 病史重点　生后因畸形体征很快可被诊断。出生未诊断 DS 的儿童,家长多以儿童发育落后就诊。父母年龄(表 12-3)、儿童特异性体征与症状、儿童认知、运动、语言发育落后是重要诊断线索。

表 12-3　胎儿 DS 发生率与母亲妊娠年龄

母亲妊娠年龄(岁)	DS(活产)
15~29	1/1500
30~34	1/800
35~39	1/270
40~44	1/100
>45	1/50

2. 实验室检查

(1)染色体核型分析:是诊断的重要依据(表 12-4);

表 12-4　21- 三体染色体核型分析

核型分析	特　点
标准型	约占 95%,核为 47, XX(或 XY),+21

a. 47, XX(或 XY),+21

核型分析	特　点
易位型	约占 2.5%~5%,其中最常见核型为 D 组 14 号与 G 组 21 号易位,核型为 46, XX(或 XY), -14, +t(14q21q)

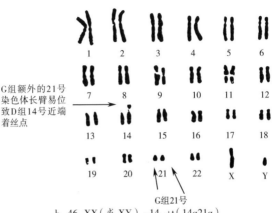

G组额外的21号染色体长臂易位致D组14号近端着丝点

G组21号

b. 46, XX(或 XY), -14, +t(14q21q)

嵌合体型	约占 2%~4%,核型为 46, XX(或 XY)/47, XX(或 XY), +21

（2）心脏超声:常规心脏检查;

（3）发育水平或智力测试:判断发育落后程度;

（4）眼、耳常规检查:排除视力、听力障碍;

（5）脑电图检查:有抽搐病史儿童需脑电图检查;

（6）其他检查:根据病情选择相应检查。

三、鉴别诊断

染色体核型分析结果可鉴别疑诊,如 49, XXXXY 综合征,或其他多个 X 染色体疾病、先天性甲状腺功能减退症、嵌合体、部分 21- 三体(或 21q 复制)、罗伯逊易位 21- 三体、Zellweger 综合征(脑 – 肝 – 肾综合征)或其他过氧化物酶病、18- 三体等疾病。

四、保健措施

DS 是儿童最常见的遗传性疾病。目前尚无治疗方法,主要是需要采取综合措施,加强保健(表 12–5)。

表 12-5　DS 儿童的预防保健措施

年龄	评　估	预见性指导
出生～ 1 月龄	● 产前染色体检查诊断 ● DS 的新生婴儿，医师应再仔细阅读产前染色体检查报告，结合临床确定诊断喂养问题 ● 听、视觉筛查 ● 心脏检查	● 呼吸道感染的易感性 ● 常规肾功能与尿筛查
1~12 月龄	● 中耳炎 ● 因 DS 儿童有获得性甲状腺问题，建议新生儿甲状腺功能筛查正常的 DS 儿童 6 月龄、12 月龄各筛查一次，以后一年筛查一次 ● 如出生时为进行眼检查者，6 月龄应眼检查	● 采用国家的或 WHO 的儿童生长曲线监测体重与体重／身长的发育趋势；因过去的特殊的 Down 综合征体格生长曲线不能反映 DS 儿童的生长状况，已不再推荐使用，直到发展新的曲线 ● 与家长讨论 DS 儿童的情绪问题 ● 早期干预措施 ● 家庭遗传指导
1~5 岁	● 体格生长与行为发育状况 ● 4 岁前每年进行听、视觉复测 ● 3~5 岁进行颈部 X 线摄片，排除寰枢椎异常 ● 先天性心脏病监测 ● 筛查血色素，治疗贫血 ● 每年一次甲状腺功能筛查 ● 睡眠问题	● 早期干预，包括理疗、语言治疗等 ● 儿童行为问题与处理 ● 教育家长干预儿童性暴露的危险，让儿童知道不要相信陌生人 ● 母亲再次妊娠风险 ● 避免肥胖
5~13 岁	● 监测儿童的生长发育状况，强调健康饮食，避免肥胖 ● 听力评估 ● 每 2 年一次视力检查	● 儿童的学校表现 ● 与家长讨论社会、家庭状况，包括经济水平 ● 儿童行为问题与处理

年龄	评　估	预见性指导
	● 每年一次评估甲状腺功能 ● 先天性心脏病随访 ● 血常规检查,治疗贫血 ● 预防寰枢椎异常 ● 睡眠问题	● 评估儿童独立能力、自我照顾能力 ● 青春期儿童的心理、生理变化,帮助 DS 儿童理解与青春期生理问题;处理,避免女童意外妊娠
13~21 岁 青少年	● 每年进行血常规、甲状腺功能、听觉、视觉检查 ● 先天性心脏病随访 ● 预防运动中寰枢椎损伤	● 讨论过度成人的问题,包括监护人的职责、长期的经济计划、慢性疾病与增加阿尔茨海默病危险 ● 监测 BMI,建议健康生活方式,包括饮食与运动 ● 讨论行为和社会状况 ● 避免女青年意外妊娠问题 ● 继续监测、鼓励青少年独立能力发展,讨论独立生活、就业问题 ● 转至成人医学保健

（宋苹　熊丰）

第二节　先天性卵巢发育不全综合征

先天性卵巢发育不全综合征(或特纳综合征,TS)是常见的染色体疾病之一,是人类唯一能存活的单体病。

一、诊断

1. **病史重点**　青春期年龄无第二性征发育就诊,其次为体格发育缓慢。

2. 临床表现（表 12-6）

表 12-6　TS 主要临床症状与体征

特点	症状与体征
新生儿期	喂养困难、手足背水肿、面部痣、颈部皮肤皱褶等

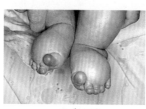
足背水肿

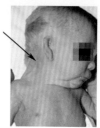
颈部皮肤皱褶

体格发育	逐渐落后于同年龄同性别儿童

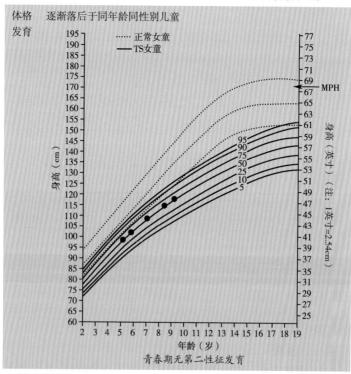

青春期无第二性征发育

智能发育	基本正常

3. 实验室检查　为确诊重要依据（表 12-7）。

表 12-7　Turner 综合征实验室检查

实验室检查	结　　果
染色体核型分析	● X 染色体缺失：45, X 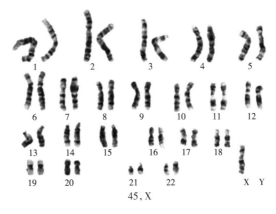 染色体结构异常：部分 X 染色体缺失，如 X 染色体长臂等臂 Xi（Xq），短臂等臂 Xi（Xp），长臂或短臂缺失 46, X, i（Xq），或 46, X, i（Xp）；环状染色体 46, X, r（X）或易位嵌合型：多种嵌合体，如 45, X/46, XX, 45, X/47, XXX。或 45, X/46, XX/47, XXX 等
内分泌检查	性激素检查提示促黄体生成激素（LH）、促卵泡生成素（FSH）升高、雌二醇减低；部分患者有生长激素（GH）缺乏，胰岛素样生长因子 -1（IGF-1）分泌低下
超声波检查	子宫、卵巢发育不良，严重者子宫呈纤维条索状；提示心血管、肾脏发育异常
骨骼 X 线摄片	骨龄落后；第 4、5 掌骨短可见马德隆畸形

二、鉴别诊断

与 Noonan 综合征、原发性性腺发育不良、其他矮小症疾病鉴别。

三、治疗

对症治疗,包括生长激素治疗、性激素补充治疗,以改善Turner综合征女童成年终身高,促进第二性征发育,辅助生殖,社会心理支持及相关疾病的对症处理。三级儿童保健机构的医师根据病史、临床体征实验室检查确诊的TS患者应转诊内分泌专科治疗;TS患者可在二~三级儿童保健机构定期随访,包括骨龄、监测身高及性征发育情况,协助专科医师及时调整用药等。

四、保健措施

TS是儿童最常见的遗传性疾病。目前尚无治疗方法,主要是需要采取综合措施,加强保健(表12-8)。

表 12-8　TS 儿童的预防保健措施

年龄	诊断与咨询	预见性指导
0~1 岁	● 确定诊断:与遗传学专家回顾产前核型分析,讨论进一步细胞遗传学检查必要性 ● 髋关节发育检查 ● 听力筛查 ● 心脏检查:包括产前超声波结果"正常"的婴儿,因二叶主动脉瓣和主动脉缩窄可能漏诊 ● 血压和脉搏测量:比较上下肢收缩压有助诊断主动脉缩窄 ● 肾脏超声波检查	● 与家长讨论喂养、淋巴水肿持续时间等问题 ● 内分泌治疗咨询 ● 心脏异常并发症:讨论TS儿童发生亚急性细菌性心内膜炎可能性
1~12 月龄	● 体重评估:利尿后淋巴性水肿消退,第一个月宜评估TS儿童体重 ● 血压和脉搏测量:比较上下肢收缩压有助诊断主动脉缩窄 ● 眼检查:排除非交替斜视 ● 耳检查:排除中耳炎 ● 听力筛查	● 预防中耳炎 ● 预防心脏问题 ● 预防泌尿道感染 ● 发育干预

年龄	诊断与咨询	预见性指导
1~5 岁	<ul><li>随访体格发育:采用生长曲线评估 TS 儿童生长,如出现生长缓慢,请内分泌专家评估生长状况;标记开始生长激素治疗时间</li><li>评估语言发育:听力损害 TS 儿童需评估语言发育状况</li><li>血压和脉搏测量:比较上下肢收缩压有助诊断主动脉缩窄</li><li>听力评估</li><li>尿常规检查:了解泌尿系统情况</li><li>甲状腺功能检查:4 岁前 1~2 次</li><li>评估发育状况</li></ul>	<ul><li>预防心脏问题</li><li>预防中耳炎</li></ul>
5~13 岁	<ul><li>TS 诊断与治疗</li><li>监测体格发育:特别是 GH 和雌激素治疗的儿童</li><li>监测泌尿系统</li><li>血压和脉搏测量:比较上下肢收缩压有助诊断主动脉缩窄</li><li>听力评估</li><li>甲状腺功能检查:1~2 年一次</li><li>脊柱发育检查</li></ul>	<ul><li>发现潜在的学校问题</li><li>与家长讨论儿童矮身材致心理问题</li><li>预防骨质疏松</li></ul>
13~21 岁	<ul><li>血压和脉搏测量:比较上下肢收缩压有助诊断主动脉缩窄</li><li>高血脂筛查</li><li>听力评估</li><li>脊柱发育检查</li><li>心脏检查</li><li>甲状腺功能检查:1~2 年一次</li><li>性功能评估</li><li>性激素补充治疗:内分泌专家治疗</li><li>监测学校功能与行为</li></ul>	<ul><li>讨论社会适应性问题</li><li>讨论有关生育问题</li><li>性教育</li><li>讨论向成人过渡问题</li></ul>

（曾　燕　熊　丰）

第三节　高苯丙氨酸血症

新生儿苯丙氨酸（PA）筛查可在新生儿期确诊多数高苯丙氨酸血症（HPA）。因地区差别可能有少数漏诊 HPA 儿童，基层儿科医师与一~二级儿童保健机构的医师根据病史、临床体征疑诊 HPA，应及时转诊。

原发 HPA 是一组氨基酸代谢异常性疾病，为常染色体隐性遗传。98% 为经典的苯丙氨酸羟化酶（PAH）所致的苯丙酮尿症（PKU），2% 为四氢生物蝶呤（BH_4）缺乏症或 BH_4 缺乏型 PKU，因 5- 羟色胺缺乏又称神经递质疾病。

一、经典型 PKU

1. 临床表现　出生时正常，3~6 月龄始出现症状（表 12-9）。

表 12-9　经典型 PKU 体征与症状

临床特征	
● 特征性皮肤与毛发颜色	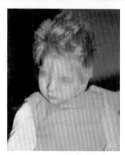 黑色素合成减少，皮肤逐渐变白皙、毛发色浅
● 湿疹（或特应性皮疹）	
● 对光敏感	
● 尿：特殊霉味或鼠臭味	
● 智能发育落后	
● 癫痫	约 1/2 出现
● 锥体外系表现	如帕金森症

2. 实验室检查　见表 12-10。

表 12-10　经典型 PKU 实验室检查方法

筛查实验	尿三氯化铁及 2, 4- 二硝基苯肼试验 (非特异性)		
血苯丙氨酸检测	标准的氨基酸分析仪或串联质谱检测		
	疾病	血苯丙氨酸水平	
		mg/dl	mmol/L
	高苯丙氨酸血症 (HPA)	>2	>120
	苯丙酮尿症 (PKU)	>20	>1200
	非苯丙酮尿的高苯丙氨酸血症	2~20	
头颅 MRI	T_1 加权图像可显示脑室三角区周围脑组织条形或斑片状高信号区,并向前、后角的脑室旁组织延伸;脑白质的异常包括髓鞘发育不良和 (或) 脱髓鞘病变、脑白质空泡变性及血管性水肿等改变		

二、BH₄ 缺乏症

较大异质性,轻型可不治疗,严重病例治疗困难。

1. 临床表现　出生时基本正常,多于 4 月龄后症状逐渐明显,新生儿筛查可正常。如新生儿筛查未发现 BH₄ 缺乏症,婴儿可出现进行性发育迟缓、神经系统损害症状(心理行为发育迟缓、肌张力异常、运动障碍、抽搐、流涎、吞咽困难等)。

2. 实验室检查　见表 12-11。

表 12-11　BH₄ 缺乏症实验室检查方法

实验室	方　法
筛查方法	高效液相色谱仪测定尿新蝶呤(N)、生物蝶呤(B),计算生物蝶呤比例 B%〔 B/(B+N) ×100% 〕。BH₄ 合成酶缺乏患儿呈现不同的尿蝶呤谱改变
血苯丙氨酸水平检测	同经典型 PKU

续表

实验室	方　法
BH₄负荷试验	口服 BH₄ 后 4~8 小时血 Phe 水平由实验前的 20mg/dl 下降至 2mg/dl，如 4 小时后 <10mg/dl 为 BH₄ 负荷试验（BH₄ loading test）阳性结果。经典型 PKU 患者的 BH₄ 负荷试验为阴性结果或 Phe 水平下降极少
头颅 MRI 与 MR 波谱成像	较少脑白质变化，磁共振波谱成像（MR）则显示较经典型 PKU 多的脑白质变化

三、鉴别诊断

鉴别诊断见表 12-12。

表 12-12　高苯丙氨酸血症鉴别诊断

原发高苯丙氨酸血症	疾病鉴别
经典型 PKU	● 高苯丙氨酸血症 ● BH₄ 缺乏症 ● 伴智力低下的其他疾病 ● 酪胺酸血症 Ⅱ 型（Richner-Hanhart syndrome） ● 白化病
BH₄ 缺乏症	● 高苯丙氨酸血症 ● 经典型 PKU

四、治疗

PKU 是不能治愈的遗传代谢性疾病，但较早诊断与控制苯丙氨酸水平儿童仍可正常生长发育，包括特殊治疗性食品、低蛋白饮食、营养补充等食物控制治疗；BH₄ 缺乏症采用补充 BH₄ [10~20mg/（kg·d）] 与低苯丙氨酸饮食治疗。HPA 患者终生低苯丙氨酸饮食。

同时定期监测 PKU 儿童血苯丙氨酸水平在最佳健康范围或"目标范围"（target ranges），建议新生儿 1~2 次/周，年长儿和成人 1 次/周。<10 岁 PKU 儿童血苯丙氨酸的最佳健康范围或"目标范围"为 2~6mg/dl（120~360μmol/L）。

（熊　丰）

疾病筛查策略与内容

第一节 生长发育筛查策略

一、婴儿生长发育筛查策略

1. **体格生长异常筛查** 采用体格生长曲线评估婴儿生长状况。

2. **发育-行为问题筛查** 工具包括 Brazelton 新生儿行为筛查量表、新生儿成熟度筛查、Denver 发育筛查（DDST）等方法。

3. **常规筛查** 先天性髋关节发育不良、贫血。

4. **存在高危因素儿童筛查** 听力、视觉、血铅水平筛查。

二、幼儿与学龄前儿童生长发育筛查策略

1. **体格生长异常筛查** 采用体格生长曲线评估幼儿与学龄前儿童的生长状况，特别注意评估身高发育水平与速度的变化。

2. **发育-行为问题筛查** 工具多采用"Denver 发育筛查（DDST）""学前儿童学习能力筛查"等可用于发育问题

筛查。

3. 常规筛查 视力（>3 岁）、听力（>4 岁）、血压（>3 岁）、贫血（>2 岁）、尿筛查（隐匿性泌尿系疾病，>2.5 岁）。

4. 存在高危因素儿童筛查 血铅水平、结核感染筛查。

三、学龄儿童与青少生长发育筛查策略

1. 体格生长异常筛查 采用体格生长曲线评估学龄儿童与青少年的生长状况，特别注意评估身高发育水平与速度的变化。

2. 发育－行为问题 可采用"学前儿童能力筛查（50 项）""绘人测验""图片词汇测验""Conners 儿童行为量表"等筛查方法（见第九章心理行为发育评价第二节心理行为发育评价）。

3. 常规筛查 脊柱侧弯、贫血（月经期的女童）、尿筛查（隐匿性泌尿系疾病）、视力、血压。

4. 存在高危因素儿童筛查 听力、结核感染筛查。

第二节 生长、发育的危险信号

儿童保健日常工作的主要内容是通过筛查，早期分析儿童生长发育出现的危险信号，以进一步检查或转诊。

一、婴儿生长、发育的危险信号（表 13-1）

表 13-1　婴儿生长、发育的危险信号

年龄	体格发育 （包括自主性神经系统 稳定性、调节、睡眠、气质）	大运动 （强度、协调）	精细运动 （喂养、自我 照顾能力）	听力与语言	神经心理与情感	视觉与认知
新生儿	• 生后 2 周生理性体重下降后，体重仍未恢复 • 吸吮－吞咽不协调差 • 喂养时呼吸急促或心动过缓 • 对外界刺激反应差 • 小阴茎，双侧或一侧睾丸未降 • 外生殖器性别分辨不清	• 肢体运动不对称 • 肌张力高或低 • 原始反射不对称或未能引出		• 对声音反应差 • 语言不能使安静 • 尖声哭叫	• 易激惹 • 状态转移差	• 玩偶样眼 • 对红色无反应 • 警觉状态差
3 月龄	• 体重增长不足 • 头围增长>2SD 或不增 • 难抚养：持续吸吮－吞咽问题 • 睡眠清醒周期紊乱	• 肢体运动不对称 • 肌张力高或低 • 抬头差	• 无手－口活动 • 进食时间>45 分钟 • 持续每小时觉醒喂养	• 不能转向声源 • 不能发声	• 无逗笑 • 孤僻或情绪低落 • 缺乏安全护视 • 缺乏对视	• 无视觉追踪 • 不能注视人脸或物

续表

年龄	体格发育（包括自主性神经系统稳定性、调节、睡眠、气质）	大运动（速度、协调）	精细运动（喂养、自我照顾能力）	听力与语言	神经心理与情感	视觉与认知
6月龄	• 体重增长 <2倍出生体重 • 头围不增 • 持续喂养或睡眠问题 • 难以自我安定	• 原始反射仍存在 • 不能靠坐 • 拉坐头后仰	• 不能抓物、握物	• 无咿呀发音 • 对声音无反应	• 不笑或"庄重"样 • 对游戏无反应 • 缺乏对视	• 无视觉觉 • 不看抚养人
9月龄	• 家长控制进食或睡眠 • 持续夜醒 • 睡眠状态喂养 • 难以自我安定与自我调节	• 不能坐（双下肢分开） • 无侧面支持反射 • 非对称爬、用手或其他运动	• 不能自喂食物 • 不能捡物	• 无单、双辅音 • 对自己的名字或声音无反应	• 对陌生人过分紧张或无反应 • 不能从抚养人寻找安慰 • 缺乏对视	• 缺乏视觉警觉 • 缺乏用手或口接触玩具
12月龄	• L、Wt、HC<P3^{rd} 或 >P97^{th} • 体重或身长向上或向下跨2条主百分位线 • 睡眠-清醒周期紊乱难以与家长分离	• 不能自己坐、不能拉到站 • 不能自己爬、不能扶走去周围取物	• 不能自喂食物或喝 • 不能一只手拿玩具或换手	• 不能辨别声源 • 不能模仿语音 • 不能用肢体语言	• 对游戏无反应 • 对读书或语言的活动无或无反应 • 孤僻或"庄重"样 • 缺乏对视	• 不能用眼跟随活动的物体

二、幼儿、学龄前儿童生长、发育的危险信号（表 13-2）

表 13-2　幼儿、学龄前儿童生长、发育的危险信号

年龄	体格发育 （包括节律性、睡眠、气质）	神经心理与情感 （强度、协调）	视觉与认知	大运动、语言与听力	精细运动 （喂养、自我照顾能力）	体能与协调性
15 月龄	• 转换状态困难 • 家长关注儿童气质或控制能力 • L/age、L/Wt <P 3rd 或 >P 97th； 体重或身高向上或向下跨 2 条主百分位线	• 有依恋问题	• 缺乏客体永存表现	• 缺乏辅音 • 不会模仿说单词 • 无肢体语言	• 不能自喂	• 不能走
18 月龄	• 睡眠无规律 • 控制与行为问题 • L/age、L/Wt <P 3rd 或 >P 97th 体重或身高向上或向下跨 2 条主百分位线	• 不会向别人展示东西	• 咬玩具 • 不用手指探索物体 • 缺乏模仿行为	• 不能简单指令（如不"跳"）	• 不能乱画 • 不会自己用勺	• 走时常摔跤

续表

年龄	体格发育（包括节律性：睡眠、气质）	神经心理与情感（强度、协调）	视觉与认知	大运动、语言与听力	精细运动（喂养、自我照顾能力）	体能与协调性
2 岁	• 体重增长 <4 倍出生体重 • L/age、L/Wt <P 3rd 或 >P 97th 体重或身高向上或向下跨 2 条主百分位线 • 睡眠无规律 • 夜醒频繁，不能自己再入睡	• 不会玩象征性游戏 • 不能玩平行游戏* • 表现破坏性的行为 • 总是紧紧依着母亲		• 不会 2 个词的短语 • 非交流语言（模仿言语、生硬短语） • 不能指出 5 张图片 • 不能说出身体部位 • 10 次以上上中耳炎	• 不能搭 4~5 块积木 • 仿食糊状物 • 不能模仿乱画 • 不能扔小丸在瓶	• 下楼需扶 • 步态蹒跚 • 持续足尖走
2.5 岁	• 拒绝按时就寝 • 开始出现行为问题 • L/age、L/Wt <P 3rd 或 >P 97th；体重或身高向上或向下跨 2 条主百分位线	• 咬打同伴或家长	• 不会用棍子扒玩具	• 不会 2 个词的短句 • 只能说出身体部分部位	• 不能自己进食 • 不能搭 6 块积木 • 不能模仿画圆圈 • 不能模仿画直线	• 不会跳 • 不能踢球

*平行游戏：各自玩同样游戏

年龄	体格发育（包括节律性、睡眠、气质）	神经心理与情感（强度、协调）	视觉与认知	大运动、语言与听力	精细运动（喂养、自我照顾能力）	体能与协调性
3岁	• 如厕训练问题 • 不能安定自己 • H/age、H/Wt <P3rd 或 >P97th 体重或身高向上或向下跨2条主百分位线 • BMI/age>P85th • 身高增长<5cm/y	• 不能自己穿衣服 • 不理解穿顺序 • 不会玩扮演游戏	• 不能数3个物品 • 不知道危险 • 判断能力差	• 不会说自己的名字 • 不能配2种颜色 • 不会用复数 • 不懂2~3个词 • 不会讲故事 辅音不清楚	• 不能搭10块积木 • 拳握笔 • 不能画圆圈	• 不能单足站1分钟 • 跑时足尖向内或常摔跤
4岁	• 拒绝按时就寝 • 行为问题：孤僻或活动过多 • 不愿解大便 • 如厕训练问题 • H/age、H/Wt <P 3rd 或 >P97th 体重或身高向上或向下跨2条主百分位线 • BMI/age>P85th • 身高增长<5cm/y	• 不能遵守游戏规则 • 在家不听指令（如玩具不放回） • 虐待动物、朋友 • 对火或玩火不感兴趣 • 恐惧或过分害羞 • 不易与母亲分离	• 不能数3个物品 • 不知道危险 • 判断能力差	• 理解语言困难 • 理解介词有问题 • 词汇少 • 说话不清楚	• 缺乏自我生活能力（穿衣、吃饭） • 不会扣扣子 • 不能画方形	• 不能单足站4分钟 • 不能双足交替上楼

年龄	体格发育（包括节律性、睡眠、气质）	神经心理与情感（强度、协调）	视觉与认知	大运动、语言与听力	精细运动（喂养、自我照顾能力）	体能与协调性
5 岁	• 持续睡眠问题 • 夜惊恐 • 拔毛癖 • H/age、H/Wt <P 3rd 或 >P 97th • 体重或身高向上或向下跨 2 条主百分位线 • BMI/age>P85th • 身高增长 <5cm/y	• 没有朋友 • 不理解分享、学校纪律 • 虐待动物、朋友 • 对火或死火感兴趣 • 欺负或受欺负 • 经常斗殴 • 情绪低落、孤僻、沮丧	• 不能数 1~10 • 不知道颜色 • 难以完成 3 个指令	• 所说话不能完全被理解 • 不能区别 1 分、5 分和 1 角硬币 • 语速、节律不正常	• 不能模仿画方形 • 画人无身体部分	• 蹦跳困难
6 岁	• H/age、H/Wt <P 3rd 或 >P 97th • 体重或身高向上或向下跨 2 条主百分位线 • BMI/age>P85th • 身高增长 <5cm/y • 男童小阴茎	• 与同伴关系问题 • 将自己锁在家 • 不会描述自己的优点 • 情感贫乏、孤僻、沮丧 • 虐待动物、朋友 • 对火或死亡感兴趣	• 学校成绩问题 • 不能安静坐在教室里 • 不能说出自己的年龄 • 过多看电视 • 说不出自己的兴趣	• 部分语言费解 • 不能读简单短句 • 不会讲简单故事	• 不能模仿画 + • 画人 <8 部分 • 不会拼写自己名字 • 不能模仿画菱形、方形	• 不能接住球 • 不能走直线

三、学龄儿、青少年生长、发育的危险信号（表13-3）

表13-3 学龄儿、青少年生长、发育的危险信号

年龄	体格发育	神经心理与情感（强度、协调）	视觉与认知	语言与听力	精细运动	大运动
8岁	• L/age、L/Wt <P 3rd 或 >P 97th • 男童小阴茎 • 女童<8岁腋毛、阴毛、乳房发育	• 无任何爱好 • 无朋友 • 虐待动物、朋友 • 对火或玩火感兴趣 • 情感贫乏、孤僻、沮丧	• 不能描述一周7天 • 不会加、减法 • 不知左右	• 有阅读和数学问题	• 不会系鞋带 • 画人<12部分 • 不能正确握笔	• 协调运动、耐力、强度差
10岁	• L/age、L/Wt <P 3rd 或 >P 97th • 男童<9岁出现腋毛、阴毛发育	• 不参加学校运动队或课外活动 • 不懂规则 • 同伴关系差 • 喜欢结伙、帮派虐待动物、朋友 • 对火或玩火感兴趣 • 情感贫乏、孤僻、沮丧	• 缺乏操作性思维：如因果、整体与局部、自我中心思维	• 理解口头指令有问题	• 不能正确书写或草写	• 不能准确扔或接物
12~18岁	• L/age、L/Wt <P 3rd 或 >P 97th • 14岁女童乳房未发育或15岁无月经初潮 • 女童多毛症状或月经不规律 • 16岁男童无性发育	• 出现危险行为：吸烟、喝酒、性行为 • 虐待动物、朋友 • 对火或玩火感兴趣 • 情感贫乏、孤僻、沮丧 • 挑衅、反叛行为	• 完成学业困难 • 不能有条理完成家庭作业	• 阅读理解问题	• 书写困难	• 不清楚自己喜欢活动的强度

第三节 常见遗传性疾病筛查

一、遗传病分类

据遗传物质的结构和功能改变的不同将遗传病分为五大类（表 13–4）。

表 13-4 遗传病分类

遗传病分类		
染色体病：染色体数目、结构（缺失、易位、倒位、环形染色体和等臂）异常致病	常染色体异常	性染色体异常
单基因遗传病	常染色体显性遗传规律 常染色体隐性遗传规律	X 连锁显性遗传规律

遗传病分类	
	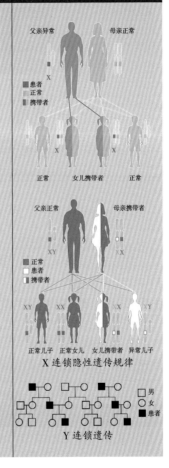

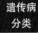

多基因遗传病	多对异常基因及环境因素共同作用致病,如 2 型糖尿病、高血压、神经管缺陷、兔唇等
线粒体病	线粒体酶代谢缺陷,致使 ATP 合成障碍、能量来源不足导致的一组异质性病变,如线粒体肌病、线粒体脑肌病、线粒体脑病

遗传病 分类	
基因组印记（遗传印记）	父源性15q11-13缺失（母源单亲二体）Prader-Willi综合征　　母源性15q11-13缺失（父源单亲二体）Angelman综合征 Prader-Willi 综合征和 Angelman 综合征的 15q11-13 缺失情况

（顾学范）

二、遗传病诊断思路

遗传病的诊断需收集详细的临床资料、提出初步诊断、选择相应实验室检查技术。医师仔细寻找或捕捉可提供诊断特殊的临床综合征和（或）疾病的重要线索——特有症状与体征的临床资料，选择恰当的实验室方法。

1. 疑诊或早期识别　PCP 应有识别遗传病儿童的警觉性，发现异常及时转诊（表 13-5）。

表 13-5　儿童遗传性疾病识别思路

遗传病	识别线索
染色体疾病	● 先天畸形、特殊面容、体格生长障碍、智力发育落后、性发育异常或有遗传病家族史
遗传代谢性疾病	● 新生儿期：急性代谢紊乱表现，如喂养困难、黄疸持续不退、腹泻、持续呕吐、肝大、惊厥、尿中有持续臭味，实验室检查示低血糖、酸中毒、高氨血症、电解质异常 ● 儿童期：诱因（应激状态、特殊食物摄入）使症状反复发作，体征进行性加重，如反复呕吐、进行性嗜睡或昏迷、进行性肝大、进行性肌病表现、进行性发育落后或倒退等

2. 病史 包括母亲妊娠史、母亲孕期病史及用药史与家系调查和家谱分析，重点是胎儿宫内发育与家族史。

三、体格检查与临床表现

1. 染色体病 临床主要特征为多发畸形与程度不同的智能落后（表13-6）。表情幼稚、智能落后、哭声小似猫叫、尿味异常等为常见症状。

表13-6 常见体征－多发畸形

部位	
特殊面容	
眼	眼裂小、眼距宽、外眦上斜、有内眦赘皮、虹膜异常、斜视、蓝巩膜
鼻	鼻梁低平、鼻尖平或圆
耳	外耳小、耳位低、耳廓异常
颌	小下颌
口腔	人中长、上唇长/短、硬腭窄小、伸舌、舌大、唇裂、腭裂
头部	小头、巨头、头型异常、前额低平
毛发	发际低、色素浅、易断裂
皮肤	色素异常、手指/掌纹异常、手掌远侧轴三角（atd角>45°）
颈部	颈短而宽、颈蹼
胸部	漏斗胸、乳距开
心脏	先天性心脏病
四肢	指距>身高、手指细长或短、多指（趾）、并指（趾）、缺指（趾）、手指屈曲挛缩、指（趾）蹼、草履足、小指短/弯、足趾异常、肘外翻、四肢短小
脊柱	侧弯、后突、前突畸形
外生殖器	隐睾、尿道下裂
身材	矮小、过高

2. 遗传代谢性疾病 临床主要特征与儿童就诊年龄、发病情况有关（表13-7）。

表 13-7　新生儿、婴幼儿童遗传代谢病的常见临床表现

受累器官、系统	新生儿	婴幼儿
发病情况	急性代谢紊乱	有或者无诱因的急性代谢紊乱、反复发作、进行性加重
神经系统	代谢性脑病、昏迷、惊厥	嗜睡、昏迷、肝大、黄疸；共济失调、智力低下、语言、运动发育迟缓、发育倒退等
消化系统	喂养困难、呕吐、重度黄疸、肝脾大	食欲缺乏、恶心、腹胀、腹泻、肝功能异常等
肌肉系统	肌力、肌张力低下	进行性肌病
骨骼		脊柱、四肢的骨骼畸形
特殊面容		特殊面容，如黏多糖贮积症
眼睛、皮肤、毛发		白内障、晶体脱位、角膜 K–F 环、白化病的巩膜和皮肤，苯丙酮尿症毛发色浅，毛发弯曲、易脆（Menkes 病）等
尿特殊气味	鼠尿味（苯丙酮尿症）、枫糖浆味（枫糖尿症）、汗脚味（戊二酸尿症Ⅱ型、异戊酸尿症）等	表现同新生儿
代谢紊乱	电解质和水盐代谢紊乱、低血糖、低血磷、高血氨、高乳酸等	表现同新生儿

四、实验室方法选择

三级儿童保健结构，或部分有条件的二级儿童保健结构医师应据临床表现选择实验室检查方法，诊断不明确者宜及时转遗传代谢专科诊治。

1. **染色体病**　据临床情况与实验室条件选择常规方法与新技术（表 13–8）。

表 13-8　染色体疾病实验室方法

实验室方法		适应范围	优、缺点
1. 染色体核型分析	常规、经典的细胞遗传检测技术	染色体数目异常和大片段结构异常	缺点：分辨率较低（>10Mb）（1M=1×10^6），染色体微缺失、微重复（拷贝数变异）与各类基因突变均无法检出
2. 细胞基因组芯片技术	目前临床首选遗传学检测新技术，可一次对某样本整个基因组进行检查	①染色体拷贝数变异疾病：染色体异常、染色体微缺失和微重复综合征②复杂疾病及多基因遗传病：单核苷酸多态性分析	优点：①高通量：一张芯片可检测所有基因组的基因拷贝数变异（CNVs）；②高分辨率：(<100kb)（1M=1×10^3），甚至1kb的拷贝数变异。SNP芯片可检测单个核苷酸改变

2. 遗传代谢性疾病（表 13-9~ 表 13-11）

表 13-9　遗传代谢性疾病筛查方法选择

	目的	方法
基本筛查	发现诊断线索	● 血气分析（包括乳酸分析），血氨、血电解质检查，血糖，肝肾功能，肝酶，心肌酶谱，血脂等
诊断性检测	确定病因	● 代谢物分析：测定血、尿等体液中的生化代谢物质 ● 酶学检查：测定基因表达后翻译合成的酶蛋白活性 ● 基因诊断：特异性分子诊断方法，在 DNA 水平上对受检者的某一特定致病基因进行分析和检测

表 13-10　干血滤纸片串联质谱技术可检测的部分遗传代谢病

遗传代谢性疾病种类	可 检 测 疾 病
氨基酸代谢病	高苯丙氨酸血症（苯丙酮尿症和四氢生物蝶呤缺乏症）、枫糖尿病、氨甲酰磷酸合成酶缺乏症、鸟氨酸氨甲酰转移酶缺乏症、瓜氨酸血症、精氨琥珀酸尿症、精氨酸血症、高鸟氨酸血症、同型半胱氨酸血症、高甲硫氨酸血症、酪氨酸血症、非酮性高甘氨酸血症等
有机酸血症	甲基丙二酸血症、丙酸血症、异戊酸血症、戊二酸血症Ⅰ型、3-甲基巴豆酰辅酶 A 羧化酶缺乏症、生物素酶缺乏症、全羧化酶合成酶缺乏症、β-酮硫解酶缺乏症、丙二酸血症、2-甲基丁酰辅酶 A 脱氢酶缺乏症等
脂肪酸氧化障碍疾病	原发性肉碱摄取障碍、肉碱棕榈油酰转移酶缺乏症Ⅰ型、肉碱棕榈油酰转移酶缺乏症Ⅱ型、短链酰基辅酶 A 脱氢酶缺乏症、中链酰基辅酶 A 脱氢酶缺乏症、极长链酰基辅酶 A 脱氢酶缺乏症、多种酰基辅酶 A 脱氢酶缺乏症、2,4-二烯酰辅酶 A 脱氢酶缺乏症等

表 13-11　尿液气相色谱/质谱检测技术可检测的部分疾病及异常代谢

疾病或代谢异常	疾病或代谢异常
苯丙酮尿症	3-羟基-二羧酸尿症
甲基丙二酸尿症	甘油酸尿症
丙酸尿症	2-酮己二酸尿症
β-酮硫解酶缺乏症	尿黑酸尿症
异戊酸尿症	鸟氨酸氨甲酰转移酶缺乏症
3-甲基巴豆酰辅酶 A 羧化酶缺乏症	枫糖尿病
多种辅酶 A 羧化酶缺乏症	酪氨酸血症-Ⅰ型
3-羟基-3-甲基戊二酸尿症	海绵状脑白质变性（卡纳万病）
3-甲基戊烯二酸尿症	脑-肝-肾综合征
戊二酸血症Ⅰ型	乳酸尿症

疾病或代谢异常	疾病或代谢异常
戊二酸血症 Ⅱ 型	乳清酸尿症
3– 羟 – 异丁酸尿症	酮症
5– 羟脯氨酸尿症	二羧酸尿症
2– 羟基戊二酸尿症	草酸尿症
4– 羟 – 丁酸尿症	尿嘧啶尿
甲羟戊酸尿症	丙戊酸代谢物

（顾学范）

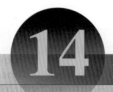

第十四章

儿童营养评价

第一节　儿童营养评价的流程

评价群体儿童营养状况（<5岁）主要通过体格生长水平调查了解流行强度，或为趋势、状况的描述。调查结果与该地区或国家的经济、文化状况有关，可帮助政府决策时提供数据，不涉及任何病因。评价个体儿童营养状况主要是了解是否存在营养不良，如存在营养不良需要明确是原发的还是继发的、营养不良缺乏的发展阶段等问题，以采取相应的干预措施。

营养不良不是单一疾病，而是一种异常的状态。正确认识营养素缺乏或过多应按照营养不良的定义从病史中确定高危因素、临床表现，以相应的实验室方法评价营养素代谢的生理生化状况（图 14-1）。

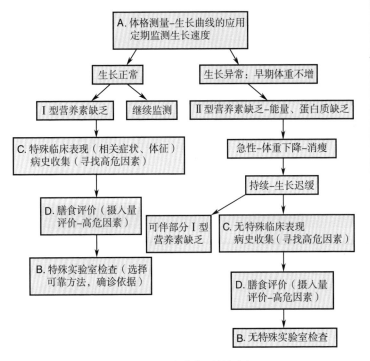

图 14-1　儿童营养评价的流程

第二节　儿童营养评价

儿童营养评价可概括为"ACDB",即"A"人体测量、"C"临床表现、"D"膳食分析以及"B"实验室或生化检查 4 步。

一、体格测量和评价("A")

儿童生长发育过程对营养的变化极为敏感,能动态反映总体营养状况,及早发现生长异常原发性营养问题。体格发育监测儿童生长状态及生长速率变化是儿童营养状况评价的最简单和直观方法,质控难度较小,是 WHO 推荐评价儿童营养状况的首选指标(详见第三章体格生长评价)。

二、膳食调查与评价("D")

膳食调查通过回顾性、前瞻性或即时性膳食摄入资料调查方法寻找儿童营养问题的高危因素,有助选择适当的实验室检测方法,尽早发现人体营养储备低下的状况。膳食调查将儿童膳食资料进行与权威的膳食推荐量(DRIs)比较,膳食营养素摄入水平则与膳食营养素参考摄入量(RNI)比较,获得儿童食物摄入、食物结构和膳食营养素摄入水平的评价。

(一)回顾性膳食摄入资料调查

包括24小时膳食回顾法、膳食史法、食物频数法等询问性方法,以及查账法、平衡表法(表14-1)。

表14-1 回顾性膳食摄入资料调查方法

调查方法	特　点	影响因素	质量控制
24小时膳食回顾法:报告前一天所有食物摄入情况	省力、简便易行。调查过程不影响儿童饮食和进餐,调查结果较客观,易反映儿童日常膳食状况;可连续多天进行	被调查者的记忆和调查者判断膳食内容和食物份量的能力	• 培训调查者的访谈技能、判断膳食内容和食物份量能力以及掌握食物成分表;熟悉常见食物的烹调制作方法和特征 • 调查前准备充分:材料、表格、食物核对清单、食物图谱、食物成分表、食物模型、烹调器皿称重等
膳食史法:回顾目前或过去某个时期(1个月、6个月或一年)总体膳食概况	程序较简单,为较抽象方法,主要获得概括性的膳食信息,适用膳食规律的个体/群体	方法较费时,准确性不足;被调查对象	• 选择被调查者
食物频数法:问卷形式获得被调查者某一段时期内(日、周、月,甚至年)摄取食物的频率	不强调摄取食物的量,结果为定性资料	适用性、有效性和准确性较受限,依赖被调查者的记忆,准确性差,有一定偏倚	• 选择被调查者

（二）前瞻性膳食摄入资料调查

包括称重法、记账法、称重记录法、化学分析法（表 14-2）。

表 14-2　前瞻性膳食摄入资料调查方法

调查方法	特点	影响因素	质量控制
称重记录法：实际称量所有进食量，以生 / 熟食物比例计算实际摄入量是关键；对照"食物成分表"获得当日主要营养素人均量	不依赖被调查者的记忆，故获得的食物摄入量数据较可靠，准确性高，质控较好	食物制作人（家长或厨师、配餐员）配合情况，生 / 熟食物以及剩余食物重量	需培训食物制作人，以主动配合调查。调查者需准备调查表格、食物成分表、计算器、秤、标记重量的各种器皿。仔细称量各种食物的生、熟重量，获得较准确的生重 / 熟重
记账或查账法：记录一定时期内的所有食物采购量或消耗总量为膳食账目，或者利用家庭、膳食单位已有的膳食账目，计算同期进餐每人的食物日平均摄入量	不依赖被调查者和调查者的记忆，遗漏食物少操作较简单，适用于大样本调查	调查儿童年龄与人数差别	准确记录膳食与用餐人日数是获得较准确结果的关键

（三）即时性膳食摄入资料调查

即时性图像法介于回顾性和前瞻性之间。有效避免回顾性调查时对记忆和描述能力的依赖，省却称重食物的繁琐过程；即时性图像法易衔接儿童多环节的膳食，将儿童进餐现场情况直接转移到后方技术平台，有利于数据的质量控制；后方技术平台采用相同背景的图谱估计摄入食物量后分析完成膳食评估（图 14-2）。

（四）儿童膳食资料评价

儿童膳食资料的评价包括食物消费量与相关推荐量进行比较，或者计算出膳食营养素摄入量与相应人群膳食营养素参考摄入量相比较（表 14-3）；同时评价儿童进食行为。

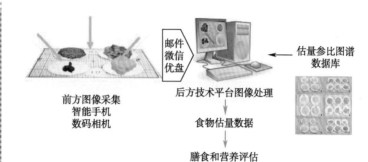

前方图像采集
智能手机
数码相机

邮件
微信
优盘

后方技术平台图像处理

↓

食物估量数据

↓

膳食和营养评估

估量参比图谱
数据库

图 14-2 即时性图像法工作流程示意图

表 14-3 儿童膳食资料评价

膳食资料评价	基本方法	权威组织推荐儿童膳食食物量	评估内容
食物结构	将一定时间内调查获得的食物消费量资料按食物分类规则分类，依可食部重量计算，获得各类食物日平均摄入量	与 2017 年《中国 0~6 岁儿童膳食指南》比较（图 14-3）	● 食物结构合理情况，包括动物性食物蛋白质和脂肪占食物总蛋白质和脂肪比例
营养素摄入量	按食物成分表计算获得儿童日膳食总能量及营养素摄入量	与 2013 年中国居民膳食营养素参考摄入量（DRI）的相关推荐数值比较	● DRI 推荐总能量水平与结构评估参考人群的平均水平，即越接近推荐数据，总能量水平适当的可能性越大 ● 其他营养素摄入量评估需将儿童个体日平均膳食营养素摄入量与 DRIs 比较，属概论评估（表 14-4） ● 儿童群体的膳食资料（平均值）只需与 EAR 比较即可，不需要与 RNIs 比较

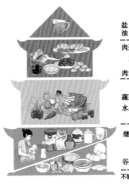

	7~12月龄	13~24月龄
盐	不建议额外添加	0~1.5克
油	0~10克	5~15克
肉蛋禽鱼类		
鸡蛋	15~50克（至少1个蛋黄）	25~50克
肉禽鱼	25~75克	50~75克
蔬菜类	25~100克	50~150克
水果类	25~100克	50~150克
	继续母乳喂养，逐步过渡到谷类为主食 母乳700~500毫升 母乳600~400毫升	
谷类	20~75克	50~100克
	不满6月龄添加辅食，须咨询专业人员做出决定	

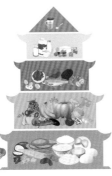

	2~3岁	4~5岁
盐	<2克	<3克
油	10~20克	20~25克
奶类	350~500克	350~500克
大豆 适当加工	5~15克	10~20克
坚果 适当加工	—	适量
肉蛋禽鱼类		
鸡蛋	50克	50克
肉禽鱼	50~75克	50~75克
蔬菜类	100~200克	150~300克
水果类	100~200克	150~250克
谷类	75~125克	100~150克
薯类	适量	适量
水	600~700毫升	700~800毫升

图 14-3　2017 年中国营养学会制定中国婴幼儿、学龄前儿童平衡膳食宝塔

表 14-4　个体膳食营养状况判断标准

	DRIs	结论	不足风险概率
平均摄入量	EAR	营养素摄入不足	>50%
	>EAR，但≤RNI	营养素摄入不足	2.5%~50%
	≥RNI	营养素摄入充足	
	>UL	警惕过量	

例　一 6 岁女童，近 3 天膳食摄入资料（表 14-5），食物结构评价（表 14-6），能量和营养素摄入量数据与 DRI 数值比较（表 14-7）。

233

表 14-5 第 1 天膳食摄入资料

餐次	第1天 食物名称	原料名称	摄入量(g)	第2天 食物名称	原料名称	摄入量(g)	第3天 食物名称	原料名称	摄入量(g)
早餐	花卷	小麦粉	27	面包	小麦粉	34	香蕉	香蕉	101
	牛奶	牛奶	125	牛奶	牛奶	180	面包	面包	34
							牛奶	牛奶	180
中餐	蛋炒饭	稻米	65	米饭	稻米	45	米饭	稻米	63
		鸡蛋	5	炒土豆丝	土豆	38	红烧昂刺鱼	黄颡鱼	50
	炒土豆丝	土豆	35	炒包菜丝	包菜	20	芦笋炒蘑菇	芦笋	18
	黄瓜炒鸡蛋	黄瓜	23	菜饭鸡蛋汤	油菜	55		蘑菇	13
		鸡蛋	30		鸡蛋	15	丝瓜炒蛋	丝瓜	25
	芹菜肉丝炒豆干	芹菜	20	红烧草鱼	草鱼	25		鸡蛋	8
		猪肉	10				煮毛豆	毛豆	10
		豆腐干	2				菊花脑西红柿汤	嫩菊花叶	25
								西红柿	20

餐次	第1天 食物名称	原料名称	摄入量(g)	第2天 食物名称	原料名称	摄入量(g)	第3天 食物名称	原料名称	摄入量(g)
晚餐	米饭	稻米	45	米饭	稻米	50	米饭	稻米	55
	红烧草鱼	草鱼	60	包菜海带鸡蛋汤	包菜	25	菊花脑丙红柿汤	嫩菊花叶	25
	菜秧汤	油菜	65		海带	10		西红柿	20
	炒土豆丝	土豆	33		鸡蛋	8	拌黄瓜丝	黄瓜	5
	炒包菜丝	包菜	30	拌黄瓜丝	黄瓜	50	烧牛肉	牛肉	37
	洋葱炒鸡蛋	洋葱	5	烧鸭翅	鸭翅	25	丝瓜炒鸡蛋	丝瓜	20
		鸡蛋	5	木耳炒腐竹	黑木耳	5		鸡蛋	12
					腐竹	60	煮毛豆	毛豆	22
晚点	酸奶	酸奶	100	酸奶	酸奶	200	鲜橙汁250毫升	蔗糖	25
	油桃	油桃	130	香蕉	香蕉	91	饼干	饼干	20
	饼干	饼干	12	面包	面包	10	樱桃	樱桃	43
				蛋糕	蛋糕	25	芒果	芒果	128
	烹调油/日	菜籽油	25	烹调油/日	菜籽油	25	烹调油/日	菜籽油	25

　　结论: 3天膳食分类结果显示该女童食物摄入量普遍偏低,可能存在膳食营养摄入不足风险。产能宏量营养素摄入基本适当,部分维生素与矿物质摄入不足。

表 14-6　食物结构评价

食物类别	4~6 岁儿童推荐量（g）	实际摄入量（g）	评价
谷类薯类及杂豆	180~260	158.3	偏少
乳类和乳制品	鲜奶 300~400	261.7	偏少
蔬菜	200~250	195.0	偏少
水果	150~300	164.5	适当
蛋类	60	33.0	偏少
鱼虾贝类	40~50	45.0	适当
畜禽肉类	30~40	24.0	偏少
坚果类	25	16.3	偏少
大豆和大豆制品			
烹调油 / 日	25~30	25.0	估计量,不评价

表 14-7　日平均能量和营养素摄入量评价

营养素	EAR	RNI/AI	UL	3 天平均摄入量	评价
能量（kcal）	1250~1450			1274	可能适宜
蛋白质（g）	25	30		43.69	摄入充足
脂肪（g）	占能量比 20%~30%	44.69	供能比 31.5%		基本适宜
维生素 A（μgRAE）	260	360	900	220.68	<EAR,摄入不足
维生素 E（mg）	—	7	200	22.74	摄入充足
维生素 B_1（mg）	0.6	0.8		0.59	<EAR,摄入不足

营养素	EAR	RNI/AI	UL	3天平均摄入量	评价
维生素 B$_2$（mg）	0.6	0.7		0.80	摄入充足
尼克酸（mg）	—	8.0	15.0	8.51	摄入充足
维生素 C（mg）	40	50	600	74.68	摄入充足
钙（mg）	650	800	2000	483.39	<EAR，摄入不足
铁（mg）	7.0	10.0	30.0	11.38	摄入充足
锌（mg）	4.5	5.5	12.0	6.24	摄入充足
硒（μg）	25	30	150	25.45	摄入不足，需改善

三、临床评估（"C"）

营养相关性体征的临床检查，主要针对营养缺乏病的各种临床表现和体征进行检查和观察，与营养素缺乏的病理类型或病程有关（详见第十九章常见的营养相关性疾病）。

四、营养素的实验室检测（"B"）

实验室生化和功能检查涉及知识面内容广、指标繁多、方法各异、技术较复杂、样本采集与仪器设备要求较高等，结果客观性强，与诊断治疗直接相关。但目前缺乏全球统一的、可靠的微量营养素生物学检测方法，是临床评估微量元素难以进行的主要原因。

如评估食物微量营养素可提示潜在的微量营养素缺乏，生化检查结果应包括摄入部分与身体贮存二部分内容。但部分微量营养素的概念难以确定，生化检查结果有时亦难以区分摄入部分与身体贮存。因此常规实验室结果并不能反映所有的微量营养素体内实际状况。实验室检查结果仅具有相对的参考作用。因此，实验室生化和功能检查是儿童营养状况评价中最具挑战的内容。血、尿的实验室检查是机体营养状况的重要参考数据（表14-8），但某些非营养因素可影响实验结果，如药物、脱水、疾病或其他代谢状态（压力或紧张）。因此，营养调查的实验室资料需与其他营养评估资料综合分析。

表 14-8　营养物质状况的实验室检查

样　本	目标标志物
血液（血清、血浆、红细胞、白细胞）	• 营养素或相关代谢物或其他相关标志物水平 • 与营养素有关的血液成分或酶活性水平 • 异常代谢产物
尿液	• 营养素或代谢产物的排泄量 • 异常代谢产物

五、Ⅰ型营养素缺乏的实验室检查方法

Ⅰ型营养缺乏在出现症状前即所谓亚临床状态时已有生化和生理改变。多数Ⅰ型营养素营养不良状态可直接测定营养素在组织中的浓度或代谢产物明确判断，如铁、碘、维生素等。但目前尚未明确所有Ⅰ型营养素的暴露、体内状态与功能。钙营养状态的实验室方法选择受限（表14-9）。

表 14-9　主要Ⅰ型营养素缺乏检测

营养素缺乏	样本	生物标志物	临床意义
铁	全血、血清、血浆	血红蛋白分析	非特异性检验
		血清铁蛋白	铁贮存铁金标准
		血清铁	转运铁蛋白
		血清转铁蛋白受体	功能性铁的灵敏标志物
		锌原卟啉	红细胞生成缺铁期的指标
碘	尿、血清、血浆	尿碘	反映近日碘摄入状况
		甲状腺功能试验	间接反映机体碘营养状况与功能

营养素缺乏	样本	生物标志物	临床意义
铜	尿、血浆	血清铜	血浆铜蛋白的重要组成成分
		尿铜	铜排泄状况
		血浆铜蓝蛋白	体内铜功能,与膳食摄入铜无关
钙	血清、血浆	血离子钙	反映身体钙的状况,不是骨骼的贮存钙,不能用以研究膳食钙与骨钙丢失
维生素A	血清、血浆或末梢血干血点	血清视黄醇	人群维生素A营养状况的评价金标准
		视黄醇结合蛋白	维生素A的转运蛋白
维生素D	血清、血浆	血浆 $25-(OH)D$ 甲状旁腺功能	体内维生素D暴露状况间接检测维生素D
维生素K	血浆、血清	凝血酶原时间(PT)	凝血功能
		人凝血酶原前体蛋白(PIVKA–II)	凝血功能
		活化部分凝血活酶时间(aPTT)	内源凝血因子缺乏鉴别指标
维生素C	尿液、血浆	血浆维生素C尿负荷试验	反映膳食维生素C摄取情况,间接反映机体维生素C代谢池的状况
维生素 B_1	全血、血浆或血清	全血与血清(浆)硫胺素检测	最好的评估硫胺素体内状况方法
		硫胺二磷酸检测	体内硫胺素营养状况和贮存的最准确方法
		尿负荷试验	维生素 B_1 排出量
		转羟乙醛酶活性检测	间接评估体内维生素 B_1 状况
维生素 B_2	抗凝血浆	红细胞谷胱甘肽还原酶活性	间接评估核黄素营养状况
		红细胞核黄素	直接检测红细胞核黄素
		尿负荷试验	结果提示核黄素缺乏

续表

营养素 缺乏	样本	生物标志物	临床意义
维生素 B_6	血浆、尿	血浆 5-磷酸吡哆醛（PLP） 色氨酸负荷试验	反映维生素 B_6 的营养状况
		尿 4-吡哆酸	提示维生素 B_6 缺乏
		红细胞天门冬氨基酸转氨酶和谷丙转氨酶活性系数测定	反映近期的维生素 B_6 摄入
		血浆同型半胱氨酸	长期维生素 B_6 营养状况
维生素 B_9（叶酸）	血清	血清叶酸	低血清叶酸水平不一定反映体内储存的耗竭,特异性较低
		红细胞叶酸	代表体内叶酸的实际情况
维生素 B_{12}	血清、血浆	血清维生素 B_{12}	血清维生素 B_{12} 水平为诊断指标
		血清半胱氨酸、甲基丙二酸（MMA）浓度	诊断维生素 B_{12} 缺乏有较高敏感性和特异性
		尿 MMA 测定	钴胺素缺乏的一个可靠而敏感的指标
		骨髓检查	特异性差
		血清全钴胺素转运蛋白 II（Holo TC-II）	较高的特异性,但不能代替血清维生素 B_{12} 的测定

六、II 型营养素检测

II 型营养素包括锌、氮、钾、磷、硫、镁、必需氨基酸等以及能量（脂肪与碳水）。II 型营养素互相关联,如锌、氮、钾、磷、硫、镁、氨基酸均为蛋白质的组成成分之一,临床难有单一缺乏的情况,常常同时伴有其他几种营养素缺乏,如锌、磷、硫,实验室方法难以获得。II 型营养素缺乏早期实验室诊断方法,如能量-蛋白质营养不良（表 14-10）。

表 14-10　Ⅱ型营养素缺乏检测

营养素缺乏	样本	生物学标志物	临床意义
蛋白质	血清	前白蛋白、视黄醇结合蛋白、前白蛋白,甲状腺结合前白蛋白(半衰期 2 日)和转铁蛋白(半衰期 3 日)	特异性较差
● 血清氨基酸比值	血清	空腹氨基酸比值(SAAR)	>3 提示蛋白质营养不良
● 尿肌酐	尿	羟脯氨酸(μmol/ml)/肌酐[μmol/(ml·kg)]	已不为判断指标
● 尿羟脯氨酸指数	尿		少用
脂类	血清	总脂、总胆固醇、游离胆固醇和胆固醇酯、高密度脂蛋白胆固醇、低密度脂蛋白胆固醇、极低密度脂蛋白胆固醇、总甘油三酯、游离脂肪酸等	辅助判断指标
碳水化合物	血清 血浆	葡萄糖 胰岛素、胰高血糖素、葡萄糖耐量实验、胰高血糖素耐量实验	辅助判断
	尿	尿糖定性、尿糖定量等	
锌	血浆	血浆锌	评价人群血锌状况 评价个体锌营养状况 敏感性与特异性低
		红细胞锌	敏感性较血清锌好
		白细胞或单核细胞、血小板锌	更敏感。但需血量较多,操作较复杂
		血清碱性磷酸酶	间接评估体内锌营养
	血液、粪、尿	双放射性核素研究锌动力学和平衡	测定体内可交换锌代谢池(EZP),肠道内源性锌(EFZ),以及人体锌吸收率(FAZ)等重要的锌代谢指标

(汪之顼)

15

第十五章

进食技能发育

第一节　相关解剖生理发育

喂养或进食不同于食物吞咽过程。进食主要是口腔阶段的功能,包括口腔准备和食物团块在口腔的转送。喂养时有一预先反应过程,获得到食物,食物进入口腔,通过咀嚼形成食物团块,用舌转送食物团块到咽喉。进食和吞咽发育涉及复杂的生理以及胎儿和婴幼儿发育水平。

一、口腔反射发育

新生儿依赖各种原始生理反射吸吮和吞咽液体食物,是最早的进食技能发育(表 15-1)。

二、吞咽的神经生理

吞咽是一复杂的神经-肌肉活动,由脑干的吞咽中枢控制,25 组以上的肌肉参与。口腔感觉运动功能和吞咽涉及脑与脑干通路,通过神经系统多级水平控制吞咽活动。中枢神经(CNS)的传入和传出神经调节正常的吸吮、吞咽、呼吸运动。咽喉部是气体与食物的共同通道,是人体的最复杂神经肌肉活动部位。主要由脑神经 V、Ⅶ、Ⅸ 和 Ⅹ 的感觉神经传入脑干吞咽中枢(表 15-2)。脑神经 V、Ⅶ、Ⅸ、Ⅹ、Ⅻ 和颈神经 C_1~C_3 的运动神经传出脑干吞咽中枢(表 15-3)。严重喂养困难儿童可因神经肌肉疾病致吞咽困难。

表 15-1 新生儿口腔反射发育

原始生理反射	操作方法	消退年龄	临床应用
吸吮/吞咽反射	接触婴儿唇和口周出现张口和吸吮动作	4月龄	
觅食反射	用物体或手指接触婴儿口周（嘴角、上下唇、面颊、颌部）时，婴儿立即出现张口转向接触方向	4月龄	评估舌前部的延伸功能

原始生理反射	操作方法	消退年龄	临床应用
舌挤压反射	接触婴儿的唇部，婴儿立即出现舌伸出口腔的动作	4~6月龄	评估伸舌功能
咽反射	将任何物体，如勺或小块固体食物放在口腔后部，立即被舌向前推出的动作	4月龄	补充其他食物的生理依据之一
横舌反射	在牙龈下部或用手指刮刷舌的边缘出现舌体偏向同侧现象	持续终生	评估舌偏侧运动功能
定相咬反射	下颌快速有节奏上下的运动	9~12月龄	

表 15-2 吞咽的脑神经感觉传入神经

脑神经（CN）	神经支配部位
三叉神经的上颌支（V_2）	一般感觉、舌前 2/3、软腭、鼻咽、嘴
面神经（Ⅶ）	味觉、舌前 2/3、舌-唇感觉
舌咽神经（Ⅸ）	舌后 1/3 味觉和一般感觉，扁桃体、软腭和腭感觉
迷走神经（Ⅹ）- 喉上神经	咽、喉、舌底、内脏

表 15-3　吞咽的脑神经运动传出神经

吞咽阶段		神经支配部位
口腔	参与咀嚼的颊肌、唇肌、面部肌肉	Ⅶ的颊肌支 三叉神经的下颌支（V_3） 面神经（Ⅶ）
	舌内肌	舌下神经
	舌外肌	颈部神经襻（颈神经 $C_1 \sim C_2$）
	舌腭肌	迷走神经（Ⅹ）
咽喉	茎突咽肌	舌咽神经（Ⅸ）
	腭、喉、咽	迷走神经（Ⅹ）
	腭帆张肌	三叉神经的下颌支（V_3）
	舌骨和咽的运动	V_3、Ⅶ、$C_1 \sim C_2$
食管	环咽肌开启	Ⅶ、Ⅴ
	蠕动	迷走神经（Ⅹ）

三、相关解剖改变

小婴儿口腔、咽喉部的解剖适应吸吮乳汁,如舌相对较大,充满口腔,有颊脂肪垫,口腔空间较小;舌位置较向前,舌运动较受限;咽较小,会厌与软腭接近(图 15-1)。婴儿后期口腔、咽喉部解剖逐渐发生改变,如颊脂肪垫逐渐消失,舌的后 1/3 下降到咽部,使咽喉位置下降,口腔较前明显增大;咽部的增长、喉的下降使口、咽的位置近 90°,软腭与会厌分开;舌向两侧运动范围扩大,下颌向下、向前的改变。乳牙的萌出是另一重要的解剖结构的变化,乳牙可帮助咬和咀嚼质地较硬的食物。

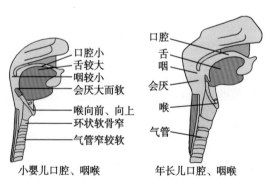

图 15-1　儿童口咽发育

第二节　吞咽、吸吮、咀嚼功能发育

一、吞咽 / 吸吮、咀嚼发育（表 15-4）

表 15-4　吞咽 / 吸吮、咀嚼发育

胎龄	生后年龄	吞　咽	吸　吮	咀嚼
10~12 周		咽部运动		
15 周龄			吸吮动作	
22~24 周		吞咽活动		
28 周		吸-吞反射		
34~36 周			稳定的吸吮和吞咽动作	
>36 周		唇不能完全闭合	吸吮成熟：吸吮 / 呼吸协调	
	2 月龄		吸吮动作成熟	
	3~6 月龄		闭唇吮吸动作	
	>4~6 月龄	进食固体食物-主动吞咽行为发育成熟	婴儿吸、吞动作可分开，可随意吸与吞	
	6 月龄			舌的挤压反射消退-咀嚼发育
	2 岁	吞咽动作发育成熟	嘴唇可控制口腔内食物	

二、吞咽过程

成熟的吞咽过程包括口腔准备阶段与口腔阶段、咽喉阶段和食管阶段三个阶段（图 15-2）。婴儿吞咽功能发育与食物质地一致（表 15-5）。当吸吮发育成熟后，出现舌体前部至后部的运动，为有效吞咽。

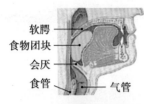

口腔阶段

· 食物进入口腔
· 咀嚼形成食物团块
· 舌体抬高，推动食物团块进入食道

软腭
食物团块
会厌
食管 ——— 气管

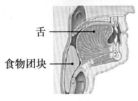

咽喉阶段

· 软腭抬高关闭咽喉部
· 喉和舌骨向前、向上移动-咽变短
· 会厌向后、向下移动关闭气管-停止呼吸
· 食物团块进入食道

舌
食物团块

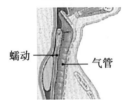

食管阶段

· 食管上部括约肌松弛
· 食物团块进入食道
· 食管蠕动推动食物团块
· 食管下部括约肌松弛
· 食物团块进入胃

蠕动 ——— 气管

图 15-2　吞咽过程的三个阶段

表 15-5　婴儿吞咽功能发育

年龄	食物质地	吞 咽 过 程
小婴儿	液体	无口腔准备阶段和口腔阶段
4~6 月龄	半固体	始有吞咽的口腔准备阶段与口腔阶段
>6 月龄	液体半固体、固体	成熟的吞咽三个阶段

第三节　进食技能发育

　　婴儿发育成熟过程中可获得各种必需的进食技能，包括从勺中取补充食物，再到自己用手抓食，最后可自己用勺进食（表 15-6）。用手抓（6 月龄）和拇食指拾物（8 月龄）是学习自我进食的 2 个重要的技能，可用以评估婴儿进食不同食物能力。

表 15-6　婴幼儿自我进食能力判断

自我进食发育	关键月龄	达到的比率	
手抓食物	4~6m	68%	开始训练
	7~8m	96%	应该达到
唇从勺中吃食物撒少	7~8m	77%	开始训练
	9~11m	88%	
	12~14m	90%	应该达到
用勺自喂撒少	7~8m	5%	开始训练
	9~11m	11%	
	12~14m	29%	
	15~18m	64%	大部分应达到
自己从小口杯喝	7~8m	42%	开始训练
	9~11m	70%	
	12~14m	91%	
	15~18m	96%	大部分应达到
自己从常规杯子喝	9~11m	10%	开始训练
	12~14m	14%	
	15~18m	34%	

（黎海芪）

16

第十六章

婴儿喂养

第一节 人乳喂养

广义的人乳喂养包括母亲用自己的乳汁喂养、奶妈或其他乳母的乳汁喂养和用人乳库的乳汁喂养。

一、人乳益处

人乳的蛋白质、脂肪、碳水化合物、维生素、矿物质、酶、激素、生长因子、抗炎因素、免疫诱导和调节对婴儿有特殊的生理作用,供给平衡营养素满足婴儿生长和发育。人乳的营养成分已作为建立婴儿食物与营养素适宜摄入量的依据。研究证实如所有母亲产后 1 小时即哺乳,则每年可挽救 100 万婴儿的性命(表 16-1)。

表 16-1 人乳喂养的益处

对婴儿的益处	对母亲的益处
● 人乳汁方便、温度适宜	● 方便、经济、省时
● 母亲与婴儿的皮肤接触使婴儿感到安全,有爱的满足,有利婴儿心理健康	● 刺激催乳素分泌
	● 促进乳母产后子宫复原
	● 抑制排卵,有助计划生育
● 人乳汁含丰富的"生物因子",包括 IgA、溶菌酶、白介素、生长因子、酶和核苷酸	● 可能有助预防乳腺与卵巢癌
	● 有助母亲较快恢复孕前体重状态

对婴儿的益处	对母亲的益处

- 降低感染发生,包括消化道、呼吸道、中耳炎疾病发生
- 可能对儿童认知发育有益
- 有助预防食物过敏
- 对预防儿童超重/肥胖有益

二、人乳特点

人乳是6月龄内婴儿营养的唯一来源,人乳的营养素易被婴儿消化吸收。母亲乳汁的成分在一次哺乳过程和整个哺乳期间都可满足婴儿生长和发育的需要(表16-2)。

表16-2 哺乳期人乳成分

哺乳期人乳	乳汁特点	一次哺乳过程人乳成分
初乳:孕后期与分娩4~5日的乳汁	<ul><li>量少,15~45ml/d</li><li>丰富β-胡萝卜素(黄色),碱性,比重1.040~1.060</li><li>初乳小球;充满脂肪颗粒的巨噬细胞及其他免疫活性细胞</li></ul>	<ul><li>前乳:较稀薄,蛋白质含量高</li><li>后乳:乳汁逐渐黏稠、乳白色,含较多脂肪,蛋白质含量下降</li></ul>
过渡乳:产后5~14日的乳汁	<ul><li>脂肪、乳糖、水溶性维生素和能量逐渐增加</li><li>蛋白质、免疫球蛋白、脂溶性维生素和矿物质下降</li></ul>	
成熟乳:>14日的乳汁	<ul><li>蛋白质含量较高,比重1.030</li></ul>	

三、人乳量判断

儿童生理状态是判断的依据(表16-3)。哺乳母亲需学习观察,及时判断婴儿饥饿状态(图16-1)。

表 16-3　母亲乳汁量判断

主要指征	辅助指征
• 体重增加,生长正常	• 吞咽声:哺乳时可听到婴儿持续的吞咽声
	• 尿量适当:3~5 日龄的新生婴儿的小便 4~8 次 / 日 5~7 日龄为 >6 次 / 日
	• 哺乳后婴儿感到满足,安静睡眠

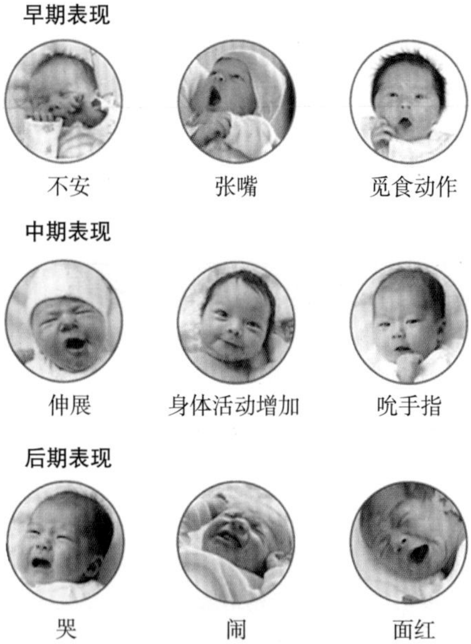

早期表现

不安　　　　　　张嘴　　　　　　觅食动作

中期表现

伸展　　　　身体活动增加　　　　吮手指

后期表现

哭　　　　　　　闹　　　　　　　面红

图 16-1　婴儿饥饿表现

四、补充人乳与断离人乳

每个婴儿都需经历断离母亲乳汁的过程。其他食物引入至完全替代人乳为断离人乳期。人乳喂养时间有个体差异,依母亲乳汁情况决定人乳喂养时(表 16-4)。一般,婴儿 12 月龄左右可完全断离人乳。部分婴儿 6 月龄后生长良好提示母亲乳汁较好,母亲能按常规引导婴儿接受其他食物,甚至可持续人乳喂养至 2 岁左右。

表 16-4　补授与代授人乳喂养

补充方法	补授人乳喂养	代授人乳喂养
年龄	>4 月龄	>4~6 月龄
提示不足	哺喂后婴儿不满意 连续 2 个月体重增长不足	反复夜醒 体重增长不足
操作方法	哺喂次数不变,每次先哺人乳,某次婴儿不满意时用配方补充,即"缺多少补多少"	逐渐增加婴儿配方,配方量至 800ml/d 可替代逐渐人乳喂养
益处	刺激乳房,维持乳汁分泌	帮助婴儿逐渐断离人乳,避免发生婴儿情感问题

五、人乳贮存

母亲乳汁的贮存需最大程度保证营养与生物学作用、使用安全。研究证实冷藏后 8 日人乳汁的细菌含量低于乳汁挤出时的水平,提示贮存后的人乳汁不影响乳汁的生物学价值。

(一)家庭贮存

为保证婴儿继续人乳喂养,当哺乳的母亲返回工作或临时外出需挤出乳汁短期家庭贮存;或母亲的乳汁丰富除满足婴儿需要外尚有剩余,可将乳汁贮存于容器待婴儿需要更多乳汁时补充喂养。

1. 贮存容器选择　据贮存时间选择为贮存人乳设计的容器(表 16-5)。

表 16-5　人乳贮存容器选择

贮存容器选择	清洁方法
● 较长时间贮存:密封盖的、硬边的容器,如硬塑料或玻璃,容量 60~120ml 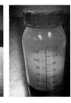	热水、专用清洁剂洗,漂洗干净后用煮沸消毒,亦可用洗碗机洗与消毒
● 较短时间(<72 小时)保存:塑料袋	
● 临时贮存:30~60ml 的小容器	

2. 乳汁贮存

人乳汁存放的时间取决于乳汁状况与存放温度（表16-6）。

表 16-6　人乳存放的温度和时间

乳汁状况	室温（<25℃）	冰箱冷藏室（4℃）	冰冷冻室
挤出新鲜乳汁	6~8 小时	3~5 日	单门冰箱2周（−15℃）双门冰箱3个月（−18℃）冰柜6~12个月（−20℃）
冷冻乳汁放冷藏室解冻	≤4 小时	24 小时	不可再冷冻
冷冻乳汁放冷藏室外温水解冻	可置室温待用	4 小时	不可再冷冻
解冻后乳汁婴儿食用	室温下食用，剩余弃用	不可再贮存	不可再冷冻
冰袋隔热塑料袋	24 小时		

（二）人乳库

人乳库是收集、筛选、处理人乳的一项服务性设置，人乳汁来源于其他乳母，主要为住院婴儿服务，优先供应早产儿/低出生体重儿，其次用于代谢性疾病、免疫性疾病、慢性肾功能不全、先天性心脏病、喂养不耐受或喂养困难的高危婴儿提供人乳营养（表16-7）。捐赠乳贮存同家庭人乳贮存方法。

表 16-7　人乳库捐赠要求

捐赠者选择	捐赠母亲须健康、有良好的生活习惯（不吸烟、不饮酒、不喝茶、不吸毒）、生活规律，无药物治疗史，近6个月未接受过输血及血液制品；无 HIV、乙肝、丙肝、梅毒、巨细胞病毒感染
捐赠乳收集	操作前洗手，清洁乳房，以吸乳器泵出乳汁，收集于一次性有密封盖的消毒贮存容器

捐赠乳 收集	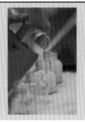
细菌学 检测	消毒前总活菌 <105CFU/ml,或金黄色葡萄球菌 <104CFU/ml
捐赠乳 消毒	巴氏消毒法后再次细菌学检测,置于冰箱冷藏室内保存

```
            ┌──────────────┐
            │  捐赠乳汁母亲  │
            └──────────────┘
                   │
   ┌────────┐   ┌────────┐   ┌──────────────┐
   │ 疾病筛查 │→ │医学史(-)│→ │ 血生化检查(-) │
   └────────┘   └────────┘   └──────────────┘
                                    │
┌──────────┐  ┌────────────┐  ┌──────────────────┐
│营养分析(-)│← │细菌学检查(-)│← │乳汁收集,存于冰箱待查│
└──────────┘  └────────────┘  └──────────────────┘
      │
 ┌──────────┐   ┌────────────────┐
 │ 乳汁巴氏消毒 │→ │ 再次细菌学检查(-) │
 └──────────┘   └────────────────┘
                       │
            ┌──────────────┐
            │  捐赠乳冷冻待用 │
            └──────────────┘
```

捐赠乳收集、筛选、处理流程

第二节 婴儿配方喂养

无法进行母亲乳汁喂养的婴儿需要采用配方喂养。

一、配方选择

所有婴儿配方均经过科学研制,含满足婴儿生长需要的各种营养素。市售婴儿配方包括牛乳或大豆为基础的常规配方,同时还有低敏配方以及其他有特殊医学问题儿童的配方(表 16-8)。不能进行人乳喂养或人乳不足的健康足月婴儿可采用常规婴儿配方,有特殊医学问题儿童的家长宜在医师指导下选择适合婴儿的配方。

表 16-8 配方选择

配方	成分特点	供能特点			应用对象	
		蛋白质	脂肪	碳水化合物	适宜	不适宜
以牛乳为基础的配方	增加乳糖、植物油、维生素和矿物质,碳水化合物,蛋白质,矿物质则高于人乳 常规配方的牛奶蛋白质	9%	48%~50%	40%~45%	正常无法进行母乳汁喂养的婴儿	牛奶蛋白过敏,预防高危儿牛奶蛋白过敏
以大豆为基础的配方	含大豆蛋白质,植物油,维生素,矿物质,蔗糖或玉米糖浆为碳水化合物的来源。因大豆含必需氨基酸蛋氨酸低,故应强化蛋氨酸	10%~11%	45%~49%	41%~43%	牛奶不耐受;半乳糖血症,遗传性乳糖缺乏症 >6月龄婴儿	<6月龄婴儿,继发乳糖不耐受,肠绞痛,牛奶白过敏,预防高危儿牛奶蛋白过敏

配方	成分特点	供能特点			应用对象	
		蛋白质	脂肪	碳水化合物	适宜	不适宜
部分水解蛋白配方	采用工业方法将水解牛奶乳清蛋白,含短肽较少,分子量较大($3000\sim10\,000$Da)				正常无法进行母乳喂养的婴儿 预防高危儿牛奶蛋白过敏(?)	牛奶蛋白过敏
深度水解蛋白配方	采用工业方法将牛奶蛋白水解后含 >95% 的短肽,分子量较小(<3000Da),但仍有免疫原性,约 10% 婴儿不能耐受 深度水解配方的肽片段				牛奶蛋白过敏,预防高危儿的牛奶蛋白过敏	

255

续表

配方	成分特点	供能特点			应用对象	
		蛋白质	脂肪	碳水化合物	适宜	不适宜
氨基酸制剂配方	由单个氨基酸组成的配方				牛奶蛋白过敏	预防高危儿牛奶蛋白过敏
无乳糖配方	大豆或牛乳为基础的无乳糖替代配方			碳水化合物来源以蔗糖、葡萄糖聚合体、麦芽糖糊精、玉米糖浆替代乳糖	先天性乳糖酶缺乏、原发性缺乏乳糖酶血症以及半乳糖血症	长期使用
其他动物乳制品						羊乳、全牛乳、低脂或脱脂乳喂养婴儿

二、配方喂养方法

同人乳喂养一样,配方喂哺婴儿亦需要有正确的喂哺技巧,包括正确的喂哺姿势、唤起婴儿的最佳进奶状态。配方奶喂哺婴儿应特别注意选用适宜的奶嘴和奶瓶、奶液温度适当、奶瓶清洁以及喂哺时奶瓶的位置,奶液的安全贮存,不宜用微波炉热奶以避免奶液受热不均或过烫,采用奶瓶喂米粉不利于婴儿学习吞咽。

三、配方调配

规范调配方法对保证婴儿营养摄入至关重要(图 16-2)。过浓或稀释配方均影响婴儿营养状况。当婴儿摄入冲调后的配方量(600ml/d)"低"于实际消耗配方量(120g/d)时,可初步判断配方调配过浓(抖平、半勺);婴儿可出现无饥饿感(间隔时间超过 3 小时)、大便干、不消化,最重要的浓配方是肾脏负荷过重对婴儿肾脏有潜在损伤。如婴儿体重不足、摄入冲调后的配方量(900ml/d)"高"于实际消耗配方量(100g/d)时,多为配方冲调稀释(过多水或用米汤、开奶茶、中药等),长期使用稀释配方可致婴儿营养不良。

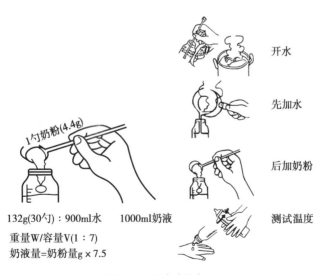

开水

先加水

1勺奶粉(4.4g)

后加奶粉

132g(30勺):900ml水   1000ml奶液   测试温度

重量W/容量V(1:7)
奶液量=奶粉量g×7.5

图 16-2　配方冲调方法

注:1 平勺为自然舀后刮平,若摇或碰"平"可使配方粉重量增加,冲调后的配方液浓度增加

四、摄入估计

配方是 6 月龄内婴儿的主要营养来源时,正确指导家长或评价婴儿的营养状况时主要是估计婴儿摄入量。婴儿的体重、RNIs 以及配方制品规格是估计婴儿配方摄入量的必备资料。一般市售婴儿配方 100g 供能约 500kcal,婴儿能量需要量为 90kcal/(kg·d),故需婴儿配方奶粉约 20g/(kg·d)或 150ml/(kg·d)。或采用月消耗奶粉量估计日奶量,如月消耗 900g 奶粉 4 听,相当婴儿进食奶量 900ml/d。按规定调配的配方蛋白质与矿物质浓度接近人乳,只要摄入量适当,总液量亦可满足需要。

五、婴儿配方的安全使用

婴儿配方(PIF)的生产过程可能被阪崎肠杆菌、沙门菌污染,同时家庭冲调 PIF 过程也可污染 PIF。因此,需安全调配、保存、处理婴儿配方,易感高危儿采用液体婴儿配方。不能获得液体婴儿配方家庭采用 PIF 时需用 >70℃的水调配 PIF、减少准备到进食的时间、存放温度 <5℃冷藏室等措施可显著降低细菌生长的危险性。冷藏室取出的配方液的复温宜 <15 分钟,复温的配方液或剩余配方液 2 小时后弃用。为减少浪费,家庭可根据婴儿奶量一次将一日 PIF 冲调分瓶贮存于冰箱冷藏室(<5℃),但需 24 小时内食用。

第三节 婴儿食物

出生至 12 月龄的婴儿食物依婴儿消化道成熟程度与生长发育的需要有所不同。其中基础食物是提供能量和重要营养素的食物,如摄入不足可发生营养不良。婴儿不成熟的消化道发育,接受食物能力有限,需要强调首先满足婴儿的基础食物,而不是成人的各类食物,应据婴儿发育需要适时选择适宜食物(表 16-9)。2 岁后儿童消化成人固体食物能力才发育成熟,可逐渐接受成人的各类食物。

表16-9 婴儿食物

食物种类	营养素	营养特点	婴儿食物特点	摄入量判断
纯乳类	动物蛋白质,优质蛋白质	• 较高能量密度（0.6~0.7kcal/g或2.5~2.9kJ/g）; • 乳汁脂肪提供50%的能量	• 基础食物 • 4~6月龄纯乳类	摄入量750~900ml/d可满足婴儿期大部分能量和蛋白质需要
谷类	碳水化合物	• 易于消化,较少过敏反应 • 提供能量重要来源 • 可随年龄逐渐改变质地以增加能量密度,如米粉、粥、软饭 • 使用方便,可用乳液、水冲调 • 可强化铁	• 引入的基础食物 • 4~6月龄引入	不影响总乳液量
蔬菜类	提供部分营养素,包括纤维素、维生素A、维生素C和矿物质	• 纤维素丰富可促进婴儿消化道发育,如降低儿童功能性便秘 • 有助婴儿学习咀嚼、吞咽发育	• 引入的基础食物 • 4~6月龄引入	大便正常
蛋类	动物蛋白质,优质蛋白质		• >1岁引入蛋白或全蛋	不影响总乳液量
肉类、鱼虾类	动物蛋白质,为高蛋白质食物		• 宜>6月龄引入	不影响总乳液量

续表

食物种类	营养素	营养特点	婴儿食物特点	摄入量判断
水果类	提供其他营养素,包括纤维素、维生素A、维生素C和矿物质	● 对<6月龄婴儿无营养益处	● >6月龄引入	不影响总乳液量

第四节 食 物 转 换

婴儿从纯乳类食物逐渐接受的其他食物为过渡期食物,或半固体、固体食物。过渡时期食物曾称之换乳食物,或称"辅食",或断乳食物,是除人乳或婴儿配方外,为过渡到成人固体食物所补充的富营养素的半固体食物(泥状食物)和固体食物。

一、引入其他食物的年龄

引入其他食物年龄应根据婴儿发育成熟状况决定,包括儿童进食技能发育水平转换婴儿食物质地,而不是用实际年龄判断,体重和能量也不是决定补充其他食物的因素(表16-10,图16-3)。一般多数150~180日龄的婴儿发育已可接受除乳类以外的其他食物,因此各国均建议婴儿4~6月龄引进其他食物。有研究显示人类产生黏膜免疫耐受的关键时期可能在4~6月龄(图16-4),与大多数国家的喂养实践结果一致。

表 16-10 婴儿发育成熟状况判断

相关器官系统	发 育 水 平
消化道发育逐渐成熟	● 有消化其他蛋白质、脂肪和碳水化合物的能力 ● 能接受勺喂,可闭唇从勺中取食物,可咀嚼、吞咽半固体食物(泥状食物)和固体食物,可接受食物质地与颜色的改变 ● 肠道免疫屏障功能发育,可防止对引入食物中的大分子蛋白质产生过敏

相关器官系统	发育水平
神经肌肉系统	发育较好,可以竖颈,可控制头在需要时转向食物(勺)或吃饱后把头转开
肾脏功能	发育成熟,可排出产生肾负荷高的食物代谢产物,如肉类食物

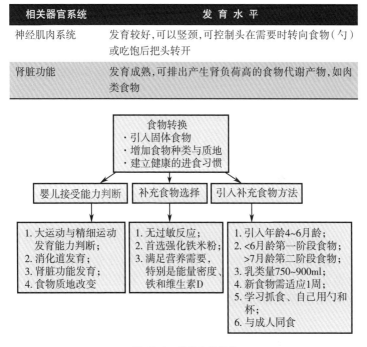

图 16-3　婴儿食物转换

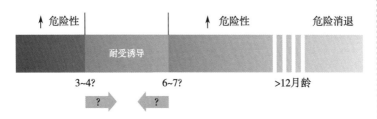

图 16-4　促进免疫耐受的策略

　　婴儿的发育不一定与生理年龄一致,可能出现喂养技能发育落后情况,不宜与正常健康婴儿相同对待,需要评估发育水平,了解采用口腔喂养的能力和食物质地接受能力。如早产、低出生体重、疾病多次住院治疗、生长落后、神经肌肉发育延迟、被忽视或受虐待、抑郁、唇腭裂、因长期静脉或管道喂养或其他医学情况（如 21- 三体综合征、脑瘫）儿童。

二、其他食物引入

1. **婴儿第一阶段食物（4~6 月龄）** 为特别制作的婴儿产品或家庭自制的含一定营养素的（维生素 C）、不含添加剂（糖、盐）的泥状（茸状）食物,多为植物性食物,包括强化铁的米粉、根茎类或瓜豆类蔬菜泥。

2. **婴儿第二阶段食物（7~12 月龄）** 经过第一阶段食物训练婴儿已能分别接受各种食物,无明显过敏反应,7~8 月龄婴儿宜混合食用;食物品种接近成人食物,宜含更多营养素,不含添加剂（糖）。因乳汁含有足够的脂肪与盐类,同时婴儿肾脏功能发育不成熟,故不建议婴儿的食物加脂类食物与盐。食物的硬度或大小应适度增加,适应婴儿咀嚼、吞咽功能的发育,如末状、碎状、指状或条状软食,包括水果、蔬菜、鱼肉类、蛋类和豆类食物。引入的食物制作应以当地食物为基础,注意食物的质地、营养密度、卫生、制作多样性（表 16-11）。乳类仍为婴儿营养的主要来源,应保证 800ml 左右。

表 16-11　过渡期食物的引入

月龄	食物		餐次		进食技能	备注
	性状	种类	主要基础食物	其他基础食物		
4~6	泥状食物	第一阶段食物	6~5 次奶 800~900ml	逐渐加至 1 餐	用勺喂	断夜奶 定时喂养
7~9	末状食物	第二阶段食物	5~4 次奶 700~800ml	1~2 餐	学用杯 抓食	
10~12	碎状食物 指状食物		4 次奶 800~600ml	2 餐	断奶瓶 自用勺	

三、引入方法

婴儿最初的对新食物的抵抗可通过多次体验改变。因此,婴儿食物转变期有一个对其他食物逐渐习惯的过程。此期让婴儿熟悉多种食物,特别是蔬菜类,有利于儿童期对食物的接受能力。开始引入的新食物宜单一引入,让婴儿反复尝试,持续约一周,或直至婴儿可接受为止,再换另一种,以刺激味觉的发育。单一食物引入的方法可帮助了解婴儿是否出现食物过敏。

四、其他营养素补充

6月龄后多数人乳喂养的婴儿应补充其他食物满足能量、铁、锌、维生素D和其他营养素的需要。根块茎蔬菜,可补充少量维生素、矿物质营养,同时增加膳食纤维摄入,有益肠道发育。

(黎海芪)

第五节 早产儿喂养

一、营养代谢需求

因早产儿胎龄和出生体重不同,宫内营养储备的差别很大,生后对营养素和能量的需求不同(表16-12)。

表16-12 早产儿生后状况与营养素和能量需求

	早产儿状况	营养素和能量目标
第一阶段	"转变期"(生后7日)	维持生命体征稳定、营养与代谢平衡
第二阶段	"稳定-生长期"(临床状况平稳至出院)	达到正常胎儿在宫内的增长速率15g~20g/(kg·d)
第三阶段	"出院后时期"(出院至1岁)	达到理想的追赶性生长

二、乳类选择

(一)人乳

研究证实早产母亲的乳汁成分与足月母亲的乳汁不同(表16-13)。早产儿母亲的乳汁如同宫内胎盘作用的延续,营养价值和生物学功能更适于早产儿的需求,成分与母亲孕龄有关。人乳喂养也是早产儿首选的喂养方式,建议人乳喂养≥6月龄。

表 16-13 早产儿与足月儿母亲乳汁成分的比较

成分(/L)	早产过渡乳 6~10d	早产成熟乳 22~30d	足月成熟乳 ≥30d
蛋白质(g)	19 ± 0.5	15 ± 1	12 ± 1.5
IgA(mg/g 蛋白质)	92 ± 63	64 ± 70	83 ± 25
非蛋白氮(% 总氮)	18 ± 4	17 ± 7	24
脂肪(g)	34 ± 6	36 ± 7	34 ± 4
碳水化合物(g)	63 ± 5	67 ± 4	67 ± 5
能量(kcal)	660 ± 60	690 ± 50	640 ± 80
钙(mmol)	8.0 ± 1.8	7.2 ± 1.3	6.5 ± 1.5
磷(mmol)	4.9 ± 1.4	3.0 ± 0.8	4.8 ± 0.8
镁(mmol)	1.1 ± 0.2	1.0 ± 0.3	1.3 ± 0.3
铁(mmol)(mg)	23(0.4)	22(0.4)	22(0.4)
锌(mmol)	58 ± 13	33 ± 14	15~46
铜(mmol)	9.2 ± 2.1	8.0 ± 3.1	3.2~6.3
锰(μg)	6.0 ± 8.9	7.3 ± 6.6	3.0~6.0
钠(mmol)	11.6 ± 6.0	8.8 ± 2.0	9.0 ± 4.1
钾(mmol)	13.5 ± 2.2	12.5 ± 3.2	13.9 ± 2.0
氯(mmol)	21.3 ± 3.5	14.8 ± 2.1	12.8 ± 1.5

引自:Tsang RC, Uauy R, Koletzko B. Nutrition of the Preterm Infant. 2nd ed. 2005:287

(二)强化人乳

虽然早产母亲的乳汁有益于早产儿生长,但早产儿本身摄入奶量能力有限;同时早产母亲的乳汁的蛋白质、矿物质含量难以满足早产儿宫外加速生长的需要,特别是极(超)低出生体重早产儿生长。目前国际上均推荐人乳喂养的低出生体重早产儿(胎龄 <34 周、出生体重 <2000g)采用人乳强化剂(HMF)加入早产母亲的乳汁或捐赠人乳强化人乳。当早产儿能耐受 60~80ml/(kg·d)的人乳后即可强化人乳。不同 HMF 产品配制不同,一般标准配制的强化人乳能量密度为 80~85kcal/dl,蛋白质 2.5g~2.8g/dl(2.9g~3.3g/100kcal)。

（三）早产儿配方

适用于胎龄 <34 周、出生体重 <2000g 的早产儿住院期间应用。早产儿配方（PF）成分与强化人乳相近（表 16-14）。

表 16-14　配方主要成分比较（/100ml）

营养成分	婴儿配方	强化人乳	早产儿配方	早产儿出院后配方
能量（kcal）	67.2~68.0	80~85	80.0~81.0	72.0~74.0
蛋白质（g）	1.45~1.69	2.5~2.8	2.20~2.40	1.85~1.90
脂肪（g）	3.5~3.6	4.1~4.3	4.1~4.3	3.4~4.1
碳水化合物（g）	7.3~7.6	7.9~9.6	8.6~9.0	7.7~8.0
钙（mg）	51~53	112~138	134~146	77~90
磷（mg）	28~36	60~78	67~73	46~49
铁（mg）	1.0~1.2	0.46~1.36	1.2~1.4	1.3~1.4
钠（mmol）	0.71~1.17		1.3~1.5	1.0~1.1
钾（mmol）	1.74~1.89		2.1~2.7	1.9~2.2
氯（mmol）	1.13~1.44		1.9~2.0	1.5~1.7
维生素 A（IU）	200~204	983~1210	250~1000	330~340
维生素 D（IU）	40.5~41.0	120~304	70.0~192.0	52.0~59.0
维生素 E（IU）	1.35~1.36		3.2~5.0	2.6~3.0
维生素 K（μg）	5.4~5.5		6.5~9.7	5.9~8.0

引自：Ronald E. Kleinman. Pediatric Nutrition Handbook. 5th ed. 2004. 和 Tsang RC, Uauy R, Koletzko B, et al. Nutrition of the Preterm Infant. 2nd ed. 2005.

（四）早产儿出院后配方

早产儿体重达 2000g，可经口喂养，生命体征稳定即可出院。早产儿出院后采用介于早产儿配方与普通婴儿配方之间的过渡配方，即早产儿出院后配方（PDF）。早产儿出院后配方亦可用于出院后人乳不足时的补充，适用于有营养不良高危因素的早产儿出院后一段时期内应用（表 16-14）。

三、早产儿喂养

（一）住院期间喂养

住院期间监测每日体重增长、出入量和喂养不耐受情况，喂养不足部分由肠外营养进行补充。无先天性消化道畸形及严重疾患、血流动力学相对稳定的早产儿应在生后24~48小时内尽早人乳喂养(包括捐赠人乳)。据早产儿耐受情况增加奶量,逐渐从肠外营养过渡到完全肠内营养,由管饲过渡到经口喂养或直接哺乳。住院早期肠内营养不足部分由肠外营养补充供给(表16-15)。

表 16-15 早产儿喂养方法选择

喂养方法	胎龄	临床情况
人乳喂养	≥34周	临床状况稳定,母婴同室,可直接哺乳
经口喂养	≥32周	吸吮、吞咽和呼吸功尚欠协调,可尝试经口喂养
管饲喂养	<34周	吸吮和吞咽功能不全,或不能经口喂养(疾病及治疗因素),或部分经口喂养不足需要补充者;同时进行非营养性吸吮

(二)出院后喂养

1. 营养风险程度的分类 早产儿出院前新生儿科医师应进行喂养和生长的评估,根据营养风险的程度分为高危(HR)、中危(MR)和低危(LR)三种情况(表16-16),是出院后个体化营养指导的基础。

表 16-16 早产儿营养风险程度的分类

	评估项目	高危早产儿(HR)	中危早产儿(MR)	低危早产儿(LR)
1	胎龄(w)	<32	32~34	>34
2	出生体重(g)	<1500	1500~2000	>2000
3	胎儿生长受限	有	无	无
4	经口喂养	欠协调	顺利	顺利
5	奶量[ml/(kg·d)]	<150	>150	>150
6	体重增长(g/d)	<25	>25	>25
7	宫外生长迟缓	有	无	无
8	并发症[*]	有	无	无

注:[*]并发症包括支气管肺发育不良、坏死性小肠结肠炎、消化道结构或功能异常、代谢性骨病、贫血、严重神经系统损伤等任一条

儿童保健医师（PCP）随访时需多次评估早产儿营养风险程度，若病情变化中或低危早产儿再次出现高危早产儿的情况（第3~8条之一）时宜以相应营养风险程度调整喂养方案。

2. 强化营养方法 即据出院时早产儿营养不良危险程度评估选择，即高危（HR）、中危（MR）早产儿需继续采用强化人乳（HMF）、早产儿配方（PF）或早产儿出院后配方（PDF）的喂养方法为强化营养（表16-17）。

表 16-17　早产儿喂养方案选择

	人乳喂养	部分人乳喂养	配方喂养
HR	HM+HMF（80~85kcal/100ml）至38~40周龄后，调整HM+1/2HMF（73kcal/100ml）；鼓励部分直接哺乳、部分HM+HMF，为将来停止强化、直接哺乳作准备	①HM>50%，则足量HM+HMF+PF至胎龄38~40周，之后转换为HM+1/2HMF+PDF ②HM<50%，或无HMF时，鼓励直接哺乳+PF（补授法）至胎龄38~40周后转换为直接哺乳+PDF（补授法）	PF（80kcal/100ml）至胎龄38~40周后转为PDF（73kcal/100ml）
	据早产儿生长和血生化情况，一般需应用至校正6月龄左右。在医师指导下补充维生素A、D和铁剂		
MR	HM+HMF（80~85kcal/100ml）至38~40周龄后调整为HM+1/2HMF（73kcal/100ml）；鼓励部分直接哺乳、部分HM+1/2HMF的方式，为将来停止强化、直接哺乳作准备	①HM>50%，则HM+PF至胎龄38~40周后转换为HM+1/2HMF+PDF ②HM<50%，或无HMF时，鼓励直接哺乳+PF（补授法）至胎龄38~40周后转换为直接哺乳+PDF（补授法）	PF（80kcal/100ml）至胎龄38~40周后转换为PDF（73kcal/100ml）
	根据早产儿生长和血生化情况，一般需应用至校正3月龄左右。在医师指导下补充维生素A、D和铁剂		

	人乳喂养	部分人乳喂养	配方喂养
LR	HM：直接哺乳、按需哺乳，最初喂养间隔<3小时，包括夜间；注意补充维生素A、D和铁剂	直接哺乳＋普通婴儿配方（补授法），促进泌乳量	采用普通婴儿配方
	如生长缓慢（<25g/d）或血碱性磷酸酶升高、血磷降低，可适当应用HMF	如生长缓慢（<25g/d）或奶量摄入<150ml/（kg·d），可适当采用部分PDF	

3. **乳类转换** 当矫正胎龄后体格生长各项指标达 P25th~50th 水平时，宜采用逐渐降低奶方的能量密度方法至 67kcal/100ml，即转换为纯人乳或普通婴儿配方，以避免体重/身长 >P90th。

4. **其他食物的引入** 有个体差异，与发育成熟水平有关。一般矫正胎龄4~6月龄，甚至可7~8月龄。引入其他食物的方法同正常足月儿。

5. **其他营养素的补充** 早产/低出生体重儿生后即应补充维生素D800~1000U/d，3月龄改为预防量（400U/d），直至2岁。生后2~4周始补充元素铁2~4mg/（kg·d），直至矫正胎龄1岁。补充量包括强化铁配方、人乳强化剂、食物和铁制剂中的所有铁元素含量。

（王丹华）

第六节　小于胎龄儿喂养

一、喂养特点

1. **据胎龄制定喂养策略** 研究表明SGA儿与相同胎龄 AGA的营养需求是相似的。因此，SGA儿喂养策略应主要据胎龄而不是出生体重，即促进SGA儿适度线性生长与较好的神经系统结局。

2. 成熟度 早产 SGA 的喂养亦需按发育成熟度或营养不良危险程度选择喂养方式。

二、喂养方法

1. 胎龄 <34 周早产 SGA 多属于高危（HR）、中危（MR）早产儿,出院后也需强化营养适当补充铁和其他微量元素（同早产儿喂养）,至体格生长各项指达 >P10th。

2. 胎龄 >34 周早产 SGA 尽可能人乳喂养。SGA 儿住院、母婴分离的情况下,母亲亦应频繁吸出乳汁（至少 8~10 次 / 日）。

3. 足月 SGA 喂养方法同正常足月儿。各国指南均不推荐足月 SGA 儿出院后常规使用早产儿配方或早产儿过渡配方促进生长。

4. 严重喂养困难 SGA 为减少生长落后程度可采用管饲喂养,同时转诊寻找病因。

三、喂养评估

1. 定期随访评估 同早产儿喂养评估。

2. 生长评估 同足月儿。

（王丹华）

第七节 常见婴儿喂养问题

一、母亲疾病与哺乳

依母亲疾病情况,哺乳方法有改变（表 16-18）。

表 16-18 母亲疾病时的哺乳方法

哺乳方法	疾 病 情 况
停止哺乳	• HIV,患有严重疾病,如慢性肾炎、糖尿病、恶性肿瘤、精神病、癫痫或心功能不全等
乳汁挤出消毒	• 急性传染病
继续哺乳	• 结核病经治疗,无临床症状 • 甲状腺功能减退症经治疗,甲状腺功能正常 • 乙型肝炎病毒携带者

二、哺乳问题处理

1. 乳头护理　需要产前或产后做简单的乳头挤、捏护理。每日用清水（忌用肥皂或酒精之类）擦洗乳头。如果婴儿出生前母亲没有初乳，避免用吸奶器吸可刺激子宫收缩，引起早产。

2. 乳头过大或过小　不影响哺乳（表 16–19）。

表 16-19　乳头过大或过小的喂养方法

乳头形态	乳头情况	喂养方法
长、大乳头	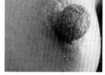 乳头长≥2cm、直径≥2.3cm	不影响婴儿吸吮
乳头过小或乳头内陷	约 1/3 的孕妇有不同程度的乳头扁平或内陷 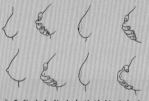 扁平乳头和乳头内陷的护理方法	母亲学习"乳房喂养"，而不是用"乳头喂养"婴儿 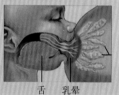 舌　乳晕 正确的婴儿吸吮方法

3. 乳头疾病预防　见表 16–20。

表 16-20　乳头保健

乳房症状	保 健 方 法
乳头痛	● 避免乳头皲裂：哺乳后乳头自然在空气干燥 　不用低劣香皂或保湿剂，洗澡时避免擦伤 　不宜在乳头或乳晕处用乳霜、软膏 ● 预防乳头破裂：避免婴儿过度饥饿发生咬乳现象 　轻揉乳晕部分使乳头外凸，使婴儿易含 　保护皮肤：哺乳后可用乳汁涂在乳头

乳房症状	保 健 方 法
乳房结节	● 乳汁分泌流畅：热敷局部，哺乳前洗热水澡，有益形成射乳反射 ● 减少积乳：频繁哺乳 ● 减少肿痛：冷敷乳房
乳腺炎	● 立即看医师：乳房红肿、热、痛，同时可有全身症状 ● 乳房排空：频繁哺乳

三、喂养问题

表 16-21　婴儿喂养问题

喂养问题	原　因	处　理
溢乳	● 乳头过大 ● 吞入气体过多	● 生长正常，不需治疗，4~6 月龄后可自行消退
体重增长不足	● 奶量不足：其他食物替代乳汁 ● 能量摄入不足： 配方冲调不当（稀释） 食物引入时间不当 食物选择不当（过多水、果汁、零食） 能量密度低食物（汤面、稀粥、汤饭、米粉） 餐次过多 ● 吸收不良/丢失：肠道疾病 ● 消耗过多：慢性疾病	● 调整喂养方法 ● 治疗原发疾病 ● 治疗原发疾病
进餐频繁	● >6 月龄仍"按需"哺乳（喂养）：≥7~8 次/日；夜奶 ● 误以为每次摄入乳汁量相同	● 4~6 月龄后喂养宜定时，3 小时，6 餐/日；不固定量
换乳困难	● 味觉习惯 ● 眷恋母亲	● 婴儿抚养人行为 ● 变换方法：先奶瓶，后人乳

续表

喂养问题	原　因	处　理
	• "厌新"	• Medela 补充喂养系统

（黎海芪）

第八节　喂养困难

一、关于定义

喂养困难喂养障碍与缺乏统一定义（表 16-22）。

表 16-22　喂养障碍与喂养困难

	定　义	其他描述
喂养障碍	描述 6 岁前因器质性、营养性或情感性所致长期（≥1 个月）摄入不足致体重明显下降或不增，严重临床后果问题不能以其他障碍或食物缺乏解释	DSM-5 的回避/限制性摄食障碍（ARFID）
喂养困难	描述临床提示的喂养问题	多为母亲认为有"问题"的情况

二、诱因

儿童发生喂养困难的诱因较多，涉及食物因素、儿童本身特点以及与抚养者关系（表 16-23）。

三、临床表现

喂养困难的临床表现程度不一，可从基本正常（家长错误理解）至严重症状（行为和器质性障碍），但多数为轻~中度问题（表 16-24）。

表 16-23 喂养困难的诱因

诱因	
食物因素	● 食物来源、品种、搭配与制作不当
儿童内因	● 气质：困难型气质儿童难以抚养，易出现进食行为问题 ● 进食技能发育延迟：婴儿期延迟学习进食技能，致进食问题 ● 不良进食经历：进食时可出现"拒食" ● 器质性疾病
家长问题	● 不理解婴儿进餐与自我择食意愿：儿童－家长互动不良 ● 强迫儿童进食：诱发儿童产生进食负担或焦虑 ● 母亲焦虑：不耐受儿童进食行为问题

表 16-24 喂养困难临床特点

进食表现	特 点
进食时间	长（>30 分钟）
拒食	>1 个月
进食表现	捣乱、紧张
独立进食	缺乏适当的行为
夜间进食	>6 月龄
注意力分散	进食时需玩具、电视"帮助"，或追喂
纯乳类喂养长	>8 月龄
口腔功能发育不良	仅接受质地较软或细的食物

据家长描述儿童喂养困难的症状表现可分为食欲缺乏、挑食、恐惧进食及互动不良（表 16-25）。

四、临床评估与实验室检查

1. 临床评估 包括：病史采集、体格检查、观察进食过程与营养状况评估（表 16-26~ 表 16-28，图 16-5）。因缺少统一及规范的定义，故目前喂养困难尚无统一诊断标准，关键是排除器质性病因（表 16-29）。

表 16-25 喂养困难的临床表现与鉴别

临床表现	家长问题	儿童表现	儿童生长情况	鉴别
食欲缺乏	• 错误理解：过度焦虑 • 家长错误判断 • 不认识儿童存在问题	• 儿童进食正常 • 精力旺盛，喜自我进食 • 缺乏进食兴趣	• 正常 • 正常 • 增长不足，但无潜在医学问题	
"挑食"：不是学术语，多为家长的判断	• 家长错误理解	• 儿童对新食物"厌新" • 正常"挑剔进食"	• 正常 • 正常	• 感觉性食物厌恶，生长异常 • 器质性"挑食"：发育迟缓，吞咽障碍
恐惧进食	• 家长错误理解	• 生理性胃肠道功能紊乱 • 儿童不良进食经历	• 正常	
互动不良	家长行为 • 控制型：强迫进食 • 溺爱型：过多干预 • 忽视型：不重视		• 时间长可致增长不足	• 器质性疾病疼痛

表 16-26　行为问题及器质性疾病的警示征象

行为问题警示征象	器质性疾病警示征象
• 食谱狭窄 • 喂养不当 • 进食突然中断	• 吞咽障碍 • 吸入 • 进食时明显疼痛
• 呛咳窒息	• 呕吐及腹泻
• 中度生长障碍	• 发育迟缓
	• 慢性循环 – 呼吸道症状
	• 严重生长障碍

表 16-27　口腔运动功能评估

	评 估 内 容
1	吞咽功能和安全性
2	临床评估：头颈部位置、舌和下颌运动、牙列、呼吸、言语、坐姿
3	改良吞钡检查：评价口腔、咽部和食管上端的吞咽情况、吞咽功能
4	食物质地：非营养性口腔刺激 口腔超敏反应

表 16-28　儿童进食状况

	影 响 因 素
环境	过多刺激,分散注意力(如电视、玩具);无家庭进餐气氛等
位置	餐椅与餐桌不当
餐具	餐具与儿童发育水平不符
食物	食物制作不当(色、香、味、品种、质地)
父母行为	高声或责骂声,体罚;与儿童交流不适当;自身不良进餐行为等

275

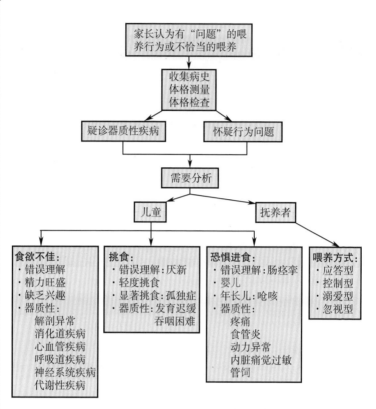

图 16-5 喂养困难判断与处理流程

表 16-29 喂养困难儿童的临床处理

临床处理	诱因
家长教育	家长错误理解
行为疗法	喂养方式不当、不良进食经历
进食技能训练	进食技能发育延迟
营养支持	出现生长不足时需营养师参与

2. **实验室检查** 体检结果及生长发育正常的喂养困难儿童,通常不需要进行实验室检查。喂养困难阻碍出现生长不足时宜转诊专科排除器质性疾病(表 16-30)。

表 16-30　常见喂养障碍的器质性原因

病因	疾病
解剖结构异常	唇裂、腭裂、Pierre-Robin 序列
心肺疾病	慢性肺病、复杂性先天性心脏病
神经肌肉疾病	脑性瘫痪、脑神经发育异常、占位性疾病
食管先天异常	气管 - 食管瘘、食管狭窄
消化道疾病	消化性食管炎、炎症性肠病
消化道动力障碍	贲门失弛缓症、慢性假性梗阻
遗传性疾病	Prader-Willi 综合征，21- 三体综合征
代谢性疾病	尿素循环障碍、甲状腺功能减退症
其他	胃食管反流症、食物过敏

五、处理

喂养困难儿童的临床处理与诱因有关（表 16-29）。教育家长了解儿童进食基本规则，包括控制进食时间、良好的就餐环境及培养儿童进食技能等（表 16-31）。

表 16-31　儿童进食规则

	内容
1	避免进食时用电视、电话、玩具等方式分散儿童注意力
2	家长对儿童就餐情况保持中立态度
3	进食规律、促进食欲：限制就餐时间（20~30 分钟）4~6 餐 / 点心，餐间适量饮水
4	提供与儿童年龄相符的食物种类及质地
5	给小婴儿逐渐引入新食物（尝试 8~15 次）
6	鼓励较大婴儿、幼儿自己进食，包括抓食
7	允许与儿童年龄相符的狼藉

（胡　燕）

17

第十七章

儿童青少年营养

一、营养特点

目前尚缺乏青少年营养需要的科学证据，2013版《中国居民膳食营养素参考摄入量》按青少年年龄、性别和活动水平推荐膳食参考量，如能量推荐量是青少年能量摄入平均值，据青春期生长速度和身体组成成分计算蛋白质RDAs。青少年生长速度、体育活动和新陈代谢率个体差异大，难以据发育成熟度计算。基层儿科医师、儿童保健医师评价青少年个体营养状况时应据儿童体格发育水平、膳食、临床、生化资料综合评价。

青少年生长发育为第二高峰，总能量和营养素需要高。如总能量的20%~30%用于生长发育；女童蛋白质平均摄入量为60g/d，男童75g/d；50%蛋白质源于动物和大豆蛋白质，以提供丰富的必需氨基酸，满足快速生长发育需要。青春期儿童骨骼快速增长，青春期增加45%骨量，矿物质的需求量要大于儿童期或成年期。如钙推荐摄入量应达1000~1200mg/d，锌推荐摄入量需增至9~11mg/d；女童铁推荐摄入量为18mg/d，男童则16mg/d；男女童碘的需要量均为110~120μg/d；各种维生素的需要亦增加。学龄儿童、青少年营养素摄入可参考2013年中国营养学会公布《中国居民膳食营养素参考摄入量》。

二、膳食安排

学龄儿童、青少年膳食安排与成人相同,需保证足够的能量和蛋白质的摄入(表17-1)。

表17-1　学龄儿童、青少年食物参考摄入量(日)

食物种类	食物参考摄入量
谷类(g)	350
蔬菜类(g)	300
水果类(g)	50~100
鱼虾类(g)	100~125
禽畜肉类(g)	
蛋类(g)	50
液态奶(ml)	250
大豆及豆制品(g)	20~30
烹调油(g)	10~15
食糖(g)	15

三、营养知识教育

教育学龄儿童、青少年有关预防营养性疾病的科普知识,使青少年能选择有益健康的食物。

1. 膳食平衡　教育儿童与家长了解"营养好"的概念,可参考2007中国营养学会推荐的"中国居民平衡膳食宝塔"(图17-1),2011年美国农业部(United States Department of Agriculture, USDA)的"我的餐盘"(My Plate)(图17-2),以及2013年英国卫生部的"膳食平衡盘"(Eatwell Plate)指导青少年营养行为(图17-3)。

2. 预防慢性非感染性疾病　儿童青少年超重/肥胖使成人期发生慢性非感染性疾病危险性增加。选择含饱和脂肪和反式脂肪少的食物是预防慢性非感染性疾病的重要措施之一。人造黄油、奶油蛋糕类的西式糕点、烘烤食物(饼干、薄脆饼、油酥饼、炸面包圈、薯片以及油炸薯条、炸鸡块等)食物含较多反式脂肪酸。

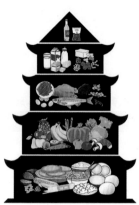

图 17-1　中国居民平衡膳食宝塔

油盐糖类

乳类、豆类

鱼虾肉蛋类

蔬菜水果类

谷类

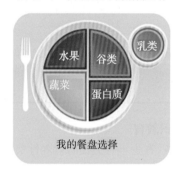

图 17-2　我的餐盘（美国）

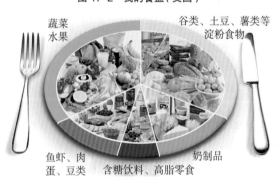

图 17-3　膳食平衡盘（英国）

（李晓南）

第二节　易出现的营养问题

一、缺铁性贫血

青春期儿童生长发育快速,对铁的需求量增加。男青少年肌肉发育较好,血容量的扩大,血红蛋白浓度提高。如女青少年铁摄入不足、经期流血过多可致缺铁性贫血。因此,青春期要注意增加铁的营养摄入,预防缺铁性贫血(详见第十九章第二节Ⅰ型营养素缺乏)。

二、神经性厌食

神经性厌食是女性青少年较常见的一种进食行为障碍。常因过度担心自己的体型和体重,以控制食物摄入或采取过度运动、呕吐、导泄等方法限制食物摄入,体重显著下降。

神经性厌食可导致儿童严重营养不良,甚至极度衰竭危及生命,影响青少年身心健康与发育(详见第十章第四节)。

三、超重/肥胖

儿童青少年超重/肥胖可增加成年后患糖尿病、心血管病和某些肿瘤等慢性病发病风险。早期筛查、诊断和评估肥胖儿童及其健康风险,并及早进行干预,是遏制我国日益严重的慢性病上升趋势的关键环节(详见第十九章第四节)。

(李晓南)

18

第十八章

幼儿和学龄前儿童膳食安排

第一节　幼儿膳食安排

幼儿胃肠道功能已较成熟,自己喂哺的意识较强,能逐渐自己使用杯子、匙进食,开始有控制进食情景的意识,是婴儿乳类为主逐渐向成人谷类食物为主过渡的重要时期。建立良好的进食环境,可培养儿童进食技能和习惯。

一、营养素摄入

2013 年版《中国膳食推荐指南》建议 1~3 岁儿童能量推荐量为 1100~1200kcal/d,膳食蛋白质 25~30g/d。膳食蛋白质、脂肪和碳水化合物占总能量比例分别是 12%~15%、30%~35%及 50%~60%,优质蛋白质供给量占每日蛋白质总量的 35%~50%。

二、食物选择

幼儿食物摄入可参考 2010 年中国营养学会妇幼分会公布《中国孕期、哺乳期妇女和 0~6 岁儿童膳食指南》(表18-1)。

表 18-1　幼儿、学龄前儿童食物参考摄入量

	食物种类	主要营养素	1~3 岁	3~6 岁
主食	谷类（g/d）	能量、B 族维生素、镁、铁、纤维、蛋白质和不饱和脂肪酸	100~150	180~260
	蔬菜类（g/d）	维生素、矿物质、膳食纤维	150~200	200~250
	水果类（g/d）		150~200	150~300
动物性食物	鱼虾类（g/d）	优质蛋白质、脂肪、B 族维生素、铁、锌	100	40~50
	禽畜肉类（g/d）			30~40
	蛋类（g/d）			60
	液态奶（ml/d）		350~500	300~400
	豆制品（g/d）		—	25
	烹调油（g/d）	能量	20~25	25~30

三、食物制备与安全

幼儿膳食质地较成人食物软，但不宜过碎煮烂，应有助于幼儿咀嚼、吞咽。如采用蒸、煮、炖、煨等烹调方式，以清淡为宜。少用或不用含味精或鸡精、色素、糖精的调味品，注意食物多样化和色香味更换。避免幼儿摄入引起窒息和伤害的食物，如小圆形糖果和水果、坚果、果冻、爆米花、口香糖，以及带骨刺的鱼和肉等，少食高脂、高糖食物、快餐食品、碳酸饮料；控制过多含糖饮料的摄入，以免影响食欲和过多能量的摄入。

四、餐次和进食技能培养

幼儿进餐应有规律，包括定时、定点、适量进餐，仍以每日4~5 餐为宜，即早、中、晚正餐，点心 1~2 次，进餐时间 20~25 分钟/次为宜。培养儿童自我进食技能的发展，不规定进食方法（手抓、勺、筷），不强迫进食，2 岁后应自我进食、自由进食。

五、进食环境

幼儿进餐环境轻松、愉悦，有适宜的餐桌椅及专用餐具。每日有机会与家人共进餐，有助幼儿接受家庭膳食。进食前应暂停其他活动，避免过度兴奋；专心进食，进餐时不可边吃边玩、边

看电视、追逐喂养,也不宜责备或训斥儿童。幼儿餐前须洗手,开始学习用餐时的礼仪。3 岁左右的儿童常出现"挑食"表现,即有对食物的爱好和拒绝态度,应尊重儿童的选择。家长给儿童制作可口的营养、平衡的食物,使儿童能选择有利自己健康的食物。

(李晓南)

第二节 学龄前儿童膳食建议

一、营养素摄入

2013 年《中国居民膳食营养素参考摄入量》建议 3~6 岁学龄前儿童能量推荐摄入量为 1200~1400kcal/d,男童高于女童。谷类所含有的丰富碳水化合物是其能量的主要来源。蛋白质的推荐摄入量为 30~35g/d,蛋白质供能占总能量的 14%~15%,50% 源于动物性食物蛋白质,可满足微量元素需要(如锌、铁、碘和维生素);足量乳制品、豆制品摄入是维持丰富钙营养的有效方法。进食的能量比例宜早餐 20%~30%,午餐 30%~35%,点心 10%~15%,晚餐 25%~30%。

二、食物选择

学龄前儿童与家庭成人同时进食。但正餐时少用汤类代替炒菜,稀饭代替米饭。尽量避免纯能量食物,如白糖、粉丝、凉粉、藕粉等,少吃零食。

品种多样,膳食平衡。膳食多样化,以满足儿童对各种营养成分的需要,如荤素菜的合理搭配,粗粮、细粮的交替使用,保证蛋白质、脂肪、碳水化合物之间的比例,以及足够的维生素、矿物质摄入。学龄前儿童功能性便秘发生率较高,需适量的膳食纤维,全麦面包、麦片粥、蔬菜是膳食纤维的主要来源(表 18-1)。

三、餐次与进食能力

进食时间基本与成人同步,每日可安排 1~2 次点心。如幼儿园儿童晚餐时间过早,儿童回家应适当加餐,避免晨起低血糖发生。4 岁儿童不再紧握勺或筷进食,能像成人一样熟练用勺或筷自己进食,喜欢参与餐前准备工作。

四、零食的选择

虽然 2006~2007 年的《中国儿童青少年零食消费指南》将零食分为"可经常食用""适当食用"和"限制食用"三种(表18-2),仍应从营养与健康的角度强调儿童青少年应以正餐为主,不可以零食替代正餐。如需为儿童选择零食,建议家长参照零食消费分类指南选择"可经常食用"的零食,避免"限制食用"零食。

表 18-2　零食消费分类

分类	糖果	肉蛋	谷类	豆类	果蔬
可经常食用	—	瘦肉、鸡蛋、鱼虾等	玉米、低糖麦片或面包	豆浆、豆花、白豆腐干	新鲜水果
适当食用	黑巧克力、牛奶巧克力	火腿、培根、牛肉干	月饼、蛋糕	甜、咸的豆浆,粉皮	含糖、盐的果蔬干
限制食用	棉花糖、奶糖、水果糖	汉堡、热狗、炸鸡类	方便面、奶油夹心饼干	油豆腐、臭豆腐	罐头、水果

分类	乳类	坚果	薯类	饮料	冷饮
可经常食用	低脂奶或酸奶	花生米、榛子、瓜子	蒸、煮红薯或土豆	无糖果汁	—
适当食用	奶酪、调味奶	鱼皮花生、腰果	甘薯球、地瓜干	含糖果蔬饮料、含乳饮料	以鲜奶、水果为主的冰淇凌
限制食用	黄油、炼乳	—	炸薯片(条)	糖浓度高饮料、汽水、可乐	甜味色艳的冰淇凌

(李晓南)

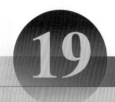

第十九章

常见的营养相关性疾病

第一节 营养素缺乏的分类

近年,按营养素缺乏时机体的病理生理反应提出一个新颖的营养素分类方法,即Ⅰ型与Ⅱ型营养素,或Ⅰ型营养素为保护性营养素,Ⅱ型营养素为生长营养素(图19-1)。

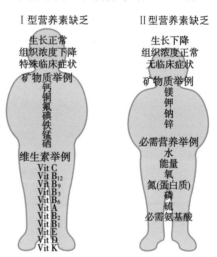

Ⅰ型营养素缺乏

生长正常
组织浓度下降
特殊临床症状
矿物质举例
钙铜氟碘铁锰硒
维生素举例
Vit C
Vit B₁₂
Vit B₉
Vit B₃
Vit B₆
Vit A
Vit B₂
Vit B₁
Vit E
Vit D
Vit K

Ⅱ型营养素缺乏

生长下降
组织浓度正常
无临床症状
矿物质举例
镁
钾
钠
锌
必需营养举例
水
能量
氧
氮(蛋白质)
磷
硫
必需氨基酸

图 19-1 营养素缺乏时机体的病理生理反应

（黎海芪）

第二节　Ⅰ型营养素缺乏

一、维生素 A 缺乏

1. 维生素 A 食物来源　维生素 A 主要有动物性食物的视黄酯和植物类食物的类胡萝卜素两大来源（表 19-1）。

表 19-1　常见富含维生素 A 的食物

来源	品名	视黄醇（μg/100g）
动物来源	浓缩鱼肝油	15 000
	羊、牛肝	15 000
	鸡肝	10 414
	猪肝	4972
	蛋黄	438
	蛋类	140
	配方奶	60
	母乳	57
	鳝鱼	50
	鲜牛乳	40
植物来源*	胡萝卜	2000
	熟南瓜	862
	深绿叶菜	685
	西红柿	100
	金黄色芒果	307
	杏	250
	番木瓜	124

注：* 等值视黄醇

2. 维生素 A 不足 / 缺乏高危因素（表 19-2）

表 19-2　维生素 A 不足 / 缺乏高危因素

高危因素	后果
早产儿、双胎儿、低出生体重儿	贮存不足
孕母维生素 A 缺乏 长期给婴儿纯淀粉类食物喂养，或断人乳后给脱脂乳、炼乳，缺乏动物性食物及富含 β- 胡萝卜素的蔬菜、水果摄入；疾病状态使体内维生素 A 消耗增加	摄入不足或需求增加
消化系统疾病或膳食脂肪过低	吸收不良
锌营养缺乏使维生素 A 从肝脏转运障碍 肝病、甲状腺功能低下、蛋白质营养不良致视黄醇结合蛋白合成不足	代谢障碍

3. 维生素 A 缺乏标准　维生素 A 缺乏症（VAD）是机体维生素 A 不足，包括临床型维生素 A 缺乏（<0.7μmol/L）、亚临床型维生素 A 缺乏及可疑亚临床型维生素 A 缺乏（或边缘型维生素 A 缺乏）（表 19-3）。1996 年，WHO 采用眼干燥症为儿童维生素 A 缺乏的临床指征，以 5% 伴夜盲症的妊娠后期妇女或儿童为维生素 A 缺乏的公共健康问题界值点（表 19-4）。1996 年专家组修改血清视黄醇的界值点为 0.70μmol/L，同时制定人群维生素 A 缺乏严重程度的判断标准（表 19-5）。

表 19-3　维生素 A 缺乏分型

分型	血清视黄醇 （μmol/L）	临床表现	人乳视黄醇 （μg/dl）
正常	>1.05		≥70
可疑亚临床维生素 A 缺乏或边缘型	0.7~1.05	贫血、感染	
维生素 A 缺乏	<0.7	夜盲症、皮肤症状	<30
临床维生素 A 缺乏（严重）	<0.35	眼干燥症	

表 19-4　夜盲症流行病学判断标准

严重程度判断标准	夜盲症（XN）	
	24~71 月龄	孕妇
轻度	>0%~<1%	≥5%
中度	≥1%~<5%	
重度	≥5%	

表 19-5　学龄前儿童、妊娠妇女维生素 A 缺乏流行病学判断标准

严重程度判断标准	血清维生素 A<0.7μmol/L
轻度	≥2%~<10%
中度	≥10%~<20%
重度	≥20%

4. 临床表现

（1）亚临床状态维生素 A 缺乏：边缘型和亚临床型维生素 A 缺乏无特异表现，主要与反复呼吸道感染、腹泻和贫血等广泛影响有关，增加儿童的发病率和死亡率。

（2）临床型维生素 A 缺乏：临床型维生素 A 缺乏表现为特异的皮肤角化过度和眼干燥症（表 19-6）。

表 19-6　眼干燥症分类（WHO1982 资料）

分类	症状
XN	夜盲
XIA	结膜干燥
X1B	眼毕脱斑

续表

分类	症状	
X2	角膜干燥	
X3A	角膜溃疡/角膜软化(<1/3角膜)	
X3B	角膜溃疡/角膜软化(≥1/3角膜)	
XS	角膜瘢痕	
XF	角膜干燥症眼底(周边眼底的黄白色点状损害。荧光素钠染色表现为局灶性视网膜色素上皮缺损)	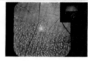

5. 实验室检查　见表 19-7。

表 19-7　维生素 A 实验室检查

检查方法	临床意义
实验室诊断	
● 血清、人乳视黄醇	● 反映肝脏维生素 A 贮存,用于评估人群维生素 A 的分布与流行病学情况
● 相关剂量反应	● 间接判断体内维生素 A 贮存状况
● 血清视黄醇结合蛋白测定	● 与血清维生素 A 有较好相关性,能反映血清视黄醇水平
● 血清视黄醇结合蛋白/运甲状腺素蛋白比率(RBP/TTR)	● 间接评估感染时体内维生素 A 水平
暗适应检查	采用暗适应计检查疑诊夜盲症的儿童
膳食维生素 A 摄入量的评估	补充维生素 A 缺乏的高危因素

6. 诊断

（1）**确诊**：依据病史、临床表现与实验室检测结果。

（2）**临床治疗性诊断**：不能检测血清（血浆）维生素 A 水平的临床诊断依据有明确维生素 A 摄入不足或消耗增加的病史、典型临床表现的儿童与无特异的临床表现的疑诊亚临床和亚临床维生素 A 缺乏儿童，同时伴反复呼吸道感染，或伴贫血等时，则可采用诊断性治疗间接判断。

7. 治疗（表 19-8）

表 19-8 维生素 A 缺乏的治疗

治疗方法	建议
一般治疗	● 增加富含维生素 A 的动物性食物或含胡萝卜素较多食物
维生素 A 制剂补充	● 口服：维生素 A2.5 万 ~5 万 U/d（7500~15 000μg/d），2 天后减量为 4500U/d（1500μg/d） ● 肌注：慢性腹泻或肠道吸收障碍患儿维生素 AD 深部肌注，3~5 天后改为口服
眼局部治疗	● 维生素 AD 滴剂滴眼 ● 抗生素眼药 ● 上皮生长因子类眼液有助角膜修复，3 次 /d

（李廷玉）

二、B 族维生素缺乏

（一）常见 B 族维生素功能（表 19-9）

表 19-9 常见 B 族维生素

维生素	化学名或其他名称	来源	主要功能	临床表现
维生素 B_1	硫胺素	瘦肉、内脏、豆类、谷类等	辅酶，参与碳水化合物、支链氨基酸代谢	干型（周围神经系统）、湿型（心血管型）以及婴儿型脚气病

维生素	化学名或其他名称	来源	主要功能	临床表现
维生素 B_2	核黄素	不能体内合成,肝、肾、牛奶、奶酪、鸡蛋和绿叶蔬菜	参与体内生物氧化与能量生成 参与其他B族维生素的代谢	与多种营养素缺乏同时存在,常见5大症状:眼充血、畏光,口腔炎,皮肤对光敏感,皮脂排出障碍,神经系统症状
维生素 B_3	维生素PP、烟酸、烟碱酸、尼古丁酸	婴儿配方、肝脏、瘦猪肉、鲑鱼、家禽	构成辅酶A和酰基载体蛋白	培拉格病或糙皮病,伴腹泻、皮炎,智力低下
维生素 B_6	吡哆醇类,包括吡哆醇、吡哆醛及吡哆胺	猪肉、火鸡、牛肉、香蕉、鹰嘴豆、马铃薯和开心果,婴儿配方、牛奶、谷类食物	辅酶,参与氨基酸代谢、碳水化合物、脂肪代谢	4大症状:婴儿惊厥、外周神经炎、皮肤黏膜炎、贫血
维生素 B_7	生物素（维生素H）	奶酪、肝、肾、大豆中的含量丰富,其次为蛋类、蔬菜、谷物等	脱羧－羧化反应和脱氨反应中起辅酶作用	严重剥脱性皮炎和肌张力低下为特征。皮肤粗糙、颜面部皮损、脱发、嗜睡、幻觉、肌张力低下,以及感觉过敏
维生素 B_9	蝶酰谷氨酸、叶酸、维生素M	新鲜绿叶蔬菜中含量丰富,肝、肾、酵母和蘑菇	一碳单位传递体,与合成DNA、RNA有关	疲倦、头痛、心悸、注意力分散、口腔炎、舌炎(红、痛、肿)、腹泻等;严重缺乏致巨幼红细胞性贫血
维生素 B_{12}	钴胺素、氰钴胺、辅酶 B_{12}	肉、鱼、禽、蛋、奶等各种动物性食物	以辅酶形式参与体内生化反应	巨幼红细胞贫血,神经系统症状

（二）B 族维生素缺乏高危因素（表 19-10）

表 19-10　B 族维生素缺乏高危因素

B 族维生素	缺乏的高危因素
维生素 B$_1$ （硫胺素）	• 摄入不足：膳食含量不足（包括部分人乳），或食物中的硫胺素丢失，或破坏增加 • 吸收不良或消耗增加：消化道疾病 • 需要量增加：疾病消耗增加，能量代谢增加 • 先天性遗传代谢缺陷：硫胺素反应性巨幼细胞性贫血、枫糖尿症等
维生素 B$_2$ （核黄素）	• 摄入不足：食物中缺乏，包括乳类制品 • 食物加工过程损失：碾磨的谷物损失约 60% 核黄素 • 疾病：继发性缺乏，如需要量增加、吸收不良以及代谢异常等 • 医源性：光照治疗破坏核黄素；长期服用巴比妥类药物
维生素 B$_6$	• 营养不良：单纯的维生素 B$_6$ 缺乏罕见，往往伴有多种营养素缺乏 • 疾病：肠道疾病伴有脂肪吸收不良，肝脏疾病以及酒精中毒；白血病和慢性肾衰竭 • 药物：口服避孕药、药物（如异烟肼、环丝氨酸、肼屈嗪、青霉胺，以及阿司匹林、对乙酰氨基酚、吲哚美辛、萘普生等非选择性非甾体抗炎药）致维生素 B$_6$ 失活、消耗过多及需要量增加 • 代谢异常：高碱性磷酸酶水平可诱发吡哆醛降解；内源性或外源性雌激素可直接抑制犬尿氨酸酶产生类似吡哆醛缺乏，改变色氨酸代谢
维生素 B$_{12}$	• 摄入不足：严格素食者，可发生维生素 B$_{12}$ 缺乏 • 吸收障碍：是维生素 B$_{12}$ 缺乏的主要原因，维生素 B$_{12}$ 吸收过程中任何辅助因子异常或吸收部位改变都可影响维生素 B$_{12}$ 的吸收，如炎症性肠病（节段性肠炎、新生儿坏死性小肠结肠炎）、回肠末端切除等可影响钴胺素的吸收；内憩室或小肠重复畸形、肠道寄生虫等因过度消耗或分解 IF- 钴胺素复合体而引起钴胺素缺乏 • 先天性代谢异常：包括 IF 缺乏、受体缺乏、钴胺素转运蛋白缺乏、细胞内维生素 B$_{12}$ 利用障碍以及药物等 • 药物：服用影响胃酸分泌的药物，如质子泵抑制剂（PPIs）；长期服用抗糖尿病药、降血糖药（二甲双胍）影响回肠维生素 B$_{12}$ 吸收导致轻度维生素 B$_{12}$ 缺乏；大剂量维生素 C（500mg）、不适当补给叶酸可能诱导或加重维生素 B$_{12}$ 缺乏

B族维生素	缺乏的高危因素
维生素 B_9（叶酸）	• 摄入不足：绿叶蔬菜和新鲜水果摄入不足，或摄入过多加工食物可导致 • 叶酸缺乏：羊奶中缺乏叶酸 • 吸收不良：消化道疾病使肠道叶酸结合酶分泌不足，或干扰叶酸的肠肝循环，使叶酸的肠道排泄增快，丢失增加 • 需要增加：代谢与造血增加情况，如妊娠母亲、婴儿生长、肿瘤 • 疾病：肝疾病、肾透析、维生素 B_{12} 缺乏增加叶酸排泄；先天性二氢叶酸还原酶缺乏 • 药物：叶酸代谢阻断药物，如甲氨蝶呤、乙胺嘧啶、甲氧苄啶、柳氮磺胺吡啶、考来烯胺等药物；抗惊厥药物阻碍叶酸吸收，如苯妥英、扑米酮、苯巴比妥等；过多抗氧化剂使叶酸破坏增加

（三）B族维生素缺乏临床表现与治疗

1. B族维生素缺乏临床表现（表 19-9）

2. B族维生素缺乏治疗（表 19-11）

表 19-11　B族维生素缺乏治疗

B族维生素缺乏	治　　疗
维生素 B_1	• 补充维生素 B_1，尤其对于重症患儿应尽早大剂量维生素 B_1 治疗，同时治疗原发病或消除危险因素（表 19-12）
维生素 B_2	• 调整膳食，口服核黄素 0.5mg/（kg·d）治疗，至症状消退；同时补充其他 B 族维生素
维生素 B_6	• 替代治疗，吡哆醇剂量与病情有关（表 19-13）。同时调整膳食，补充其他维生素，尤其是 B 族维生素
维生素 B_{12}	• 口服治疗和肌内注射两种途径（表 19-14）儿童口服补充维生素 B_{12} 的剂量、疗程尚未统一
维生素 B_9	• 确诊叶酸缺乏口服叶酸 0.5~1.0mg/d，疗程 3~4 周，至血常规检查正常后口服含叶酸 0.2mg 的多种维生素维持治疗，同时改善膳食。疑诊叶酸缺乏可口服叶酸小剂量试验性治疗（0.1mg/d×1 周），一般在 72 小时后有血液学反应提示叶酸缺乏 • 大剂量叶酸（>0.1mg）可以纠正维生素 B_{12} 缺乏引起的巨幼红细胞贫血，但可能加重相关的神经系统异常

表 19-12 维生素 B₁ 缺乏的治疗

硫胺素缺乏	治 疗	维持治疗
轻度	口服维生素 B₁ 10~50mg/d, 2 周	5~10mg/d, 1 个月
重症	肌注维生素 B₁ 10~25mg/d, 2 周	5~10mg/d, 1 个月
婴儿型	肌内注射维生素 B₁ 10mg/d, 5d	10mg/d 母亲口服补充维生素 B₁ 10mg, 2~3 次 /d
先天性硫胺素代谢异常	极大剂量硫胺素（100~600mg/d）, 3 周后出现效应	

表 19-13 维生素 B₆ 缺乏治疗

临床表现	吡哆醇	疗程	多种维生素
无外周神经炎	口服 5~25mg/d	3 周	+ 吡哆醇 1.5~2.5mg
有外周神经炎	口服 10~50mg/d	3 周	+ 吡哆醇 1~2mg
维生素 B₆ 依赖惊厥症	肌注 100mg/d 口服 10~100mg/d	终生	
其他维生素 B₆ 依赖症	肌注 2~10mg/d 或口服 10~100mg/d	终生	
维生素 B₆ 反应性贫血（铁粒幼细胞贫血）	口服 50~600mg/d （一般 50~200mg/d）	终生	

表 19-14 肌内注射治疗维生素 B₁₂ 缺乏

维生素 B₁₂ 缺乏	羟钴胺	疗 程
不伴精神症状者	250~1000μg×3/ 周 ×2 周	250μg×1/ 周至血细胞计数正常 1000μg×1/3 个月
有精神症状者	1000μg×1/2d 至症状消失	1000μg×1/2 个月

（盛晓阳）

295

三、维生素 C 缺乏

1. 高危因素（表 19-15）

表 19-15　维生素 C 缺乏高危因素

高 危 因 素	
摄入不足	● 母亲妊娠期及哺乳期维生素 C 摄入不足 ● 加热、烹调可破坏食物中的维生素 C ● 纯牛奶喂养的婴儿 ● 贫困地区购买食物困难
需要量增加	● 母亲妊娠、哺乳及甲状腺功能亢进 ● 急性和慢性炎症性疾病、发热、手术以及烧伤 ● 铁缺乏、寒冷以及蛋白质消耗
吸收障碍或 丢失增加	● 腹泻时随粪便丢失量增加 ● 胃酸缺乏吸收减少 ● 冷或热应激增加尿排泄
遗传因素	● Hp 2-2 聚合体较少抑制血红蛋白驱动的氧化应激，导致消耗增加
其他	● 突然停止大剂量补充时

2. 临床表现　维生素 C 缺乏引起的坏血病可发生于任何年龄，常见的发病年龄在 6~24 月龄，临床表现与严重程度有关（表 19-16）。

表 19-16　维生素 C 缺乏临床表现

轻度：非特异性表现	严重缺乏：特征性表现
● 恶心 ● 发热 ● 腹泻 ● 疲乏 ● 食欲下降 ● 无其他原因的不适 ● 肌肉、关节痛 ● 皮肤毛囊周围少量出血点	● 出血倾向：皮肤、牙龈、骨膜下 ● 肢体疼痛：婴儿因下肢骨膜下出血疼痛拒绝活动，呈假性瘫痪状 ● 骨骼症状：部分婴儿第 6~8 肋骨出现"坏血病；串珠"，原因不清楚 ● 贫血：多为正细胞性贫血 ● 免疫功能降低：易感染 ● 致死性并发症：颅内出血或心包积血

3. **分类** 主要依据实验室检查结果（表 19-17）。

表 19-17 维生素 C 缺乏的分类

	单位	适当	边缘缺乏	缺乏
全血	mmol/L	>28	7~28	<17
	mg/L	>5.0	3.0~5.0	<3.0
血浆	mmol/L	>17	11~17	<11
	mg/L	>3.0	2.0~3.0	<2.0
白细胞	pmol/10^6	>2.8	1.1~2.8	<1.1
	mg/10^6	>0.5	0.2~0.5	<0.2

4. **诊断与鉴别诊断** 据特征性的临床表现,特别是典型的皮肤病变,详细的膳食调查,实验室检查结果可作出诊断。特别应与出血性疾病、维生素 D 缺乏性佝偻病、先天性梅毒鉴别（图 19-2）。

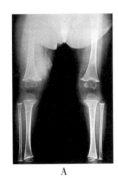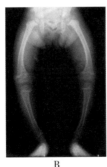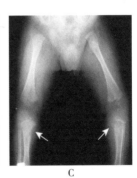

A B C

图 19-2 坏血病、维生素 D 缺乏性佝偻病、先天性梅毒长骨 X 线比较

A. 坏血病特征性下肢毛玻璃样:骨质减少、坏血病白线和坏血病带;

B. 维生素 D 缺乏性佝偻病:长骨干骺端杯口、毛刷改变、骨质疏松;

C. 先天性梅毒 Wimberger 征:对称性骨破坏内侧、近端侵蚀

5. **治疗**

（1）一般治疗与护理:增加富含维生素 C 的新鲜水果和蔬

菜。骨骼病变明显的患儿制动,防止骨折及骨骺脱位。牙龈出血者注意口腔清洁。

（2）抗坏血酸治疗：口服抗坏血酸 100mg×3~5 次 / 天,至总量达 4g 后减为 100mg/d；或口服抗坏血酸 1g/d ×（3~5）次 / 天,300~500mg/d×1 周,采用推荐量。

（3）并发症治疗：如贫血治疗。

（盛晓阳）

四、维生素 D 缺乏

（一）维生素 D 来源

人体的维生素 D 主要由人体自身合成,部分来源于动物性食物。只有少数食物含丰富的维生素 D。人类的进化过程显示人类获得充足的阳光,人类 95% 以上的维生素 D 主要来源于日光暴露。

婴幼儿体内维生素 D 来源有三个途径（表 19-18）。

表 19-18　婴幼儿体内维生素 D 来源

维生素 D 来源	途　　径	年龄	影响因素
母体-胎儿转运	胎儿通过胎盘从母体获得维生素 D	胎儿-新生儿	胎龄；母亲体内维生素 D 状况
外源性	食物摄入,但含量较低维生素 D_2；植物合成维生素 D_3；海鱼与动物肝脏、蛋黄和瘦肉、脱脂牛奶、鱼肝油、乳酪、坚果,强化食物	终生	食物含量
内源性	皮肤光照合成——主要来源	终生	日照时间、波长、暴露皮肤的面积（包括使用防晒霜）、皮肤色素深浅

（二）维生素 D 缺乏佝偻病

营养性维生素 D 缺乏佝偻病是因体内维生素 D 不足使钙、磷代谢紊乱,产生的一种以骨骼病变为特征的儿童全身慢性营养性疾病,致生长着的长骨干骺端和骨组织矿化不全致软骨和骨骼畸形,成熟骨矿化不全则表现为骨质软化症。

1. **高危因素** 主要与维生素 D 来源不足有关（表 19-19）。

表 19-19 维生素 D 缺乏的高危因素

高危因素	可 能 原 因
食物未补充	● 长期纯人乳喂养、牛奶蛋白过敏、乳糖不耐受者未补充维生素 D 以及缺乏维生素 D 强化食品
日光暴露不足	● 泛用防晒霜,户外活动少
疾病因素	● 消化道疾病可伴脂肪吸收不良,降低维生素 D 的吸收 ● 超重/肥胖者皮下脂肪贮存大量维生素 D,循环含量下降 ● 胃分流术使小肠上部吸收维生素 D 下降 ● 肾脏疾病亦影响维生素 D 转化为有活性的代谢产物
其他医学情况	● 降低吸收:减肥药（奥利司他）和降胆固醇药物（考来烯胺） ● 促进肝脏分解:抗惊厥药（苯巴比妥、苯妥英）

2. **临床表现** 儿童维生素 D 缺乏主要表现生长最快部位的骨骼改变,亦可影响肌肉发育及神经兴奋性的改变,因此临床表现与年龄有关。临床上佝偻病可分初（早）期、活动期、恢复期、后遗症期（表 19-20）,体征可与相似疾病鉴别（表 19-21）。维生素 D 缺乏性手足搐搦症的婴儿临床症状表现有隐匿型与典型发作（表 19-22）。

表 19-20 维生素 D 缺乏性佝偻病的临床表现

分期	年龄	临床症状与体征	血生化					骨骼 X 线改变
			25D	Ca	P	ALP	PTH	
早期	<6 月龄	• 非特异	↓	一、±	↓	一、±	↑	正常，或钙化带稍模糊
活动期	<6 月龄	• 一般症状：生长落后，精神萎靡，腹大，肌肉无力 • 骨骼畸形：颅骨软化 • 手足搐搦	↓↓	一、±	↓↓	↑↑	↑↑	长骨干骺端临时钙化带模糊或消失，呈毛刷样、杯口状改变；骨骺软骨盘增宽（>2mm）；骨质稀疏，骨皮质变薄
未治疗	>6 月龄	• 四肢：手足镯 骨折		↓↓	↓↓		↓↓	
	>12 月龄	• 胸廓：肋串珠、肋膈沟、"鸡胸" • 下肢："O"形 "X"形 • 脊柱：侧弯、前突、后突						

活动期长骨 X 线表现

分期	年龄	临床症状与体征	血生化					骨骼X线改变
			25D	Ca	P	ALP	PTH	
恢复期 日光照射 或治疗后 1~2个月			±	±	±	±	±	治疗 2~3 周后：出现不规则的钙化线，以后钙化带致密增厚 骨骺软骨盘恢复 <2mm

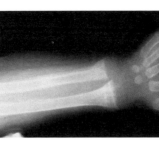

恢复期长骨 X 线表现

| 后遗症期 | >24
月龄 | 骨骼畸形 | — | — | — | — | — | 骨骼畸形 |

表 19-21 佝偻病的临床体征与鉴别

体征	年龄	检查方法	鉴别
头颅			
颅骨软化（乒乓感）	<6 月龄	● 手指压枕骨或顶骨的后部部 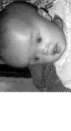 颅骨软化检查方法	
前额突出（方颅）	7~12 月龄	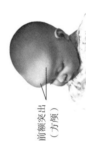 前额突出（方颅） 从上向下观察前额突出（方颅）	脑积水 软骨营养不良（舟状头）

体征	年龄	检查方法	鉴别
胸部*			
肋串珠（rachitic rosary）	>12月龄	● 检查者4个手指同顺肋骨方向触摸，可在每根肋骨与肋软骨交界处触及一半圆形状隆起，似从上至下的串珠，以第7~10肋骨最明显	

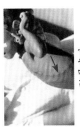

肋骨串珠

Harrison沟（肋膈沟）		● 膈肌附着处的肋骨受膈肌牵拉而内陷，胸廓下缘形成一水平凹陷	

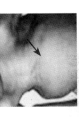

正常肋缘（"外翻"）

肋膈沟

续表

体征	年龄	检查方法	鉴别
四肢			
手足镯	>6月龄	● 检查者的拇、食指在儿童手腕、足踝部伸、屈侧上下滑动可触及钝圆形环状隆起 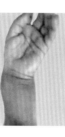 手足镯触摸方法	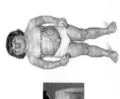 黏多糖病骨骼畸形
下肢畸形		● 婴儿站立与行走后双下肢负重形成下肢弯曲，可出现股骨、胫骨、腓骨弯曲，形成膝内翻（"O"形）或膝外翻（"X"形）	 膝外翻（"X"形）

续表

体征	年龄	检查方法	鉴别
		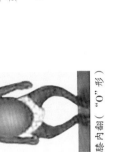 膝内翻（"O"形）	正常儿童可有生理性弯曲和正常的姿势变化，如足尖向内或向外等。 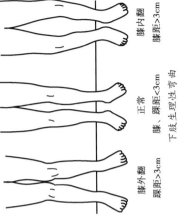 膝外翻　　　　　正常　　　　　膝内翻 踝距>3cm　　　膝，踝距<3cm　踝距>3cm 　　　　　　下肢生理性弯曲

注：* 近年 Nelson 儿科学已不将"鸡胸"、"漏斗胸"列为佝偻病的特征。因两者均不是佝偻病的体征。有 30 余种疾病可有"鸡胸"、"漏斗胸"，为先天胸部发育畸形

表 19-22 维生素 D 缺乏性手足搐搦症临床表现

临床分型	年龄	Ca (mmol/L)	临 床 表 现	鉴 别
隐匿型 面神经征 (Chvostek sign)	婴儿	1.75~1.88	● 无典型发作症状 ● 以指尖或叩诊锤轻叩患儿颧弓与口角间的面颊部（第 7 脑神经孔处），出现眼睑和口角抽动者为阳性，新生儿期可呈假阳性	

指尖或叩诊
锤轻叩处

面神经征

腓反射
(peroneal sign)

● 以叩诊锤叩击膝下外侧腓骨小头处的腓神经，引起足向外展者为阳性

叩击处

腓反射检查方法

续表

临床分型	年龄	Ca (mmol/L)	临 床 表 现	鉴 别
陶瑟征（Trousseau sign ）			• 充气血压计袖带，使上臂血压维持在收缩压与舒张压之间，5 分钟之内出现手痉挛症状者为阳性	

陶瑟征

| 典型发作 | 婴儿婴幼儿 | <1.75 | • 无热惊厥• 喉痉挛 | 低血糖症、低镁血症、婴儿痉挛症、原发性甲状旁腺功能减低症等 |

手足搐搦

307

3. **实验室检查** 检测血清 25-（OH）D、血 Ca、血 P、ALP、PTH,骨骼 X 线摄片。液相色谱 - 质谱联用技术（HPLC-MS）检测血清 25-（OH）D 的方法最准确,但昂贵、技术复杂致临床未能广泛应用。

4. **诊断** 金标准:目前仍以血生化（表 19-23、表 19-24）、骨骼 X 线片为诊断维生素 D 缺乏的金标准。

表 19-23　血浆维生素 D 代谢产物正常值

代 谢 产 物	血 浆 水 平
维生素 D_2	1~2ng/ml
维生素 D_3	1~2ng/ml
25-（OH）D_2	4~10ng/ml
25-（OH）D_3	12~40ng/ml（26~70ng/ml）[*]
总 25-（OH）D	15~50ng/ml（30~80ng/ml）[*]
24,25-（OH）$_2$D	1~4ng/ml
1,25-（OH）$_2$D	
婴儿	70~100pg/ml
儿童	30~50pg/ml
青少年	40~80pg/ml
成人	20~35pg/ml

注:[*]Nelson Pediatrics, 19th edition

表 19-24　正常儿童、青少年血清 25-（OH）D 浓度（美国）（ng/ml）*

年龄（岁）	平均数（95% CI）		百分位数（95% CI）					样本量
			10th		50th		90th	
儿童、青少年								
6~11	25.5	（24.2~26.9）	17.0	（16.0~19.0）	26.0	（24.0~27.0）	35.0 （32.0~39.0）	991
12~19	22.0	（21.0~23.1）	13.0	（11.0~14.0）	23.0	（22.0~24.0）	35.0 （33.0~35.0）	2167
男童、青少年								
6~11	26.1	（24.5~27.9）	18.0	（17.0~20.0）	26.0	（24.0~27.0）	38.0 （33.0~44.0）	497
12~19	23.1	（21.9~24.3）	13.0	（11.0~16.0）	24.0	（22.0~25.0）	35.0 （34.0~37.0）	1068
女童、青少年								
6~11	24.9	（23.6~26.3）	17.0	（15.0~19.0）	26.0	（24.0~27.0）	35.0 （32.0~37.0）	494
12~19	21.0	（20.0~22.0）	11.0	（9.00~13.0）	22.0	（20.0~22.0）	33.0 （32.0~35.0）	1099

注：*源于美国 2001~2002 年≥6 岁人群健康与营养调查

5. **鉴别诊断** 临床需要鉴别不同病因所致佝偻病,如原发性磷缺乏或终末器官抵抗 1, 25-(OH)$_2$D(表 19-25)。

表 19-25 各种佝偻病的临床特征

类型		血清 Ca 水平	血清 P 水平	ALP 活性	尿氨基酸浓度	遗传类型	基因异常
I	继发性甲状旁腺功能亢进						
	1. 肾病性骨营养不良	−、↓	↓	↑	V		
	2. 维生素 D- 依赖 I 型	↓	−、↓	↑	↑	AR	有
II	原发性磷缺乏						
	1. 家族性低磷酸盐血症	−	↓	↑	↑	XD, AD	有
	2. 范科尼综合征						
	a. 胱氨酸病	−	↓	↑	↑	AR	有
	b. 酪胺酸病	−	↓	↑	↑	AR	有
	c. 脑 − 眼 − 肾综合征（Lowe syndrome）	−	↓	↑	↑	XR	有
	d. 获得性	−	↓	↑	↑		
	3. 近侧肾小管酸中毒 II 型	−	↓	↑	↑		有
	4. 肿瘤性低磷酸血症	−	↓	↑	−		有
	5. 磷缺乏或吸收不良						
	a. 肠道外高营养	−	↓	↑	−		
	b. 磷摄入过少	−	↓	↑	−		
III	终末器官抵抗 1, 25-(OH)$_2$D						
	维生素 D- 依赖性 II 型	↓	↓、−	↑	↑	AR	有

注:*AR(常染色体隐性遗传);AD(常染色体显性遗传);不定(V, variable);XD(X− 连锁显性遗传);XR(X− 连锁隐性遗传)

6. **治疗**

(1)**维生素 D 缺乏佝偻病**:目的在于控制活动期,防止骨骼畸形,治疗的原则应以口服治疗为主。2009 年《中华儿科杂志》与儿童保健学组发表的《儿童维生素 D 缺乏性佝偻病防治建议》和 2012 年美国科学研究院（OIM）均建议维生素 D 剂量为 50~100μg/d（2000~5000U）（表 19-26）。除维生素 D 治疗外，注意加强营养，坚持每天户外活动，适当补充钙剂。

表 19-26　维生素 D 缺乏治疗的建议方案

年龄（y）	建　　议
0~1	维生素 D 2000U/d，6 周；或维生素 D 5000U/w，6 周，检测血 25（OH）>30ng/ml 采用 400~1000U/d 维持
1~18	维生素 D 2000IU/d，6 周；或维生素 D 5000U/w，6 周，检测血 25（OH）>30ng/ml 采用 600~1000U/d 维持

（2）维生素 D 缺乏手足搐搦：主要为应急对症治疗（表 19-27）。

表 19-27　维生素 D 缺乏手足搐搦治疗原则

治疗原则	措　　施
控制惊厥或喉痉挛	吸氧，保存呼吸道通畅，抗惊厥治疗
钙剂治疗	10% 葡萄糖酸钙 5~10ml 加入 10%~25% 葡萄糖液 10~20ml 缓慢静脉注射（>10 秒）或静脉点滴；可每天静脉注射 2~3 次，惊厥停止后改口服钙剂
维生素 D 治疗	同维生素 D 缺乏性佝偻病

五、维生素 K 缺乏
（一）高危因素

年龄	高　危　因　素
新生儿	● 母亲使用药物：包括抗癫痫药物，或头孢菌素，或香豆素抗凝剂 ● 体内维生素 K 储存少：胎盘转运脂质相对不足 ● 合成不足：肠道菌群合成维生素 K 不足 ● 诱发疾病：如新生儿疾病伴胆汁淤积
新生儿期后	● 营养不良：继发于膳食摄入不足 ● 影响小肠吸收维生素 K 的疾病：如囊性纤维化、胆道疾病、慢性肝脏疾病、乳糜性腹泻、局限性肠炎（Crohn disease）、慢性非特异性溃疡性结肠炎、慢性胰腺炎、短肠综合征 ● 药物：长期使用广谱抗生素致肠道菌群紊乱

（二）临床分型与表现

维生素 K 缺乏临床分型、严重程度与发病年龄有关（表 19-28）。

表 19-28 维生素 K 缺乏临床分型

分期	发生年龄	病史	临床表现
早发型	<1 日龄	母亲妊娠期用药史	头颅血肿、脐带残断渗血、皮肤与呼吸道出血、颅内出血，血量较少
典型	1~5 日龄	特发性、母亲用药史	脐带残断出血、消化道出血、颅内出血，血量中
晚发型	2~12 周龄	特发性，非症状性肝脏疾病首次发病为出血	出血较严重，50% 为颅内出血

（三）诊断与鉴别诊断

1. **实验室检查** 维生素 K 缺乏时凝血酶原时间（PT）延长，部分凝血活酶时间（PTT）延长，维生素 K 依赖性凝血因子（因子 II、VII、IX、X）浓度下降，血浆叶绿醌浓度下降。

2. **诊断** 根据症状、体征和病史与实验室结果可诊断维生素 K 缺乏。

3. **鉴别诊断** 维生素 K 缺乏时血浆纤维蛋白原水平、凝血酶、血小板计数和出血时间均在正常范围（表 19-29）。

表 19-29 与维生素 K 缺乏的疾病鉴别

疾病	特 点
出血性疾病	检测凝血因子 V
继发出血性疾病	试验性治疗排除肝脏疾病致低凝血酶原血症

（四）治疗

新生儿出血性疾病，静脉注射维生素 K_1，每次 1mg，根据需要可每 8 小时 1 次。轻度凝血酶原不足，肌内注射维生素

K_1 1~2mg;严重凝血酶原缺乏伴出血表现时,肌内注射维生素 K_1 5mg。

（五）高危人群预防

关于预防 VKDB 的有效剂量、途径尚缺乏共识,一般建议出生时均应给予预防剂量的维生素 K（表 19-30）。

表 19-30　维生素 K 缺乏的高危人群预防

高危人群	原因	维生素 K 补充
新生儿		肌内注射维生素 K_1 1mg（早产儿为 0.5mg）一次
孕母	抗癫痫治疗	产前 2 周始至分娩口服维生素 K 20mg/d
儿童	长期消化道疾病	常规补充

（盛晓阳）

六、铁缺乏

铁是人体最容易缺乏的营养素之一。铁缺乏（ID）以及缺铁性贫血（IDA）是世界范围内最常见的单一营养缺乏性疾病。WHO 基于血红蛋白水平进行缺铁性贫血的公共健康问题分类（表 19-31）。

表 19-31　缺铁性贫血的公共健康问题分类

公共健康问题分类	IDA 发生率（%）
正常	≤4.9
轻度	5.0~19.9
中度	20.0~39.9
严重度	≥40.0

（一）高危因素

高危因素评估可早期发现 ID 及 IDA（表 19-32）。我国建议早产 / 低出生体重儿可在 3~6 月龄时,足月儿可在 6~9 月龄时行血常规筛查,具有 ID 高危因素的幼儿、青春期少年应每年筛查血红蛋白。

表 19-32　铁缺乏的高危因素

原因	高危因素
贮存铁不足	母亲妊娠期铁缺乏:早产和低出生体重儿,部分足月儿
铁摄入不足	婴儿后期未及时合理引入含铁丰富的食物
铁生物利用率低	植物性食物为主或素食者
需要量增加	早产/低出生体重儿,青春期女青少年
异常丢失	隐性失血性出血疾病:如消化性溃疡、梅克尔憩室、息肉、血管瘤,或炎症性肠病等;钩虫感染、严重消化道牛奶蛋白食物过敏
食物匮乏	贫困

(二)铁缺乏分期

据体内铁损耗程度可分为铁减少期、红细胞生成缺铁期与缺铁性贫血期三个阶段(图 19-3),体内出现不同参数变化(表 19-33)。缺铁性贫血期的贫血严重程度依据血红蛋白含量或红细胞数分类(表 19-34)。

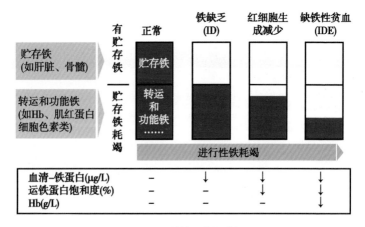

图 19-3　铁缺乏发展过程

表 19-33 铁营养状况的实验室指标

参数	铁减少期（组织储存铁耗竭）	缺铁期（红细胞血红蛋白量不足）	缺铁性贫血（红细胞小、低色素）	铁过量
血清铁蛋白	↓	↓	↓	↑
红细胞游离原卟啉	正常	↑	↑	
血清铁	正常	正常	↓	↑
运铁蛋白饱和度	↓	↓	↓	↑
血清运铁蛋白受体	↑	↑	↑	↓
血红蛋白	正常	正常	↓	正常
平均红细胞容积	正常	正常	↓	正常

表 19-34 儿童贫血程度分类

贫血程度	血红蛋白（g/L）	
	6 月龄~6 岁	新生儿
轻度	>90	144~120
中度	60~90	>90
重度	30~60	60~90
极重度	<30	<60

（三）铁缺乏的临床表现

ID 及轻度 IDA 无特异临床表现，中重度 IDA 儿童的临床表现与 ID 的程度和进展情况有关（表 19-35）。

表 19-35 铁缺乏的临床表现

铁缺乏结果	临 床 表 现
肌肉能量不足	体能发育不足：体力差、易疲劳、不活泼、食欲减退
神经系统功能改变	影响儿童认知、行为与体能发育
免疫功能下降	发生反复感染
骨髓外造血	严重 IDA 婴幼儿可出现肝、脾、淋巴结可轻~中度增大
循环系统负担增加	心率增快、气急、心脏扩大，伴收缩期杂音；合并呼吸道感染时易发生心力衰竭
消化系统	厌食，食欲下降、舌炎
肠道铅吸收增加	加重铅中毒

（四）缺铁性贫血

1. 诊断标准 WHO、UNICEF 和联合国大学建议以血红蛋白浓度低于正常同年龄性别人群的均值 −2SDs 为 IDA 标准（表 19-36）。以 ID 约为 IDA 的 2.5 倍估计人群 ID 的状况。1~6月龄儿童血红蛋白值变化大，目前尚无统一贫血诊断标准。铁剂试验性治疗 4 周血红蛋白上升 10g/L 为治疗有效，可确诊为 IDA。

表 19-36　WHO 建议的贫血判断标准

人群	年龄（岁）	血红蛋白（g/L）
儿童	0.50~4.99	110
儿童	5.00~11.99	115
儿童	12.00~14.99	120
未妊娠妇女	>15	120
妊娠妇女		110
男人	>15	130
*儿童	<1 月龄	145
	1~4 月龄	90
	4~6 月龄	<100

注：* 中华医学会儿科分会血液组暂定标准

2. 鉴别诊断 与其他小细胞贫血鉴别诊断（表 19-37）。铅中毒和缺铁性贫血两者都表现为红细胞原卟啉浓度升高，红细胞形态相似；但铅中毒时常有明显的红细胞嗜碱性点彩，并有血铅、尿粪卟啉水平升高等。

表 19-37　小细胞贫血的鉴别诊断

	缺铁性贫血	地中海贫血	慢性疾病	铁粒幼细胞贫血
血清铁蛋白	↓	↑	正常或↑	正常或↑
红细胞分布宽度	↑	正常或↑	正常	↑
血清铁	下降	正常或↑	正常或↓	正常或↑
总铁结合力	↑	正常	轻微↓	正常或↑
转铁蛋白饱和度	↓	正常或↑	正常或轻微↓	

3. 治疗原则 包括补充铁剂,去除 ID 的高危因素并增加铁的摄入和吸收。铁剂治疗无效时提示需再确认 IDA 的诊断(表 19-38)。

表 19-38 缺铁性贫血治疗

原则	治疗
护理	● 饮食调整:增加食物铁的摄入、提高食物铁的生物利用率 重症 IDA 儿童:预防及治疗感染
铁剂治疗	● 口服铁剂:以元素铁计算,3~6mg/(kg·d),3 次/天;或 1~2mg/(kg·d),1 次/天 ● 治疗反应:7~10 天网织红细胞增生达高峰,血红蛋白回升 4 周复查血常规显示血红蛋白上升 10~20g/L ● 补足体内铁储存:贫血纠正后仍需继续服用铁剂 1~2 个月
其他维生素	● 同时口服维生素 C,补充维生素 B_2、维生素 B_{12}、叶酸

(盛晓阳)

七、碘缺乏

碘是合成甲状腺素必不可少的成分,碘缺乏和碘缺乏病(iodine deficiency disorders, IDD)是全球公共卫生问题之一。人体严重碘缺乏影响甲状腺激素合成或出现甲状腺肿大。严重碘缺乏导致一系列功能障碍,包括儿童生长落后、甲状腺功能减退症、地方性甲状腺肿大等,称为碘缺乏病(iodine deficiency disorders, IDD)。

(一)高危因素

碘缺乏与地理环境有关,IDD 的分布具有明显的地方性(表 19-39)。

表 19-39 碘缺乏的高危因素

	高危因素
环境碘缺乏	● 某些特定的地理环境中,由于土壤或水源的碘不足,使植物的含碘量低,动物摄碘不足,以致人群的碘也摄入不足

续表

高 危 因 素	
致甲状腺肿物质	● 影响或干扰甲状腺素合成、释放、代谢物质,如含硫有机物、黄酮类、多羟基酚和酚衍生物、药物、水源的微生物污染
其他	● 高钙:抑制肠道碘吸收,促使碘从肾脏排出 ● 高氟:竞争性抑制碘进入甲状腺滤泡上皮 ● 缺硒:谷胱甘肽过氧化物酶活性下降,使自由基清除障碍而损伤甲状腺;Ⅰ型和Ⅱ型脱碘酶活性下降,加重缺碘对甲状腺的损害 ● 缺铁:铁可能参与碘的代谢

(二)分度与临床表现

1. 分度　WHO/ UNICEF/ 国际碘缺乏控制委员会(ICCIDD)关于碘缺乏的临床分类依据尿碘含量、甲状腺肿大患病率、新生儿 TSH 筛查结果以及临床表现(表 19-40)。

表 19-40　碘缺乏临床分度

碘 缺 乏	无	轻度	中度	重度
尿碘(μg/L)	>100	50~99	20~49	<20
甲状腺肿大(%)	<5%	5%~20%	20%~30%	>30%
新生儿 TSH 水平 >5U/ml(全血)	<3%	3%~20%	20%~40%	>40%
甲状腺功能减退	0	0	+	+

2. 临床表现　缺碘对人体的损伤取决于缺碘的程度、缺碘的持续时间、机体所处的发育阶段以及机体对缺碘的反应等。碘缺乏对人类最大的危害是造成下一代不同程度的脑发育障碍(表 19-41)。

表 19-41　IDD 表现

生理年龄	IDD 后果
所有年龄	<ul><li>甲状腺肿大</li><li>甲状腺功能减退</li><li>对核辐射易感性增加</li></ul>
胎儿	<ul><li>流产</li><li>死产</li><li>先天畸形</li><li>围产期死亡率增加</li></ul>
新生儿	<ul><li>新生儿甲状腺功能减退</li><li>地方性克汀病</li><li>神经型：智力落后、聋哑、斜视、痉挛性瘫痪</li><li>黏肿型：黏液性水肿、身材矮小、智力落后</li><li>婴儿死亡率增加</li></ul>
儿童和青少年	<ul><li>智力发育障碍</li><li>体格发育障碍</li><li>甲状腺肿大</li><li>亚临床型克汀病</li><li>碘诱发性甲状腺功能亢进（IIH）</li></ul>
成人	<ul><li>甲状腺肿及其并发症</li><li>甲状腺功能减退</li><li>智力障碍</li><li>碘诱发性甲状腺功能亢进（IIH）</li></ul>

（三）诊断与鉴别诊断

典型甲状腺功能减退，临床诊断不难，但长期轻度碘缺乏所致的亚临床型甲状腺功能减退症状隐匿，而且碘缺乏对于胎儿期及婴幼儿期生长发育的影响最为显著，所造成的伤害也难以逆转，所以应特别重视对妊娠期母亲及婴幼儿碘缺乏及 IDD 的筛查和诊断（表 19-42）。

表 19-42　碘缺乏诊断

	依　据
碘缺乏病史	居住史:碘缺乏区
碘缺乏临床表现和体征	甲状腺肿大:弥漫性肿大或甲状腺结节等 地方性甲状腺功能减退:精神发育迟滞、体格生长落后
实验室检查异常	尿碘降低,甲状腺功能异常 骨龄延迟:地方性甲状腺功能减退儿童 B 超检查:确定甲状腺结节

（四）治疗

确诊 IDD 的婴儿给予 L- 甲状腺素,$3\mu g/(kg\cdot d)\times 1$ 周,$50\mu g$ 碘化物至血浆 TSH 水平正常。

（盛晓阳）

八、钙缺乏

钙占人体重的 1.9%,是除氧、碳、氢、氮外的机体第 5 位基本成分。研究表明,儿童期的钙营养不足可增加成年后罹患各种慢性疾病的风险,如骨质疏松症、高血压、肿瘤、糖尿病以及其他代谢性疾病。

（一）高危因素

儿童钙营养不足需要判断缺乏的高危因素（表 19-43）。

表 19-43　钙营养不足的高危因素

高危因素	
乳类食物摄入不足	慢性钙缺乏
肠道钙吸收不良	维生素 D 不足或缺乏,或消化道疾病
需要量增加	追赶生长:早产 / 低出生体重儿 生长发育高峰:婴儿、青少年
胎儿期钙贮存不足	致婴儿早期钙营养不足

（二）临床表现

因缺乏评估钙营养状况的可靠生物化学指标,儿童钙营养状况在临床难以判断,即使钙摄入量较低临床往往无明显的症状与体征,多在中老年后出现骨质疏松、腰腿痛、骨折。发生低钙血症有关医学情况不能诊断"钙缺乏",如新生儿暂时性甲状旁腺功能不足、维生素 D 缺乏性手足抽搐、输血后低钙血症等情况。

（三）实验室检查

缺乏评估钙营养状况的可靠生物化学指标,同时正常儿童体内血钙水平受到严格调控,血钙水平不能用于判断人体钙营养状况。调查食物钙食物摄入状况是判断儿童钙营养状况较好的指标。

（四）诊断与鉴别诊断

目前因缺乏特异性临床表现与检测方法,诊断钙营养不足较困难,主要依据高危因素、膳食调查。

（五）治疗

调整膳食,增加膳食钙的摄入。积极查找导致钙缺乏的高危因素及基础疾病,并采取有效干预措施。

钙补充剂量以补足食物摄入不足部分为宜。只有无法从食物中摄入足量钙时,才使用钙补充剂。儿童钙缺乏或钙营养不足常同时存在其他微量营养素缺乏,如镁、磷、维生素 A、C、K 等,补充钙的同时宜补充其他相关微量营养素。

（盛晓阳）

第三节　Ⅱ型营养素缺乏

儿童营养不良不是单一疾病,而是一种异常的状态,包括营养低下和营养过度。营养低下是营养素不足的结果,而营养过度是摄入营养素失衡或过量的结果。

一、蛋白质、能量营养不良

（一）高危因素

有各种情况,如长期食物摄入量低于推荐量,喂养方法不当,食物单调,或继发疾病（图 19-4）。

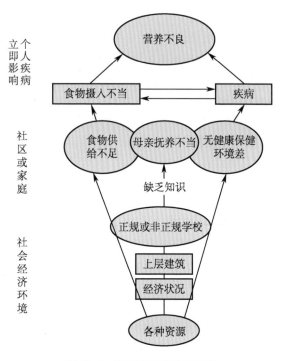

立即影响｜个人疾病

社区或家庭

社会经济环境

图 19-4 儿童营养不良高危因素

1. 按体格发育指标分类方法（<5y 儿童）（表 19-44）

表 19-44 WHO 修改的儿童营养不良分型与分度方法

分型	分度		状态
	中	重	
低体重（underweight） （W/A< - 2SD）	≤-2SD~-3SD	<-3SD	
生长迟缓（stunting） （H/A< - 2SD）	≤-2SD~-3SD z-score<-2	<-3SD z-score<-3	持续营养不良
消瘦（wasting） （W/H< - 2SD）	≤-2SD~-3SD z-score<-2	<-3SD z-score<-3	急性营养不良

2. **群体儿童营养不良调查**　是儿童（<5 岁）营养现况调查，通过体格生长水平检测获得儿童人群中营养不良的流行特征，或为趋势、状况的描述。根据儿童人群数量的不同，可以采用全面的普查方法，也可用随机抽样的调查方法，或者是两者结合的随机整群抽样的方法。可进行不同地区或同一地区几年内儿童营养状况比较资料比较。群体儿童营养不良的结果用流行率（患病率）表示，如中（重）度低体重患病率 = 调查儿童的中（重）度低体重人数 / 调查儿童总数（%）。近年 WHO 以儿童人群 W/H 的状况作为儿童人群营养不良流行强度判断标准。调查结果与该地区或国家的经济、文化状况有关，不涉及任何病因。分析营养不良患病率较高的原因，可帮助政府制定相应干预措施时提供数据。

3. **个体儿童营养不良的判断**　需仔细询问儿童喂养史、生长发育史和疾病史（高危因素），体格发育评价、膳食调查、体格检查与相应的实验室检查等结果综合分析，以判断儿童是否存在营养不良；如存在营养不良需要确定是原发的还是继发的，以及营养不良缺乏的发展阶段等问题，以采取相应的干预措施。

（二）营养不良临床表现与实验室检查

1. **临床表现**　儿童营养不良的临床表现和实验室结果与发生的程度有关（表 19-45）。

表 19-45　营养不良判断与临床表现

	群 体 儿 童	个 体 儿 童
中度营养不良	5%~10% 的儿童 W/H<2SD	体重不增
重度营养不良	>10% 的儿童 W/H<2SD	W/H<3SD：长期Ⅱ型营养素缺乏 ● 消瘦衰弱型：能量摄入不足为主 ● 恶性营养不良：蛋白质缺乏为主 ● 消瘦 – 水肿型：Ⅱ型营养素缺乏

2. **实验室检查**　因蛋白质、能量营养不良为Ⅱ型营养素缺乏为主，缺乏早期特异性或敏感诊断指标，体重不增是营养不良

的早期征兆。严重蛋白质营养不良时多有多种营养素缺乏,如锌、磷、氮等。重度营养不良可有重要脏器功能损害,以及血红蛋白、白蛋白、血清前白蛋白、甲状腺素、转铁蛋白水平、胰岛素样生长因子 I(IGF-I)和免疫功能等不同程度下降(表19-46)。重度营养不良儿童的生化指标的改变可帮助医师了解全身各器官系统的功能状态,监测对治疗的反应,或评估住院儿童出院前的营养状况与判断营养不良的进展情况。

表 19-46　消瘦型和水肿型营养不良的实验室检查

实验室检查	消瘦型营养不良	水肿型营养不良
血清白蛋白	接近正常	极度降低
血清免疫球蛋白	正常或升高	降低
血清酶		
脂肪酶	正常	极度降低
淀粉酶	正常	降低
酯酶	略降低	降低
血清脂类		
甘油三酯	正常	正常
胆固醇	正常	降低
游离脂肪酸	增加	增加
尿肌酐 – 身长指数	降低	明显降低
尿素 / 肌酐比值	降低	明显降低

(三)营养不良处理(治疗)

中、重度营养不良儿童的处理均包括治疗原发病、控制感染与其他合并症等对症治疗措施,以及补充富含营养素的食物,恢复儿童体内丢失的营养素。但严重营养不良的儿童需要逐渐补充使机体能适应增加的营养,维持高于正常水平的摄入量至体重恢复正常。同时,需监测恢复情况,避免营养不良再发生。但因营养缺乏程度不同,机体受损不同,处理中、重度营养不良儿童营养紊乱有所不同(表19-47)。

表 19-47 营养不良处理原则

营养不良	营养补充方案	效 果 监 测
中度营养不良	补充特殊配制的食物,如 F75、F100 配方(表 19-48)	体重增加率约 5.5g/(kg·d),同时判断 W/H
重度营养不良	最初阶段:F75 2~7 天耐受后:F100	第一步:能量补充维持现有体重 第二步:能量补充使体重达实际体重/身高的 $P50^{th}$ 或均值,能量增加 8kcal/kg 第三步:能量补充按实际年龄的体重($P50^{th}$ 或均值),W/H 正常

表 19-48 F75、F100 食物的制作

食物成分	F75	F100
① * 脱脂奶粉(g)	25	80
糖(g)	70	50
谷物粉(g)	35	–
植物油(g)	27	60
矿物质(ml)	20	20
维生素(mg)	140	140
加水至(ml)	1000	1000
② 或鲜奶(ml)	300	880
糖(g)	100	75
植物油(g)	20	20
矿物质(ml)	20	–
加水至(ml)	1000	1000

注: * 加少量水与脱脂奶粉、糖、谷物粉、油搅匀,煮 5~7 分钟,冷却后加维生素、矿物质(F75 中无铁)

(黎海芪)

二、锌缺乏

锌在人体内参与几乎所有的代谢过程,对儿童的体格、免

疫、中枢神经系统生长和发展均具有重要作用。儿童锌缺乏或营养不足是一个全球性的公共卫生问题。2003 年世界卫生组织将预防和治疗儿童锌缺乏作为减少 5 岁以下儿童患病率和死亡率的重要措施之一。

（一）高危因素

锌是重要的微量元素。食物中的锌多与动物蛋白质同时摄入，因此锌是一种与营养不良发病率有关的重要营养素（表 19-49）。

表 19-49　锌缺乏的高危因素

高危因素
贮存不足	● 早产儿
摄入不足	● 膳食锌的含量低 ● 高植酸食物抑制锌的摄入，如植物性食物 ● 长期无锌的胃肠外营养（TPN）
疾病	● 慢性消化道疾病：使肠道内源性锌排泄增加，或肠道锌的吸收不足 ● 遗传性疾病：暂时性新生儿锌缺乏（TNZD）和肠病性肢端皮炎（AE）

（二）临床表现与实验室检查

1. 临床表现与分类　见表 19-50。

表 19-50　锌缺乏临床表现

缺乏程度	临 床 表 现
边缘性与轻度锌缺乏	● 无特异临床表现，主要表现为生长迟缓、性发育与骨发育延迟、皮炎、腹泻、反复呼吸道或胃肠道感染、食欲低下、味觉异常、脱发、行为改变等
严重锌缺乏：多为遗传性锌缺乏	● 获得性锌缺乏：因母亲 *SLC30A2* 基因发生突变时使锌分泌下降，婴儿出生时正常，纯人乳喂养几个月后皮肤表现与 AE 相似，生长迟缓。婴儿锌吸收正常，补充锌或断离人乳后可改善症状 ● 肠病性肢端皮炎（AE）：生后几个月出现进行性、致死性的严重皮肤水疱、湿疹、干燥、鳞屑或类似银屑病的皮损，对称地

缺乏程度	临床表现
	分布于口周、肢端、会阴区以及脸颊、膝盖和肘部。头发呈奇特红色、脱发；畏光、结膜炎、睑缘炎，裂隙灯检查显示角膜营养不良；可伴慢性腹泻、口腔炎、指甲营养不良、生长发育迟缓、伤口延迟愈合、烦躁不安，并发细菌感染及白色念珠菌感染等

肠病性肢端皮炎（AE）

2. 实验室检查 血清锌是比较可靠的实验室指标，但缺乏敏感性，如轻中度锌缺乏时血清锌仍可保持在正常水平。此外，血清锌容易受到感染、进食等病理和生理因素的影响。目前建议 <10 岁儿童血清锌的下限为 65μg/dl。

（三）诊断与鉴别诊断

1. 诊断（表 19-51）

表 19-51　锌缺乏诊断

疾病	诊断
营养性锌缺乏	高危因素是评估锌缺乏风险的重要依据，试验性锌补充治疗结果有助诊断
肠病性肢端皮炎	血清锌水平极低（<30μg/dl）与基因诊断可确诊，诊断性治疗结果有助临床诊断
获得性锌缺乏	诊断依据临床表现和口服锌的反应，即症状迅速。乳汁锌水平检测与基因诊断可确诊

2. 鉴别诊断　见表 19-52。

表 19-52　锌缺乏的鉴别诊断

疾病	症状
生物素缺乏症	严重剥脱性皮炎和肌张力低下为特征
特应性皮炎	多有家族史,为慢性、复发性炎症性皮肤病,主要表现为剧烈的瘙痒、明显的湿疹样变和皮肤干燥
食物过敏	血清总 IgE 和 sIgE 可鉴别
蛋白质 - 能量营养不良	病史、体格检查、发病年龄可鉴别

（四）治疗

表 19-53　锌缺乏的治疗

病因	治疗
营养性锌缺乏	增加锌摄入:调整膳食 补充锌:>6 月龄元素锌 20mg/d, <6 月龄 10mg/d,疗程 2 周 ~1 个月
腹泻	锌补充剂 10~14 天
肠病性肢端皮炎	终生锌补充,元素锌 1~3mg/(kg·d);严重时静脉锌剂量为 300~1000μg/(kg·d)
获得性锌缺乏	锌补充治疗(同 AE)或补充食物锌至症状恢复

（盛晓阳）

第四节　营养素过多

一、维生素 A 过多症

过量摄入维生素 A 致不可逆骨骼异常,包括骨刺形成、骨骺过早闭合、广泛性特发性骨质增生、骨质疏松。

维生素 A 过多症因摄入过量维生素 A 而产生的中毒症状

与体征。

1. 过量因素（表 19-54）

表 19-54　维生素 A 过多原因

原　　因	
摄入过多	长期摄入富含维生素 A 的食物,如动物肝脏贮存
补充过量	误服或过多补充(超过推荐量的上限或重复补充);医源性长期大量用维生素 A 预防或治疗,如皮肤疾病

2. 临床表现与分类　据缓急临床上可分为急性中毒和慢性中毒,症状有所不同（表 19-55）。

表 19-55　维生素 A 临床表现

	临床表现	维生素 A 摄入量
急性中毒	大量摄入后 6~8 小时出现症状: ● 婴幼儿:前囟隆起、张力增加,伴恶心、呕吐,以及疲乏、嗜睡或过度兴奋等神经系统症状 ● 年长儿:诉头痛,偶有视觉模糊、复视,严重时有假性脑瘤的表现,眼底检查可见视神经乳头水肿	● 儿童 1 次剂量 >90mgRE（30 万 U）、成人 >300mgRE（100 万 U）可发生急性中毒;早产儿服 1.71mg 或（5700U）,7 日内即可有中毒症状
亚急性或慢性中毒	数月或数年后逐渐出现症状: ● 早期无特异性,易误诊,如食欲缺乏、易激惹、烦躁,伴低热,消化紊乱 ● 逐渐发生毛发稀少、干枯、易脱发;皮肤干、斑丘疹、瘙痒、脱皮和色素沉着、手掌和脚底脱皮;口角皲裂易出血;四肢长骨肌肉连接处疼痛伴肿胀,以前臂、小腿长骨为多见,运动可加重疼痛;出现骨质疏松,严重者可有骨骼畸形后遗症 ● 母亲怀孕早期口服大剂量维生素 A 致胎儿先天畸形	● 维生素 A>25 000U/d 6 年,或 >100 000U/d,>6 个月出现症状 ● 母亲怀孕早期摄入维生素 A>10 000U/d

3. 诊断与鉴别诊断　临床依据过量摄入维生素 A 的病史以及相应的临床表现可疑诊维生素 A 过量。结合血浆维生素 A 浓度明显升高,X 线等检查可帮助诊断。慢性维生素 A 中毒的早期临床表现可能只是个别症状或体征,容易误诊,应注意同佝偻病、坏血病等鉴别。

4. 治疗　维生素 A 中毒一旦确诊,应立即停止服用维生素 A 制剂和含维生素 A 的食物;同时对症治疗相应症状。

（毛　萌）

二、维生素 D 过多症

因维生素 D 摄入过多,体内脂肪组织维生素 D 过量蓄积,出现高钙血症,使机体组织器官产生相应的临床症状,即维生素 D 过多症(hypervitaminosis D)或维生素 D 中毒(vitamin D intoxication)。

1. 过量因素　见表 19-56。

表 19-56　维生素 D 过量

原因	
过度医疗	大剂量的维生素 D 注射,或每天给予维生素 D 预防量过大
误诊	误将骨骼代谢性疾病或内分泌疾病诊为佝偻病而长期大剂量维生素 D 治疗
药物	某些药物可使血维生素 D 浓度增加,如地高辛、噻嗪类利尿剂
疾病	某些疾病在补充正常剂量维生素 D 时产生维生素 D 中毒症状,如肝肾疾病、结核病、甲状腺功能亢进、结节病以及组织胞浆菌病等

2. 临床表现与实验室检查　与过量的剂量与时间有关(表 19-57)。

表 19-57 维生素 D 过量临床表现与实验室检查

病情	中毒剂量	临床表现	实验室检查
早期	儿童服用制剂 500~1250μg/d（2万~5万 U/d），或 50μg/（kg·d）（2000IU/kg/d）连续数周或数月即可发生中毒。少数敏感儿童接入维生素 D100μg/d（4000U/d）连续1~3 个月即可出现中毒症状	• 无特异性，如低热，倦怠，烦躁不安 • 体重下降，多尿，心律不齐 • 恶心，呕吐，厌食，便秘，腹痛	• 血 25-（OH）D：显著升高（>150ng/ml） • 血钙：早期可升高 >3mmol/L（12mg/dl）
严重中毒		• 继发于高钙血症：致血管、组织钙化，损伤心脏，血管和肾脏，易误诊为其他疾病 • 氮质血症，脱水和电解质紊乱	• 血钙：后期正常或略高 • 血磷：升高 • PTH：降低 • 尿：尿钙（++++），尿蛋白（+）可见红细胞，白细胞，管型 • X线检查：长骨干骺端钙化带增宽（>1mm），致密，骨干皮质增厚，骨质疏松或骨硬化；颅骨增厚，呈现环形密度增深带；严重时大脑、心、肾、大血管，皮肤可有钙化灶 • 肾脏 B 超：示肾萎缩

3. **诊断与鉴别诊断**　有明确的维生素 D 过量的病史,实验室检查血 25-(OH)D 显著升高(>150ng/ml)可确诊。因早期症状无特异性,且与早期维生素 D 缺乏性佝偻病的症状有重叠,如烦躁不安、多汗等,常易漏诊、误诊。需与高钙血症疾病鉴别,如甲状旁腺功能亢进、肾功能不全等。

4. **治疗**　针对病因与对症控制高血钙是治疗关键(表19-58)。

表 19-58　维生素 D 过量治疗

治　疗	
停服维生素 D	● 包括维生素 D 维生素强化食品
对症	● 纠正脱水:增加尿钙排出
	● 降低高钙血:泼尼松 1~2mg/(kg·d)
	● 促钙储存:降钙素有抑制骨的溶解破坏,促进生成新骨组织作用
	● 促钙排泄:二磷酸盐可阻止骨的再吸收 Al(OH)$_3$ 或依地酸二钠减少肠钙的吸收 严重者血液透析

(毛　萌)

三、超重/肥胖

肥胖是长期能量摄入超过消耗,即营养过度导致体内过多能量以脂肪形式贮存,使增加的脂肪组织达到损害人体健康的程度,也属儿童营养不良的一种异常状态。"超重"则是指体重相对于身高的增加,或超过某一标准或参照值。超重,可以是肌肉或骨量的增加,也可能是脂肪的增加,是发展肥胖的危险因素之一。儿童期肥胖与成人期慢性疾病有关。

1. **常用测量体脂肪方法及评价指标**　体脂肪含量(BF%)为人体脂肪组织占体重的百分比,测量体脂肪是判断肥胖的重要依据(表19-59)。

表 19-59　常用测量体脂肪方法

测量体脂肪方法	
直接测量	• "金标准":双能 X 线(DXA)、气体置换、计算机断层扫描(CT)、磁共振(MRI)、水下称重、双标水 • 生物电阻抗(BIA):特异性较低,但使用经济、便捷
间接测量(筛查):属"统计学标准"	• 体重/身长(高)(W/L 或 W/H):用于 <10 岁儿童 • 体质指数(BMI):存在种族、性别差别,不能区别肌肉型人群 • 皮褶厚度:估计全身体脂肪量和百分比,测量误差较多,存在种族差别 • 腰围、腰臀围比与腰围身高比:成本低,结果与腹型肥胖、心血管代谢性危险因素、2 型糖尿病发生风险有强关联性,是独立的预测因子。儿童腹型肥胖多采用腰围身高比评估,国内以 0.46 为腹型肥胖的预警界点,0.48 为腹型肥胖界点;0.50 为严重腹型肥胖的界点

2. 判断标准与分类　儿童超重和肥胖尚无统一判定标准。为使儿童超重和肥胖的评价与成人衔接以及国际间比较,国内外均采用 BMI 作为儿童肥胖的评价指标,但 BMI 判定切点尚未统一。生理状态下 BMI 值随着出生后的发育而变化,表现出生后迅速上升,婴儿期后开始下降,学龄期前后达到最低点,随后逐渐上升,青春期呈现快速上升趋势(图 19-5)。因此,儿童肥胖的评价需制定不同年龄、性别的 BMI 判定切点。中国标准适合 7~18 岁学龄儿童,儿童保健临床和科研主要为学龄前儿童,可采用 WHO 标准(表 19-60)。

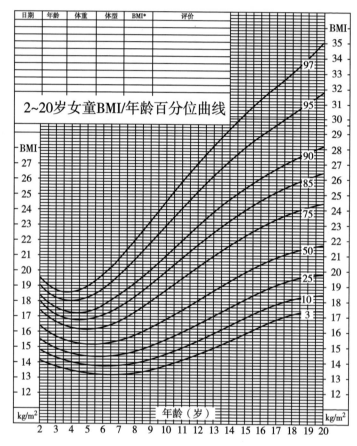

日期	年龄	体重	体型	BMI*	评价

2~20岁女童BMI/年龄百分位曲线

图 19-5　儿童 BMI 变化与年龄的特点

表 19-60　国际（WHO、IOTF）、中国筛查儿童超重／肥胖的标准（BMI 切点）（kg/m²）

年龄（岁）	WHO标准				IOTF				WGOC标准			
	超重		肥胖		超重		肥胖		超重		肥胖	
	男	女	男	女	男	女	男	女	男	女	男	女
2	17.4	17.2	18.3	18.1	18.41	18.02	20.09	19.81	NA	NA	NA	NA
3	17.0	16.9	17.8	17.8	17.89	17.56	19.57	19.36	NA	NA	NA	NA
4	16.7	16.8	17.6	17.9	17.55	17.28	19.29	19.15	NA	NA	NA	NA
5	16.7	17.0	17.7	18.1	17.42	17.15	19.30	19.17	NA	NA	NA	NA
6	16.8	17.1	17.9	18.4	17.55	17.34	19.78	19.65	NA	NA	NA	NA
7	17.1	17.4	18.3	18.8	17.92	17.75	20.63	20.51	17.4	17.2	19.2	18.9
8	17.5	17.8	18.8	19.4	18.44	18.35	21.60	21.57	18.1	18.1	20.3	19.9
9	18.0	18.4	19.5	20.2	19.10	19.07	22.77	22.81	18.9	19.0	21.4	21.0
10	18.6	19.1	20.2	21.1	19.84	19.86	24.00	24.11	19.6	20.0	22.5	22.1
11	19.3	20.0	21.1	22.2	20.55	20.74	25.10	25.42	20.3	21.1	23.6	23.3
12	20.1	20.9	22.1	23.3	21.22	21.68	26.02	26.67	21.0	21.9	24.7	24.5
13	20.9	21.9	23.1	24.4	21.91	22.58	26.84	27.76	21.9	22.6	25.7	25.6
14	21.9	22.9	24.2	25.5	22.62	23.34	27.63	28.57	22.6	23.0	26.4	26.3
15	22.8	23.7	25.2	26.3	23.29	23.94	28.30	29.11	23.1	23.4	26.9	26.9
16	23.7	24.2	26.1	27.0	23.90	24.37	28.88	29.43	23.5	23.7	27.4	27.4
17	24.4	24.7	26.9	27.4	24.46	24.70	29.41	29.69	23.8	23.8	27.8	27.7
18	25.0	24.9	27.5	27.7	25.00	25.00	30.00	30.00	24.0	24.0	28.0	28.0

注：* 表内数字为每岁，男／女儿童被判别为超重或肥胖的 BMI 切点值。应用举例：按 WHO 标准，6 岁男童 BMI ≥17.9 为肥胖，BMI 值为 ≥16.8 且 <17.9 为超重

3. 肥胖程度分类 目前尚缺乏具有循证依据的评估肥胖程度的标准,可参考中国叶广俊提出的以体脂肪率判定儿童肥胖程度的标准(表 19-61)。

表 19-61 体脂肪率(%)判定儿童肥胖程度

性别	年龄 (岁)	轻度 肥胖	中度 肥胖	重度 肥胖
男性	6~18	20%	25%	30%
女性	6~14	25%	30%	35%
女性	15~18	30%	35%	40%

注:体脂肪率=[全身脂肪量(kg)/体重(kg)]×100,单位:%
(来源:叶广俊.现代儿童少年卫生学.北京:人民卫生出版社,1999:473)

4. 高危因素 肥胖是一种慢性疾病状态。父母肥胖是儿童发生肥胖的危险因素。多因素导致儿童肥胖,遗传与环境因素有协同作用,环境因素多可预防(表 19-62)。

表 19-62 儿童超重/肥胖的高危因素

高危因素	
遗传	● 为多基因遗传因素增加儿童对肥胖易感性,已知 600 余种基因、标记和染色体条带与人类肥胖有关
环境	● 宫内营养:母亲妊娠期营养不良或营养过剩与儿童及成年肥胖发生风险关联;胎儿生长受限和早期婴儿期的追赶生长是发生向心性肥胖和心血管疾病的危险因素 ● 不良生活习惯:高能量食物、活动量少

5. 诊断与鉴别诊断 临床评估参照 BMI 的判定标准确定儿童超重/肥胖,临床诊断依据 WC、WHtR、BF% 标准。

需鉴别产生肥胖症状的原发性病因,如内分泌和遗传疾病,以及某些药物的作用(表 19-63)。

表 19-63　继发性肥胖症的内分泌和遗传性疾病

疾病	症　状	实验室检查
内分泌疾病		
库欣综合征	向心性肥胖,多毛症,满月脸,高血压	地塞米松抑制试验
高胰岛素胰岛细胞增生症	胰腺瘤,高血糖,莫里亚克综合征	胰岛素水平
遗传性疾病		
昂斯特伦综合征	认识损害,色素沉着性视网膜炎,糖尿病,听力损害,性机能减退,视网膜退变	*ALMS1* 基因
Bardet–Biedl 综合征(BBS,多指(趾)畸形 – 生殖功能减退 – 肥胖 – 色素性视网膜炎综合征)	色素沉着性视网膜炎,肾脏畸形,多指(趾),性功能减退	
Biemond 综合征	认知损害,虹膜缺损,性功能减退,多指(趾)	*BBS1* 基因,常染色体遗传
Cohen 综合征	肥胖,矮身材,上门牙突出,张力低,智力低下,头小畸形,视觉活动下降	8q22 的 *VPS13B* 基因突变(或 *COH1* 基因突变)
9q34 缺失	肥胖,智力低下,短头,并眉,额突,行为与睡眠障碍	9q34 缺失
ENPP1 基因突变	胰岛素抵抗,儿童期肥胖	染色体 6q 突变
Frohlkh 综合征(肥胖性生殖无能综合征)	丘脑下部肿瘤,肥胖	
瘦素或瘦素受体基因缺乏	早发严重肥胖,低促性腺素性功能减退症	瘦素
黑皮质素 4 受体基因突变	早发严重肥胖,线性生长加速,食欲旺盛,高胰岛素血症,肥胖最常见的原因,纯合子比杂合子更严重	MC4R 突变

续表

疾病	症 状	实验室检查
Prader-Willi 综 合 征（PWS,肥胖 – 生殖无能 – 肌张力低下综合征）	新生儿期张力减退,婴儿期生长缓慢,手脚小,智力低下,性腺功能减退,食欲过盛,严重肥胖,饥饿激素异常增高	15q12 *SNRPN* 基因缺陷
前鸦片黑皮质素缺乏	肥胖,红发,肾上腺功能不足,高胰岛素原血症	*POMC* 基因突变

6. 实验室检查 据儿童 BMI、体格检查与高危因素判断结果进一步检查,包括筛查 2 型糖尿病和糖调节异常、血脂,肝、肾功能,肝脏 B 超等。

7. 防治原则 制订与年龄与严重程度有关个体化方案,使超重 / 肥胖儿童的体重恢复理想状态,并维持至成人期。

（1）定期筛查:是儿童保健的基本工作内容之一。所有儿童需定期体检,筛查超重 / 肥胖;>3 岁儿童需每年测量一次血压;9~11 岁儿童检测一次血脂。重点随访有高危因素的儿童(图 19–6)。

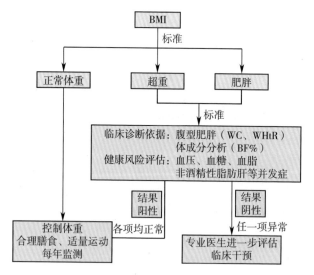

图 19-6　儿童肥胖诊断评估及干预流程图

（2）**临床处理**：已发生超重／肥胖的儿童在专业医师指导下维持正常生长发育，建立良好的生活行为习惯，加强运动和体质健康，控制体重，不主张儿童采用节食的饥饿疗法，也不主张用药治疗。实验室检查结果（包括血压）异常者需转专科治疗。

（米　杰　叶佩玉　毛　萌）

20

第二十章

常见婴儿胃肠功能紊乱

第一节　常见婴儿胃肠功能紊乱

　　婴幼儿胃肠功能紊乱（FGIDs）是不能以解剖结构或生化异常解释的消化道症状，包括与年龄相关的、慢性的或反复出现的症状，如溢乳、大便次数增多、便秘、肠痉挛或过度哭闹、肠胀气等胃肠道症状，但不影响生长发育（表20-1）。

表20-1　常见婴幼儿胃肠功能紊乱

胃肠功能紊乱	诊 断 标 准	转诊指征	处理原则
胃食管反流：胃内容物反流至咽部、口腔、溢出口外，多称为"溢乳/吐奶"	3周龄~12月龄健康婴儿食物反流发生≥2次/d，持续≥3周；不伴恶心、吐血、误吸、呼吸暂停、生长不良、喂养或吞咽困难及异常姿势等症状	生长迟缓	• 少量喂养 • 促使婴儿打嗝 • 增稠配方 • 体位：哺乳使上身竖直姿势
排便困难	大便费力或哭闹持续约10分钟，或不一定具备哭闹等特征性症状；大便性状软或稀便；生后即可发生，可每天数次，多为<9月龄婴儿	生长迟缓	• 人乳喂养 • 饮食调整 • 益生菌 • 特殊发酵配方 • 坚持随访

胃肠功能紊乱	诊 断 标 准	转诊指征	处理原则
便秘	**1~4 岁婴幼儿** 1 个月内具备至少 2 个临床表现： • 大便≤2 次 / 周 • 大便失禁≥1 次 / 周 • 大便潴留史 • 排便困难史 已能如厕的儿童需补充标准： • ≥1 次大便失禁 / 周 • 粗大粪块堵塞厕所史 **>4 岁儿童** 1 个月内具备至少 2 个临床表现： • 大便≤2 次 / 周 • 大便潴留史 • 腹痛或排便困难史 • 排粗大大便史 • 肛查及有粪便团块 • 症状不能以其他医学问题解释	生长迟缓	• 排便训练 • 增加膳食纤维 • 药物 • 坚持随访
肠绞痛	<5 月龄婴儿出现持续的、难以安抚的哭闹，≥3 小时 / 天，连续≥3 日 / 周，家长为此焦虑；家长需作 24 小时行为记录以确认婴儿哭闹时间以及家长的安抚 >3 小时 / 天	生长迟缓	• 预见性指导 • 特殊配方 • 护理指导 • 坚持随访

（陈　洁）

第二节 常见婴幼儿胃肠疾病诊断

FGIDs 的临床特点是诊断的重要依据。临床疑似 GI 器质性疾病的临床表现（"危险信号"）时，需严密观察，如症状改善、儿童生长发育良好，继续随访；如 2~4 周后婴儿临床症状未改善良或生长发育下降，则应排除器质性疾病转诊专科（图 20-1）。

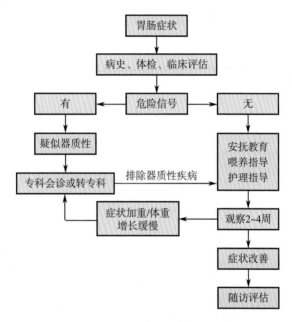

图 20-1 婴幼儿胃肠疾病处理流程

（陈 洁）

第二十一章 21

食物不良反应 ------------

　　食物不良反应是描述食物或食物添加剂引起的临床异常反应，包括食物过敏、食物不耐受和食物中毒。食物过敏、食物不耐受又称为食物非毒性反应（图 21-1）。

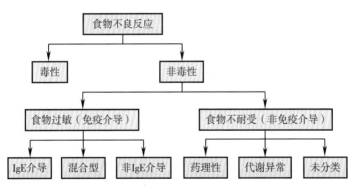

图 21-1　食物不良反应分类

第一节　食物不耐受

　　食物不耐受（FI）属非免疫介导的食物不良反应，是对某一物质的异常的生理性应答，症状可累及胃肠道、呼吸道及皮肤等器官。据发病原因分为酶（如乳糖不耐受因乳糖酶缺乏）、药物

（如生物胺、组胺的反应）以及未定义的食物不耐受（如对某些食品添加剂）。

一、病因与发病机制

食物不耐受的病因与发病机制尚不明确。目前认为 FI 发病原因与某些酶缺乏（如乳糖不耐受因乳糖酶缺乏）、药物（如生物胺、组胺的反应）以及某些食品添加剂有关（表 21-1）。

表 21-1　食物不耐受的病因与发病机制

病因	相关因素
消化酶缺乏	● 致食物某些成分不能消化吸收，如乳糖酶不足、先天性果糖不耐受
药理性食物反应	● 食物天然成分：如水杨酸、柠檬黄色素和苯甲酸盐，苯甲酸盐和水杨酸盐天然存在于许多不同的食物，包括水果、果汁、蔬菜、香料、香草、坚果、茶叶、葡萄酒和咖啡等 ● 食品添加剂：如防腐剂、色素、乳化剂、调味剂等 其他：如胺、硝酸盐、亚硫酸盐和一些抗氧化剂
代谢性食物反应	● 先天性或获得性的营养物质代谢异常，如糖尿病、乳糖酶缺乏、苯丙酮尿症、蚕豆病、肝豆状变性等

二、临床表现与诊断

临床表现无特异性，主要为消化道，如腹胀、腹泻、腹痛、肠易激综合征；亦可涉及皮肤、呼吸系统。诊断主要排除其他疾病（表 21-2）。

表 21-2　食物不耐受的临床表现及诊断

项目	诊断
病史采集	重点与症状有关的食物
排除疾病	基础病与食物过敏
激发实验	食物添加剂不耐受可采用排除食物、症状改善（可维持3~4周）、激发实验
食物成分评价	发现与症状有关的特殊食物成分，如外源性组胺、酪胺、苯乙胺的证据；低短链可发酵碳水化合物食物可排除（FODMAP），包括低聚糖、双糖、单糖、多元醇

项目	诊　　断
实验室检查	呼吸实验测试食物碳水化合物吸收不良(乳糖、果糖、山梨醇),葡萄糖6-磷酸脱氢酶缺乏(G-6-PD)时 G-6-P 活性检测
共聚焦激光显微内镜	某些病例可直观观察消化道黏膜改变

三、鉴别诊断

FI 与食物过敏病史和临床表现相似,需首先排除食物过敏(表 21-3)。食物不耐受症状是非特异性的,应注意与器质性疾病鉴别。各国指南均不推荐特异性食物 IgG 抗体作为食物不耐受诊断的诊断依据。

表 21-3　食物不耐受与食物过敏的常见症状

食物不耐受		食物过敏		
个体因素	食物因素	IgE 介导	混合介导	非 IgE 介导
酶缺陷:原发/继发乳糖不耐受、果糖不耐受	微生物感染:大肠埃希菌、金黄色葡萄球菌、梭状芽胞杆菌	皮肤:荨麻疹、血管性水肿、红疹、风团、接触性荨麻疹	皮肤:特应性皮炎、接触性皮炎	皮肤:接触性皮炎、疱疹样皮炎
胃肠道异常:炎症性肠病、肠易激综合征	中毒:组胺(鲭亚目鱼中毒)贝类毒素	胃肠道:口腔过敏综合征、胃肠道严重过敏反应	胃肠道:过敏性嗜酸细胞增多性食管炎、胃肠炎	胃肠道:食物蛋白诱发小肠结肠炎、直肠结肠炎、肠病、乳糜泻
		呼吸系统:急性鼻结膜炎、支气管痉挛	呼吸系统:哮喘	呼吸系统:Heiner 综合征

续表

食物不耐受		食 物 过 敏		
个体因素	食物因素	IgE 介导	混合介导	非 IgE 介导
心理因素 （食物恐惧）	污染:重金属、 杀虫剂、抗生 素	全身性:过敏 性休克、运动 性严重过敏 反应		
偏头痛(少见)				

四、处理

严格避免不耐受食物是最好的治疗措施。回避饮食过程应注意营养素的替代和补充。

（陈 洁）

第二节 乳糖不耐受症

乳糖不耐受（LT）又称乳糖酶缺乏或肠乳糖酶缺乏。为进食乳糖或含乳糖食物后有一种或多种临床表现的临床综合征，如腹痛、腹泻、恶心、腹胀/胀气。肠道因缺乏乳糖酶不能分解乳中的乳糖为葡萄糖和半乳糖而产生临床症状。临床症状与乳糖酶缺乏程度、摄入乳糖量有关。若乳糖吸收障碍无临床症状则称为乳糖吸收不良（LM）。

一、病因

近年 LT 的研究有显著进展（表 21-4）。

表 21-4　乳糖不耐受症病因与临床分类

疾病	年龄	病　　因	处　　理
先天性乳糖 酶缺乏	生后缺乏	一少见的常染色体隐性 遗传病	终生无乳糖的特殊 配方
原发性乳糖 酶缺乏	儿童期- 成人	或遗传性乳糖酶缺乏， 即随年龄增长乳糖酶基 因表达降低	不影响营养 部分人食乳类食物 可再次获得乳糖消 化能力

疾病	年龄	病　因	处　理
继发性或获得性乳糖酶缺乏	婴幼儿	继发于急性胃肠炎后	持续感染后腹泻（>14日）的儿童应避免摄入含乳糖的乳制品
短暂乳糖酶活性偏低	婴儿（肠绞痛）	肠黏膜发育不完全	自限性
暂时乳糖吸收不良		摄入乳糖量与肠道乳糖酶水解乳糖能力失衡的生理性问题	自限性

二、临床表现与诊断

1. **临床表现**　LT 的临床表现是一组症状,可在进食乳制品 30 分钟或 2 小时后出现恶心、呕吐、腹胀、腹泻、腹痉挛痛、肠鸣音异常等小肠刺激症。临床症状的严重程度与摄入乳糖量有关,多数人可耐受一定量的乳糖。

2. **诊断**　详细病史资料有助于判断临床症状与 LT 关系。实验室诊断方法包括小肠功能激发试验、空肠乳糖酶测定、粪便还原物质检查(斑氏试剂法 clinitest)、乳糖耐量试验、氢呼气试验和大便酸性试验。临床的半乳糖定量测定是筛查方法,不宜用于确诊乳糖不耐受。

三、处理

一般乳糖不耐受不需药物治疗,主要措施是饮食调整。基本原则是避免含乳糖食物、适当替代食物保证营养、钙营养以及酶制剂的使用。

国内外的临床研究均显示儿童腹泻恢复期因继发乳糖不耐受短时间采用无乳糖替代配方可有助于肠黏膜恢复,但不宜长期使用。因乳糖不仅提供婴儿生长所需要的能量,同时乳糖是小婴儿食物纤维来源,有益于小肠有益菌的生长;乳糖还有助于肠道钙的吸收。

（陈　洁）

第三节 儿童食物过敏

食物过敏（FA）为免疫学机制介导的食物不良反应，即食物蛋白引起的异常或过强的免疫反应，可由 IgE 或非 IgE 介导；表现为一疾病群，症状累及皮肤、呼吸系统、消化系统、心血管系统等系统。

一、致敏食物

1. **主要食物过敏原** 研究显示 170 多种食物可致过敏，其中 >90% 的食物过敏是牛奶、鸡蛋、大豆、小麦、鱼、虾、花生和坚果 8 种食物所致，为主要食物过敏原。各国报道致儿童食物过敏最多的是鸡蛋，其次是牛奶蛋白，花生是发达国家第三个发生过敏的食物抗原，但中国儿童花生过敏低于发达国家（表 21-5）。

表 21-5 与儿童年龄相关的常见食物过敏原

食　　物	婴幼儿	年长儿	严重过敏反应
牛乳 / 羊乳	●		●
鸡蛋	●		●
大豆	●		
花生	●	●	●
坚果		●	●
小麦	●		
鱼		●	
贝类（虾、蟹、龙虾、牡蛎、扇贝）		●	●
水果		●	●
蔬菜		●	
籽类（棉籽、芝麻、车前子、芥籽）		●	●
香料		●	

2. **食物过敏原分类** 按过敏的临床表现、抗原的理化特性将食物抗原分为 I 类与 II 类食物过敏原（表 21-6）。

表 21-6　食物过敏抗原分类

分类	分子量	食　　物	理化特性	致敏途径
Ⅰ类食物过敏原	10~70kD	动物性：鸡蛋、牛奶、花生、鱼虾	水溶性糖蛋白、耐热、不易被消化道酶分解	消化道致敏
Ⅱ类食物过敏原	12~15kD	植物蛋白质：如苹果、谷类、甜瓜、西瓜、柑橘、香蕉、西葫芦、菠萝、西红柿等，与花粉蛋白质有高度同源性，易发生交叉过敏反应	对热稳定，难以分离，易被消化	呼吸道致敏、口腔过敏综合征

3. 食物交叉过敏反应　交叉反应与进化中物种间保留的蛋白质有关（表 21-7）。因此，当 2 种食物蛋白质的氨基酸序列有部分相同（至少该序列包含抗原表位区域）或两者结合特定抗体的三维构象相似时可出现交叉反应。

表 21-7　常见交叉过敏反应食物

食物	交叉反应食物
牛奶	马奶、羊奶
鸡蛋	各种禽蛋
大豆	绿豆
鳕鱼	鲭鱼、鲱鱼、鲽鱼等
虾	其他甲壳类
小麦	其他含有麸质的谷物
花生	大豆、绿豆

二、食物过敏免疫反应类型

主要为 IgE 介导、非 IgE 介导及混合介导三型（表 21-8）。

表 21-8　食物过敏免疫反应类型

器官/系统	IgE 介导/速发型（30~60 分钟出现症状）	IgE 和非 IgE 混合介导	非 IgE 介导/迟发型（数小时或数天后发生）
皮肤	荨麻疹、血管水肿、严重过敏反应	特应性皮炎	疱疹样皮炎
消化系统	口周过敏综合征、胃肠病	嗜酸性细胞增多性食管炎、胃肠炎	直肠炎、直肠结肠炎、小肠炎、腹腔疾病
呼吸系统	鼻炎、结膜炎、支气管痉挛（哮喘）	哮喘	含铁血黄素沉着病（与牛奶特异 IgG 有关）

三、危险因素

过敏性疾病的发生是基因与环境因素相互作用的结果（表 21-9）。

表 21-9　儿童过敏性疾病发生的影响因素

婴儿自身因素				环境因素
遗传因素		家族史		卫生学假说：使儿童早期暴露于微生物的机会减少
		双亲（＋）	一亲（＋）	双亲（－）	
	发生过敏儿率：	70%	30%	15%	
持续 Th2 优势	过敏素质，或易感体质			新卫生学假说：与 Th1、Th2、Th17 及 Treg 的平衡有关
宫内致敏	可部分解释纯人乳喂养儿中发生对其他食物蛋白过敏的现象			"微生物剥夺假说"
肠道屏障功能不成熟	多数消化酶要在 2 岁后才能成熟，故其降解抗原能力不足，易过敏反应发生			表观遗传学：遗传和环境因素共同作用（G×E）发生表观突变
肠道共生菌群失调	肠道内益生菌数量减少致机体免疫系统成熟延迟			

四、临床表现

与免疫介导反应类型有关。IgE 介导食物过敏通常表现为一组疾病群，临床表现多种多样而无特异性，多为皮肤症状，少数出现严重过敏反应（图 21-2）。非 IgE 介导食物过敏主要是胃肠道和皮肤症状（表 21-10）。混合介导食物过敏以胃肠道和皮肤表现最为常见。特应性皮炎（AD）可同时涉及到皮肤中的 IgE 及非 IgE 机制。嗜酸粒细胞性细胞食管炎/胃肠炎是以胃肠道嗜酸粒细胞性炎症为特征的一组疾病。症状可与其他胃肠道疾病的表现重叠，如吞咽困难、呕吐、腹泻和吸收障碍。

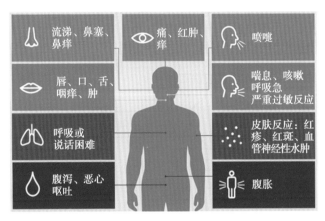

图 21-2　IgE 介导食物过敏临床表现

表 21-10　非 IgE 介导食物过敏临床表现

分　类		食物过敏原	临床表现	发病年龄	消退年龄	SPT/sIgE	家族史
食物蛋白诱导	小肠结肠炎综合征（FPIES）	牛奶、大豆、海鲜，35%~40% >2 种食物	反复呕吐、脸色苍白、乏力	3~6 月龄（0~1 岁）	5 岁	4%~30%（+）	40%~70%
	直肠结肠炎（FPIAP）	20% 与牛奶、大豆有关	血便，无全身表现；多人乳喂养儿，eHF 喂养占 4%~10%	<6 月龄	12 月龄（自限性）	(−)	25%
	肠病（FPE）	牛奶、大豆、鸡蛋，或多种食物	腹泻、吸收不良、蛋白丢失致低蛋白血症、生长迟缓	<2 岁	2~3 岁	(−)	?

五、诊断及鉴别诊断

IgE 介导食物过敏有统一诊断标准,非 IgE 介导食物过敏尚无统一诊断标准。但均需详细询问病史、体检、限制可疑致敏食物,确诊的金标准是食物激发试验(OFC);皮肤点刺试验和食物特异性 IgE 检测是 IgE 介导食物过敏的筛查试验(图 21-3)。非 IgE 介导的食物过敏可采用消化道内镜检查辅助诊断。内镜检查可获取消化道黏膜标本,若嗜酸细胞 >15~20 个 /HP 即有诊断意义。无条件进行内镜检查时,轻 ~ 中度的非 IgE 介导的食物过敏可采用诊断性治疗,重症宜转诊。

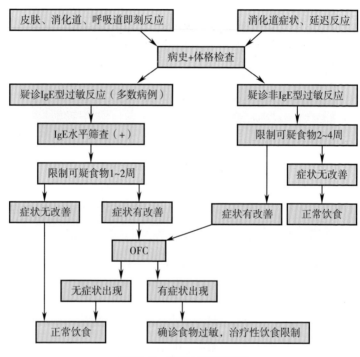

图 21-3　食物过敏诊断流程

斑贴试验(APT)不是常规诊断食物过敏方法,多用于 SPT 或 sIgE 结果阴性时疑诊食物过敏诱发的特应性皮炎。APT 结果有助于非 IgE 介导及混合型食物过敏诊断。但因 APT 重复性较差,假阳性率和假阴性率均较高,且缺少标准试剂和统一结果判断标准限制临床应用。

食物过敏症状无特异性,临床需与感染性疾病、外科急腹症等鉴别,包括食物不良反应、消化道疾病等。

六、饮食管理及治疗

食物过敏治疗需要多科协作,如儿科医师、儿童保健医师(监测生长发育)、营养师以及皮肤科、消化科、呼吸科医师共同参与,症状严重者及时转诊(表21-11)。羊奶与牛奶有交叉过敏(表21-12),各国指南均不建议采用羊奶替代牛奶。

表21-11 食物过敏的处理

方法	原则处理
饮食管理	致敏食物完全回避是目前治疗食物过敏唯一有效的方法 ● 牛奶蛋白过敏: 人乳喂养婴儿:母亲需回避牛奶制品,若婴儿症状缓解,可继续人乳喂养,但哺乳母亲需补钙;若母亲回避牛奶制品不能缓解儿童中~重度过敏症状则采用低敏配方配方喂养婴儿:采用低敏配方喂养 ● 其他食物过敏:用其他食物替代致敏食物营养成分
药物对症治疗	转诊:症状严重需转专科对症治疗 严重过敏反应:危及生命,需迅速处理,肾上腺素是治疗严重过敏反应的首要药物
中药	价廉、有一定疗效、副作用较小,在临床试验阶段
特异性免疫疗法(SIT)	存在潜在风险,尚未临床使用

表21-12 哺乳动物乳蛋白间的序列同源性[*]

蛋白质	乳 汁							
	山羊	绵羊	水牛	猪	马	驴	单峰驼	人
α-乳清蛋白	95.1	97.2	99.3	74.6	72.4	71.5	69.7	73.9
[**]β-乳球蛋白	94.4	93.9	96.7	63.9	59.4	56.9	无	无
血清白蛋白	—	92.4	—	79.9	74.5	74.1	—	76.6
αs1-酪蛋白	87.9	88.3		47.2			42.9	32.4

蛋白质	乳　汁							
	山羊	绵羊	水牛	猪	马	驴	单峰驼	人
αs2- 酪蛋白	88.3	89.2	—	62.8	—	—	58.3	—
β- 酪蛋白	91.1	92.0	97.8	67.0	60.5	—	69.2	56.5
κ- 酪蛋白	84.9	84.9	92.6	54.3	57.4	—	58.4	53.2

注：* 与牛奶蛋白相比的百分率；** BLG 是牛乳中最重要的过敏原，人乳中无 BLG

七、预后与预防

1. 预后　多数食物过敏患儿预后良好，随年龄增长有自愈趋势；少数儿童持续食物过敏或发生过敏性鼻炎或支气管哮喘等过敏性疾病（表 21-13）。

表 21-13　食物过敏的自然病程

过敏食物	症状出现年龄	耐 受 年 龄
鸡蛋白	6~24 月龄	7 岁（75% 缓解）
牛奶	6~24 月龄	5 岁（76% 缓解）
花生	6~24 月龄	持续（20% 5 岁缓解）
坚果	1~2 岁成人	持续（20% 病例在 7 岁缓解）
鱼	年长儿和成人	持续
甲壳类	成人（60%）	持续
小麦	6~24 月龄	5 岁（80% 患者缓解）
大豆	6~24 月龄	2 岁（67% 患者缓解）
猕猴桃	任何年龄	不清
苹果、桃、胡萝卜	年长儿和成人	

2. 预防　家庭中至少一位一级亲属患过敏性疾病的儿童为食物过敏的高危儿童。虽然过敏病家族史是儿童发生食物过敏的高危因素，但受其他因素影响发生食物过敏的人数中无明确过敏病家族史的儿童与有过敏病家族史的儿童各占 1/2。因

此,有学者认为过敏性疾病的预防应是所有婴儿,而不仅是高危儿。

WAO过敏白皮书认为过敏性疾病上升的原因尚不清楚,发病机制亦不完全了解,包括个人致敏的进展;过敏性疾病可能在生命的早期就已经发生,即宫内致敏;目前尚不能检测IgE介导的过敏疾病的早期标志物。故食物过敏预防Ⅰ预防困难,主要为Ⅱ、Ⅲ级预防(表21-14)。但目前的Ⅱ级预防措施均证据不足。

表21-14　食物过敏预防措施

预防级别	措　　施
Ⅱ级预防	● 纯人乳喂养:所有婴儿首选 ● 部分水解蛋白配方(pHF)应是婴儿喂养的第二选择 ● 益生菌:缺乏强有力证据支持,WAO仍建议高危妊娠妇女(有一过敏性疾病的儿童)、人乳喂养的母亲(婴儿为高危儿)以及高危儿补充益生菌,可能有助预防湿疹 ● n-3PUFA:为营养补充剂,作用与益生菌相似,可能有调节免疫及炎症系统,但证据不足
Ⅲ级预防	● 专科对症治疗

(胡　燕)

22 第二十二章

预防接种

预防接种是采用人工制备的疫苗类制剂（抗原）或免疫血清制剂（抗体），通过适当的途径接种到机体，使个体或群体产生对某种传染病的自动免疫或被动免疫。

第一节 相关免疫学知识

一、免疫防御

免疫防御，即免疫预防，是宿主抵御、清除入侵病原微生物的免疫防护作用，也即通常所指的抗感染免疫，是免疫系统最基本的功能。免疫预防根据免疫学机制可分为主动免疫和被动免疫（表 22-1）。

表 22-1　免疫预防

免疫学机制	分　类	主要方式	免疫形式
主动免疫：抗原物质刺激机体产生免疫反应，免疫时间持续长	● 天然主动免疫 ● 人工主动免疫：采用抗原性制剂	● 自然感染产生免疫力 ● 接种产生特异性自动免疫力	● 感染后产生抗体 ● 灭活疫苗、减毒活疫苗以及组分疫苗（亚单位疫苗、基因工程疫苗、合成疫苗）

免疫学机制	分　类	主　要　方　式	免疫形式
被动免疫:机体接受抗体、致敏淋巴细胞或产物获得特异性免疫能力	● 天然被动免疫 ● 人工被动免疫	● 母亲抗体 - 胎盘 - 胎儿 ● 抗原或病原特异性免疫效应制剂作用于机体	● 母亲抗体 ● 抗毒素、异体高价免疫血清和特异性免疫球蛋白

二、儿童预防接种的免疫特点

免疫接种或疫苗接种即刺激免疫系统。一般,抗病毒免疫采用接种死的或弱的疫苗,抗细菌感染采用死菌的部分成分刺激抗体形成。儿童预防接种的基础免疫包括初次、全程和剂量等涉及影响儿童疫苗免疫应答的因素(表 22-2)。儿童初次接种与体内的母体抗体消退水平及产生免疫应答能力年龄有关,与第 2 次接种最少应间隔 3 周(表 22-3)。

表 22-2　儿童预防接种

接种分类	免　疫　特　点	接　种　特　点
基础免疫:初次疫苗全程足量	● 活疫苗体内可繁殖,抗原水平较高,可终生免疫 ● 死疫苗抗原性较低需多次接种使抗体水平稳定,即加强免疫	● 疫苗性质决定基础免疫的次数和剂量
复种	● 预防个体感染再次接种,如麻疹疫苗	● 18~24 月龄麻疹复种
补种	● 补漏种或接种失败者	
强化免疫或补充免疫	● 与某传染病发病或流行情况有关,不考虑目标人群免疫史,短时间内对某年龄段人群进行普遍免疫,加强常规免疫	● 每年对所有 <4 岁儿童接种 1 剂麻疹疫苗; ● 每年一次脊髓灰质炎强化免疫活动

接种分类	免 疫 特 点	接 种 特 点
扫荡式免疫	● 补充强化免疫	针对地区保健措施较差;或该地区人口密集,死亡率高,卫生条件差,免疫接种率低,如野生脊灰病毒传播限制在某一特定地区后进行有目标的普遍接种
联合免疫:同时接种≥2个疫苗	● 减少疫苗剂量,简化免疫程序,改进疫苗质量	如百白破三联疫苗(DTaP),麻疹、风疹二联疫苗(MR),麻疹、风疹、腮腺炎三联疫苗(MMR)、多价肺炎疫苗

表 22-3 儿童初次接种的特点

初次接种疫苗	接种年龄	免 疫 特 点
卡介苗	新生儿	新生儿对结核病无先天免疫,细胞免疫发育较成熟
乙肝疫苗	新生儿	HBV 宫内感染,新生儿有成熟的免疫应答反应
脊灰疫苗	2 月龄	获得母体相关抗体短暂
百白破疫苗	3 月龄	同上
麻疹疫苗	8 月龄	母体抗体消退

三、疫苗分类

疫苗分类方法多种。最常用的是按疫苗的性质分为灭活疫苗、减毒活疫苗和重组疫苗。

1. 减毒活疫苗 实验室传代培养野生型或致病性病毒或细菌使致病性减弱,将有免疫原性、减毒或无毒的病原生物制成疫苗(表 22-4)。

表 22-4　减毒活疫苗

分类	疫苗
减毒病毒活疫苗	麻疹、腮腺炎、风疹、牛痘、水痘、带状疱疹、黄热病、轮状病毒、流感（鼻内接种）、脊髓灰质炎疫苗
减毒细菌活疫苗	BCG、伤寒疫苗

2. 灭活疫苗　为将培养的细菌和病毒加热或采用化学制剂（常是甲醛）灭活制成的疫苗。灭活疫苗可由全病毒或细菌或裂解片段组成，包括蛋白质疫苗、多糖疫苗和结合疫苗（多糖与蛋白质结合的疫苗）（表 22-5）。

表 22-5　灭活疫苗

分类	疫苗
全细胞灭活疫苗	脊髓灰质炎、狂犬病疫苗、甲肝疫苗
裂解疫苗 　亚单位疫苗	乙肝、流感、无细胞百日咳（DTaP）、人乳头瘤病毒、炭疽
类毒素	白喉、破伤风

3. 多糖疫苗　是唯一由某些细菌外膜的长链糖分子组成的灭活亚单位疫苗。目前纯化的多糖疫苗（PS），包括 B 型流感嗜血杆菌疫苗（Hib）、肺炎球菌结合疫苗和脑膜炎结合疫苗。

4. 重组疫苗　采用基因工程生产的疫苗，主要为 DNA 重组疫苗与重组蛋白亚单位疫苗 2 大类。

（宋红梅）

第二节　疫苗应用

一、应用疫苗分类

我国疫苗应用分一类疫苗和二类疫苗。

1. 一类疫苗　包括预防传染力强、危害严重的 7 类疾病，国家免费强制性要求全部儿童注射，又称为"计划免疫类疫苗"，目前包括 10/11 类疫苗覆盖 15 种疾病（表 22-6）。一类疫苗均为国内自己生产的疫苗，已使用较长时间、效果好、价廉。

表 22-6 计划免疫疫类疫苗（一类疫苗）

疫苗名称	疾病预防	产生免疫力	注意事项	不良反应
卡介苗（BCG）	结核病	• 接种 4~8 周产生免疫力，特异性免疫 3 个月	• 不作结核菌素皮肤试验，不推荐 BCG 复种	接种后偶见局部淋巴结炎症、类狼疮反应、瘢痕形成
乙型肝炎疫苗	乙型肝炎	• 15%~25% 无应答或低应答	• 服疫苗后 30 分钟内不进食	反应轻微
脊髓灰质炎疫苗： • 口服减毒疫苗（OPV） • 灭活疫苗（IPV）	脊髓灰质炎	• 第 1 剂约 50% 儿童产生免疫，>95% 儿童 3 次全程免疫后产生免疫		一般无
麻疹/麻腮风三联疫苗	麻疹、风疹、腮腺炎	• 1 周后产生抗体，1 个月达高峰，阳转率 >95%		少数儿童 5~12 日出现发热（≥38.3℃）及皮疹
百白破疫苗： • 全细胞白白破疫苗（wDTP） • 无细胞白白破疫苗（TdaP） 白喉、破伤风疫苗（Td）	百日咳、白喉、破伤风	• 全程接种可维持 >6 年	• 延迟或中断接种 DTP 者需重新接种 3 次 • 7 岁未接种 DTP 的儿童宜接种 Td • 未接种百日咳疫苗的妇女需妊娠后期接种 TdaP 疫苗	wDTP 接种不良反应较多，严重者可出现皮疹、神经血管性水肿或神经系统异常反应

疫苗名称	疾病预防	产生免疫力	注意事项	不良反应
乙型脑炎疫苗: ● 灭活疫苗 ● 减毒活疫苗	乙型脑炎	● 减毒疫苗:一次注射中和抗体阳转率>80% ● 灭活疫苗2针基础免疫后中和抗体阳转率为60%~85%		少数儿童30分钟内出现症状
流行性脑膜炎疫苗	流行性脑膜炎	● >2岁接种1剂A+C群多糖疫苗有3年保护作用		少数局部反应与全身性反应
甲型肝炎疫苗: ● 减毒活疫苗(普通与冻干) ● 灭活疫苗	甲型肝炎	● 8周抗体阳转率达98%~100% 5~10年补种一针可获长期免疫作用		
流行性出血热疫苗(I型和II型)	流行性出血热	● 血清抗体阳转率>90%	● 高危地区10~70岁人群	一般反应
炭疽疫苗	炭疽病	● 1周产生免疫力,2周达保护水平,维持1年	● 高危人群者宜每年接种1次 划痕接种,禁注射 ● 划痕局部24小时无反应重新接种	局部轻微红肿
钩端螺旋体疫苗: ● 全菌体灭活 ● 外膜疫苗	钩端螺旋体病	● 全菌体灭活疫苗保护率为85.3%~100%,外膜疫苗阳性率>95%	● 流行地区7~60岁人群	反应一般轻微

2. **二类疫苗** 为"计划免疫外疫苗",政府不强制全部儿童接种,包括流感嗜血杆菌、水痘、肺炎球菌、流感以及特殊情况应用疫苗等 10 余种。二类疫苗接种与疾病流行地域或某些疾病危害性较低（如风疹、水痘等）有关。少数疫苗价格较贵、产量有限（如肺炎疫苗），尚不能免费接种也属二类疫苗。二类疫苗还包括部分效果不确定、未普遍接种的疫苗（如伤寒、痢疾等疫苗）。

二、中国疫苗接种程序

按照国家计划扩大免疫接种程序接种（表 22-7）。

表 22-7 中国 CDC 公布的扩大免疫接种程序

疫　苗	接种年龄	接种次数	接种途径	剂量 / 剂次	备　注
乙肝疫苗	0、1、6 月龄	3	肌内注射	酵母苗5μg/0.5ml、CHO苗 10μg/1ml、20μg/1ml	生后 <24 小时接种第 1 剂次,第 1、2 剂次间隔≥28 日
卡介苗	出生时	1	皮内注射	0.1ml	
脊灰疫苗	2、3、4 月龄,4 岁	4	口服	1 粒	第 1、2 次,第 2、3 次间隔均≥28 日
百白破疫苗	3、4、5 月龄,18~24 月龄	4	肌内注射	0.5ml	第 1、2 剂次,第 2、3 剂次间隔均≥28 日
白破疫苗	6 岁	1	肌内注射	0.5ml	
麻风疫苗（麻疹疫苗）	8 月龄	1	皮下注射	0.5ml	
麻腮风疫苗（麻腮疫苗、麻疹疫苗）	18~24 月龄	1	皮下注射	0.5ml	
乙脑减毒活疫苗	8 月龄,2 岁	2	皮下注射	0.5ml	

疫 苗	接种年龄	接种次数	接种途径	剂量/剂次	备 注
A 群流脑疫苗	6~18 月龄	2	皮下注射	30μg/0.5ml	第 1、2 剂次间隔 3 个月
A+C 流脑疫苗	3 岁,6 岁	2	皮下注射	100μg/0.5ml	2 次间隔≥3 年;第 1 次与 A 群流脑疫苗第 2 次间隔≥12 个月
甲肝减毒活疫苗	18 月龄	1	皮下注射	1ml	
出血热疫苗(双价)	16~60 岁	3	肌内注射	1ml	接种第 1 次后 14 日接种第 2 次,第 1 次接种后 6 个月接种第 3 次
炭疽疫苗	病例或病畜间接接触者及疫点周围高危人群	1	皮上划痕	0.05ml(2 滴)	直接接触病例或病畜者不接种
钩体疫苗	流行地区 7~60 岁高危人群	2	皮下注射	成人第 1 剂 0.5ml,第 2 剂 1.0ml 7~13 岁剂量减半,必要时 <7 岁儿童据年龄、体重酌量注射,不超过成人剂量 1/4	第 1 次接种后 7~10 日接种第 2 次
乙脑灭活疫苗	8 月龄(2 次),2 岁,6 岁	4	皮下注射	0.5ml	第 1、2 次间隔 7~10 日
甲肝灭活疫苗	18 月龄,24~30 月龄	2	肌内注射	0.5ml	2 次间隔≥6 个月

三、接种途径

与疫苗在机体转运机制有关（表 22-8、图 22-1）。

表 22-8　疫苗接种途径与机制

接种途径	空针	作　　用
肌内注射（IM）	25mm，23 号	疫苗含有佐剂时，肌内注射使疫苗成分进入肌肉可降低局部副作用
皮下注射（SC）	25mm，23 号	疫苗成分进入皮肤与肌肉之间
皮内注射（ID）	15mm，26 号	疫苗进入皮肤的最外层。BCG 是唯一采用 ID 接种途径，降低神经肌肉损伤的危险。BCG 是最难接种的疫苗，因新生儿手臂小，需用小空针
口服		疫苗性质决定口服易吸收
鼻喷		疫苗直接通过鼻黏膜吸收

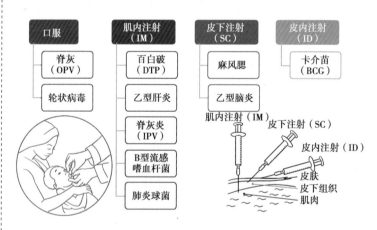

图 22-1　疫苗接种途径

四、特殊人群接种

因生理或疾病原因机体免疫功能改变，需特殊处理（表 22-9）。

表 22-9　特殊人群疫苗接种

特殊人群	特殊处理
早产儿/低出生体重儿：按早产儿实际年龄接种，接种剂量同正常同龄儿；一般情况体重不影响接种	● 乙肝疫苗 母亲 HBsAg(−)： 　● 出生体重 >2000g 按 3 针方案接种，1~2 岁加强 1 次 　● 出院时体重 <2000g：出院时接种 1 针，1~2 个月后再按 3 针方案接种 母亲 HBsAg(+)： 　● 12h 内肌注 HBIG 和乙肝疫苗 　● 1 月龄再注射 1 次 HBIG，按 3 针方案接种 ● 轮状病毒疫苗：住院 >6 周者推迟接种 ● 流感疫苗：>6 月龄间隔 1 个月接种 2 剂流感疫苗；接触早产婴儿的家庭成员也宜同时接种
妊娠妇女：一般常规接种疫苗较安全	● 流感疫苗：优先接种，三价灭活疫苗（TIV）安全 ● 麻疹、腮腺炎、风疹疫苗：孕前 3 个月与妊娠期不宜接种 ● 甲型肝炎疫苗：慎用，有感染甲型肝炎危险时注射免疫球蛋白 ● BCG：不接种 ● 水痘疫苗：可能对胎儿有潜在的影响 ● 妊娠 27~36 周接种 TdaP

五、预防接种不良反应

2014 年 WHO 定义预防接种异常反应（AEFI）是"任何发生在预防接种后的不良医学事件，但不一定与疫苗接种有因果关系"。不良事件可有任何不适或体征，或一个症状与疾病、异常的实验室发现。因是"事件"，首先需要报告，其次需要调查原因（直接、间接或无法评估），确定存在的因果关系。

1. 预防接种不良反应原因　有 5 类 AEFI 原因（表 22-10）。

2. 程度分类

（1）一般反应：症状一般轻微或自限性。

（2）少见或严重反应：多由疫苗本身所固有的特性引起的相对罕见、严重的不良反应，常与疫苗毒株、纯度、生产工艺、疫苗附加物（防腐剂、稳定剂、佐剂等）等有关。

表 22-10 AEFI 原因分类定义（WHO，2014）

分类	定 义
疫苗生产	由疫苗本身固有属性所致，与接种过程无关
疫苗质量	疫苗生产过程的质量缺陷，包括制造商提供的管理设备
接种错误	疫苗准备、操作或实施过程存在问题，可以预防
免疫焦虑	因焦虑、疼痛所致
巧合	发生在接种后的事件与疫苗接种无关，与其他情况巧合发生

3. 预防接种不良反应评估 2014 年 WHO 建议评估预防接种不良反应需有明确诊断或事件与疫苗接种的因果关系的资料、可能引起 AEFI 问题的相关信息、汇总问题以及分类 4 个步骤（图 22-2）；如多个疫苗同时接种需分别评估。

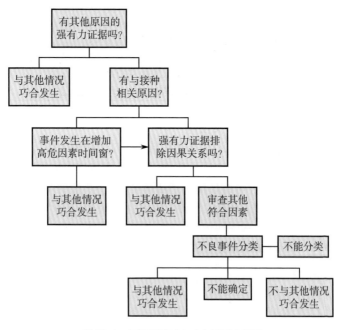

图 22-2 评估预防不良反应原因流程图

（宋红梅）

第三节 疾病儿童预防接种

一、儿童常见疾病预防接种

多数情况不影响疾病儿童接种疫苗（表 22-11 ）。

表 22-11 儿童患常见疾病的预防接种

常见疾病	处 理
感染急性期	● 呼吸道感染时急性期,特别是伴高热者建议应暂缓接种疫苗,以避免影响病情正确判断
过敏性疾病	● 有过敏性疾病的儿童可按常规预防接种 ● 对某一疫苗有过敏反应者应禁忌同样疫苗接种
先天性心脏病	● 应常规接种疫苗,冬季还应增加流感疫苗接种预防病毒（ RSV ）感冒
惊厥、惊厥家族史或神经系统疾病家族史	● 常规免疫接种

二、慢性疾病儿童预防接种

慢性疾病状态的儿童预防接种较正常儿童复杂,儿科医师、儿童保健医师临床工作需正确处理。

1. 慢性肾脏病 慢性肾脏病（CKD）儿童无特别禁忌情况时可按常规接种疫苗;但只能接种灭活疫苗,不能接种减毒活疫苗;强烈推荐慢性肾脏病患者接种乙肝、流感和肺炎球菌疫苗。

2. 自身免疫性风湿病 2011 年欧洲抗风湿病联盟（ EULAR ）工作小组提出成年自身免疫炎性风湿病（ AIIRD ）患儿疫苗接种的 15 条建议（表 22-12 ）。

表 22-12 EULAR 关于风湿病患儿疫苗接种的 15 条建议

关于应用免疫抑制剂

1　接受糖皮质激素、DMARDs 和（或）抗 TNF-α 治疗的风湿病患儿,可根据国家疫苗接种指南进行灭活疫苗的接种

2　对大剂量糖皮质激素治疗（≥2mg/kg 或 ≥20mg/d 2 周以上）或接受利妥昔单抗治疗的风湿病患儿,推荐预防接种后进行抗原特异性抗体浓度检测,作为检测是否产生合适免疫反应的指标;对于接受抗 TNF-α 治疗的儿童也可以考虑进行此项检测

3　肺炎或流感疫苗接种适应证的患儿,推荐尽可能在应用利妥昔单抗治疗前给予

4　6 个月前接受利妥昔单抗治疗的风湿病患儿有伤口污染时,建议注射破伤风免疫球蛋白,因患儿对破伤风类毒素疫苗的反应可能会减弱

5　接受 MTX 治疗的风湿病患儿接种 PPV23 肺炎疫苗后,建议检测肺炎链球菌型特异性抗体浓度以评估合适的免疫反应

关于减毒活疫苗

6　不建议应用大剂量糖皮质激素或大剂量 DMARD 或者生物制剂的风湿病患儿注射减毒活疫苗;但对个体患儿,要根据具体分析自然感染风险和疫苗感染风险之间的利弊而定

7　建议尚未接受大剂量糖皮质激素或大剂量 DMARD 或者生物制剂的风湿病患儿按照国家疫苗接种程序接种疫苗

8　不建议活动期川崎病患儿接种 BCG

9　注意询问风湿病患儿水痘带状疱疹病毒（VZV）感染或疫苗接种史,特别是接受大剂量免疫抑制剂或生物制剂治疗的患儿;如果未曾感染 VZV 或接种过疫苗,应接种 VZV 疫苗,最好在免疫抑制剂治疗前

关于灭活疫苗

10　可按照国家接种计划对幼年 SLE 和 JIA 患儿接种破伤风类毒素

11　建议风湿病患儿可按照国家接种程序接种乙肝、百白破、Hib、肺炎和脑膜炎疫苗

关于灭活疫苗	
12	建议风湿病患儿可按照国家接种程序接种甲肝、脊髓灰质炎、乙脑、伤寒、狂犬病、霍乱或者蜱传脑炎疫苗
13	所有风湿病儿童均应每年接种流感疫苗
14	如果 Hib、肺炎和脑膜炎疫苗未被纳入国家免疫计划,建议给合并低补体或功能性无脾症的风湿病患儿接种;建议在接受大剂量免疫抑制剂或生物制剂治疗前接种
15	建议按照国家疫苗接种程序给予风湿病患儿接种 HPV,特别是有 HPV 感染高危因素的青春期的 SLE 患儿,但是应警惕潜在血栓的发生

3. 血液系统疾病

（1）急性白血病与恶性肿瘤：原则上建议所有活疫苗均在结束化疗 3 个月后接种（表 22-13）。家庭成员可接种肌内注射脊髓灰质炎灭活疫苗（IPV），禁止接种口服脊髓灰质炎减毒活疫苗（OPV），以避免病毒泄露后致儿童患病。

表 22-13　与化疗有关的急性白血病、恶性肿瘤儿童部分疫苗接种建议

疫苗	接种要求
麻风腮疫苗	化疗停止 6 个月后接种;化疗结束后复查抗体血清水平,若滴度低于保护水平需加强接种
流感疫苗	流行季节可提前至肿瘤缓解、化疗完全后 3~4 周接种,但外周血淋巴细胞及中性粒细胞的绝对值 >1000/μl
水痘疫苗	肿瘤持续缓解、停止化疗 >1 年,淋巴细胞绝对值 >700/μl,血小板 >100×10⁹/L 可进行接种;如白细胞减少不推荐接种（中性粒细胞 <0.5×10⁹/L,淋巴细胞 <0.7×10⁹/L）
肺炎疫苗	新诊断恶性肿瘤者按常规接种 PSV7;>2 岁患儿与 PSV7 间隔 >8 周后可接种 PSV23

（2）出血性疾病：接受抗凝治疗儿童避免肌内注射,可采用细针头皮内或皮下注射,按压 2 分钟;如采用凝血因子治疗者宜

给凝血因子后尽快预防接种。

4. 原发性免疫缺陷病 原发性免疫缺陷病（PID）儿童禁忌接种活疫苗；免疫功能低下儿童常规接种灭活疫苗，但免疫反应强度和持久性可降低；原发性补体缺乏症等轻度免疫抑制者按常规免疫接种。儿童免疫抑制治疗前≥4周接种活疫苗，避免免疫抑制治疗开始2周内接种；免疫抑制前≥2周接种灭活疫苗。联合免疫缺陷症儿童免疫球蛋白治疗前可常规接种灭活的疫苗，产生抗体的能力为评估免疫反应的参考指标（表22-14、表22-15）。

表22-14 PID儿童部分疫苗接种建议

疫苗	接种要求
流感疫苗	免疫力低下>6个月儿童每年接种灭活流感疫苗，但不用鼻喷雾接种减毒活流感疫苗（LAIV）
水痘疫苗、麻风腮疫苗	不建议给予严重免疫力低下的PID病人接种VAR，非T细胞介导的PID如原发性补体缺陷病或慢性肉芽肿病（CGD），VAR间隔3个月接种2次，应接种单价VAR疫苗；对于SCID患儿，如果CD3（+）的T细胞≥500/mm^3，CD8（+）的T细胞≥200/mm^3，并且对丝裂原的应答反应正常，接种是安全且有效的

表22-15 IVIG应用与含麻疹、水痘疫苗接种的间隔时间推荐

IVIG适应证	IVIG应用剂量（mg/kg）	与疫苗的间隔时间（月）
免疫缺陷替代治疗	300~400	8
免疫性血小板减少性紫癜治疗	400	8
	1000	10
接触水痘后的预防	400	8
川崎病	2000	11

5. 艾滋病HIV感染 可安全接种疫苗，所有灭活的疫苗原则上应按免疫计划常规接种。如艾滋病（HIV）儿童接种其他疫苗可预防疾病，应进行被动免疫预防治疗（表22-16）。

表 22-16　HIV 儿童部分预防接种建议

疫苗	接 种 要 求
轮状病毒疫苗	接触或感染 HIV
流感疫苗	每年接种,但不接种活的增强流感疫苗(LAIV)
麻风腮疫苗、水痘疫苗	无症状或症状较轻者,$CD4^+$>15%;VAR 间隔 3 个月接种 2 次 HIV 家庭成员建议接种麻风腮疫苗和水痘疫苗
流脑疫苗	11~18 岁儿童、青少年间隔 2 个月两次接种(MCV4);如第一次 11~12 岁接种,16 岁需接种第 3 次
肺炎球菌疫苗	据接种年龄建议接种 PSV7 2~4 次
Hib	>59 月龄儿童接种 1 次
乙肝疫苗	完成系列接种后 1~2 个月检测乙肝表面抗体;如乙肝抗体 <10mU/ml,建议重复 3 次标准剂量的乙肝疫苗接种
甲乙肝联合疫苗	>12 岁青少年可接种 3 剂甲乙肝联合疫苗(含 20μg 乙肝表面抗原)

(宋红梅　黎海芪)

主要参考文献

1. Myers SM, Johnson CP. American Academy of Pediatrics Council on Children with Disabilities. Management of children with autism spectrum disorders. Pediatrics, 2007, 120 (5): 1162–1182

2. 中国营养学会. 中国居民膳食营养素参考摄入量 (Chinese DRIs) (2013 版). 北京: 中国科学出版社, 2013

3. Kerzner B, Milano K, MzcLean WC, et al. A practical approach to classifying and managing feeding difficulties. Pediatr, 2015, 135 (2): 344–356

4. Complementary Feeding//Kleinman RE. Pediatric Nutrition Handbook. 5th ed. Elk Grove Village, IL: AAP; 2012: 103–115

5. Kliegman RM. Nelson Textbook of PEDIATRICS. 19th ed. Elsevier Inc. 2011

6. Huh SY, Gordon CM. Vitamin D deficiency in children and adolescents: epidemiology, impact and treatment. Rev Endocr Metab Disord, 2008, 9: 161–170

7. United Nations Unies Administrative Committee on Coordination–Subcommittee on Nutrition, SCN News, Number 12. http://www.unscn.org/layout/modules/resources/files/scnnews12.pdf

8. Zeevenhooven J, Koppen IJ, Benninga MA. The New Rome IV Criteria for functional gastrointestinal disorders in infants and toddlers. Pediatr Gastroenterol Hepatol Nutr, 2017, 20 (1): 1–13

9. Youngshin Han, Jihyun Kim, Kangmo Ahn. Food allergy. Korean J Pediatr, 2012, 55 (5): 153–158

10. Anna Nowak–Wegrzyn, Yitzhak Katz, et al. Non–IgE–mediated gastrointestinal food allergy. Allergy Clin Immunol, 2015, 135: 1114–1124

11. Stephen C. Dreskin, Neal A. Halsey, John M. Kelso, et al International Consensus (ICON): allergic reactions to vaccines. World Allergy Organization Journal, 2016, 9: 32

主要参考文献